HULI JICHU YU CHANGJIANBING HULI

护理基础与常见病护理

主编　孔　军　袁婷婷　郁莉玮　徐　飞
　　　杨　燕　李科菀　荆兆娟　张赐美

上海科学技术文献出版社
Shanghai Scientific and Technological Literature Press

图书在版编目（CIP）数据

护理基础与常见病护理／孔军等主编 .-- 上海：
上海科学技术文献出版社,2023
ISBN 978-7-5439-8926-9

Ⅰ.①护…　Ⅱ.①孔…　Ⅲ.①护理学　Ⅳ.① R47

中国国家版本馆CIP数据核字（2023）第162372号

组稿编辑：张　树
责任编辑：王　珺
封面设计：宗　宁

护理基础与常见病护理

HULI JICHU YU CHANGJIANBING HULI

主　　编：孔　军　袁婷婷　郁莉玮　徐　飞　杨　燕　李科菀　荆兆娟　张赐美
出版发行：上海科学技术文献出版社
地　　址：上海市长乐路746号
邮政编码：200040
经　　销：全国新华书店
印　　刷：山东麦德森文化传媒有限公司
开　　本：787mm×1092mm　1/16
印　　张：18.5
字　　数：470 千字
版　　次：2023年8月第1版　2023年8月第1次印刷
书　　号：ISBN 978-7-5439-8926-9
定　　价：198.00 元

前言
FOREWORD

　　护理学是研究有关预防保健与疾病防治过程中的护理理论与技术的科学,是理论与实践紧密结合的学科专业。在现代医学科学技术发展的进程中,新的诊断技术和治疗方法不断地得到应用和推广,护理知识也在不断更新,国家和社会对在各级医疗机构从事临床护理工作的人员提出了更高要求,护理人员除了要具备护理学基础理论、基本技能外,还需掌握最新的护理理念及实践操作标准。为了使国际先进的护理理论在我国得到广泛应用,缩短从理论到实践的距离,我们特组织从事多年临床护理和护理教学的专业人员,精心编写了《护理基础与常见病护理》一书。

　　本书着眼于临床护理工作的实际需要,包含护理学基础知识与临床应用两方面。本书首先对护理学体系、基础护理操作技术进行了简单介绍;然后阐述了临床常见疾病的护理内容,对各疾病的病因、临床表现、诊断等理论知识进行简单概述,对每一种疾病的护理诊断、护理评估、护理措施及健康教育等与临床护理密切相关的知识进行了重点介绍。本书内容涵盖全面,操作性和实用性强,既注重基本理论知识的阐述,也重视临床护理技能的讲解,在编写过程中参考了国内外大量护理资料,取其精华,力求完善,适合广大临床护理人员、护理教育者参考使用。

　　本书在编写过程中,虽几经修改,但由于编者编写时间紧张、编写水平有限,内容难免有不足之处,希望广大读者提出宝贵意见,以期进一步完善。

《护理基础与常见病护理》编委会
2023 年 6 月

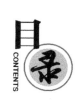

第一章　护理学体系

第一节　护理学体系的构建

为使所构建的学科体系具备现实可操作性,研究首先考察国内相关学科体系设置现状,为学科体系构建提供现实参考依据。之后从护理学科体系的逻辑起点出发,依据"护理学二级学科准入条件",构建适合我国国情的护理学学科体系,并经专家论证,进一步完善该体系内容。

一、我国部分学科体系设置现状及启示

有关学科对护理学科的影响度分析已显示,护理学与临床医学、预防医学等学科的发展密切相关。因此,我们全面考察了新世纪相关学科体系的设置状况。

(一)资料来源与方法

研究资料来自教育部相关官方网站及部分文献,包括专著、教材等。

(二)结果与分析

1.医学哲学视野中的医学构成

国内某教授在《新编医学哲学》中,认为医学领域包括基础医学、应用医学、技术医学、人文医学四大领域或者说是四大学科群,应用医学包括预防医学、临床医学、康复医学、特种医学等学科。本研究认为该医学构成较为合理,符合医学的人文、科学双重属性,也是中华医学会提出的"环境-社会-心理-生物-工程医学模式"的集中体现,为护理学学科体系的学科群范畴划分提供一定依据。

2.部分学科分类状况

(1)学科划分依据具有多维性:临床医学的二级学科按照不同的诊疗功能来设置二级学科,包括诊断、治疗、保健、疾病临床治疗等,范围划分细致,内在逻辑是按照患者就诊流程来设置的,侧重对疾病的诊疗和处理。内科学下设三级学科划分是按照不同系统的器官疾病来划分,部分按照致病因素设置,如结核病学、变态反应学等。预防医学则按照公共卫生所涉及的对象、环节、场所进行设置,也没有统一的划分主线,侧重从人群的整体健康考虑,针对营养、消毒、环境、职业病、地方病等影响健康的因素进行研究。对于特殊人群,如儿童、青少年、妇女等则单独设置学科

探讨其健康问题,侧重点在于防控。军事医学按照战争涉及的各个环节进行划分,同时依据不同的武器所致战争创伤进行划分,未设置统一的划分依据。

人文社会学科的划分依据同样呈现多维性,如社会学中分出历史、方法、应用、比较及元学科(科学社会学),是按照学科的源起、实践、技术方法、对外横向比较、学科自身的理论思考这一逻辑而设置,即遵循本体论、方法论、客体论的思维模式。体育学科则从人文、社会、生物、竞技、教育等角度进行设置,涵盖体育现象涉及的各环节因素,也注重对中国传统的体育项目进行研究,较系统地体现了体育学科的综合应用性学科特色,涵盖体育实践流程、学科属性两条逻辑主线;教育学科有三条逻辑主线,一条是针对教育对象层级,分为学前、普通、成人、高等教育、职业技术教育、特殊教育学等,一条是针对教学过程,分为原理、技术方法、应用等,还有一条逻辑主线是针对教育知识演进历程,从科学学视角,分为基础、历史、方法、应用等维度。

由上述分析可见,国内学科体系划分具有多维性特点,各学科分别沿着对象、实践流程、科学学要素等逻辑主线进行划分,采用的是综合性逻辑主线。这一发现对护理学学科体系构建具有重要借鉴意义。

(2)新的研究生招生专业目录比国家标准更具宽口径特点:比较国家学科分类标准与2012年度硕士研究生招生专业目录发现,后者并没有严格按照国家标准设置招生方向,而是合并了相关领域。如治疗学与康复医学合并为康复医学与理疗学,治疗学不再单独设置。预防医学中原来十三个二级学科合并为营养与食品卫生学、流行病学与统计学等五个二级学科,呈现宽口径特点,使对应的人才培养就业面较为宽泛。从这一些变动也可看到,原国家学科分类标准有一定的合理性,但随着社会进展与学科的进步,原有学科体系也会做出调整,使学科的知识体系、组织形态更趋合理。同时也发现,口腔医学从二级学科升为一级学科后,将原来的口腔材料学、口腔内科学三级学科改为口腔基础医学、口腔临床医学两个二级学科,较原来体系更趋合理、规范,涵盖内容较以前增加。人文社会学科的硕士研究生招生方向也具有宽口径特点。

这一特点与学科知识的整合与分化兼具趋势相一致,也说明2009年的国家标准同样是参考依据,但不能照搬,应依据学科实际状况重新合理设置。从这一点看,原国家标准内容中有关护理学科的设置仅可为本研究提供一定参考,但不能简单将原三级学科直接升格为二级学科,还必须经过严格论证,重新构建合理的二级学科体系,使培养出的护理人才避免专业视野过于狭隘、就业面过窄。

(3)二级学科之间具有一定的内在逻辑关系:尽管从整体上分析,各二级学科体系划分依据呈多维态,但各分支学科之间仍有一定的内在逻辑关系。如体育学学科体系按照体育领域涉及的人文、社会、竞技、训练及中国传统体育项目来进行设置,与体育的学科内涵相符合,主要按照体育实践活动的范畴来划分。

国内学者杨文轩总结认为,客观认识对象、研究方法、研究范围、研究目的、学科性质、学科特点、活动和实践形式、地域标准等是人们通常对学科分类的依据。本次研究发现,多数学科所选择的学科体系划分依据倾向于以活动和实践形式为依据,更多以综合性的划分依据来进行设置。如预防医学是研究预防和控制疾病、保持和促进健康,改善和创造有利于健康的生产环境、生活环境和生态环境的医学。研究重点为人群健康与环境(物理、化学、生物和社会环境)的关系。围绕该学科中心目的,下设重点人群(妇儿、老年、慢性患者群)卫生保健、营养卫生、环境与职业健康等二级学科,其共性是均围绕健康影响因素展开研究,如环境、年龄、营养状况等。发现这一特点,有助于本研究在构建护理学学科体系时,围绕学科本质内涵,按照一定的内在综合逻辑关系展开探讨。

二、我国护理学学科体系框架初步构建

(一)护理学学科体系的构建原则

在对护理学科的理论研究、历史研究基础上,参考国家学科分类标准中遵循的分类原则,研究者逐步形成了构建护理学学科体系的指导原则。总结为以下 6 个方面。

1.科学性原则

根据护理学科的本质属性特征及其相互之间的联系,按照科学的逻辑推理,划分不同的从属关系和并列次序,组成一个有序的学科分类体系。即基于护理学中人、环境、健康、护理四个概念构建理论体系,通过科学的研究方法论、抽象概念的理论建构、演绎与归纳思维的运用、实证精神引导,描述、预测护理现象的产生和发展及复杂实践内在的联系,充分展现护理学科体系的科学特征。

2.整体性原则

护理学的研究对象是接受卫生保健服务的人,而人同时具有社会属性和自然属性,因此,其学科体系应围绕"整体人的健康反应"而展开,以促进整体人的健康反应中的各实践环节为范畴,兼顾不同种类人群、不同场所、不同疾病阶段的患者的身心反应,包括生物、心理、社会、环境、技术等各种层面的健康反应状态,从整体思维角度,全面构建护理学学科体系。

3.兼容性原则

考虑国内护理学科传统分类体系的继承性和实际使用的延续性,并注意立足国际视野,使学科体系具有适当的国际可比性。即综合经典的护理学科分类特点,辅以国内外前沿学科信息,尊重不同文化背景下的护理技术,使所构建的学科体系在一段时期内能够体现国际性、前沿性、继承性特点。

4.现实性原则

分析当代社会需求及近期发展趋势,在科学预测的基础上,注重突出护理学科体系的本土特点。即构建护理学学科体系必须立足于对当代社会需求和护理学科现实发展水平的分析以及近期发展趋势的判断,能为护理学科理论与实践提供指导框架和发展的空间。

5.扩延性原则

现代科学技术体系具有高度动态性的特征,即在当前大科学观、大医学观指引下,考虑到护理学新兴交叉学科、边缘学科不断随着科学发展而涌现,在学科体系中设置"其他学科",为新兴次级学科发展留出空间。

6.唯一性原则

在所构建的护理学科体系中,一个学科只能用一个名称,以免造成将来不必要的混淆。这也是国家学科分类标准中采用的原则之一。

(二)护理学科知识体系的构建

1.护理学科体系推演的策略与过程

我们将"人的健康反应"作为护理学学科体系的逻辑起点,通过分析护理实践过程,将护理学科知识体系分别沿人、环境、护理三条轴线进行交叉,在空间形成复杂的、立体的、网状的知识体系。据此,我们从体现护理本质的四个核心概念(人、环境、护理、健康)和两大属性(科学性和人文性)出发,以人的生命过程、人的生存环境和人的健康照护作为划分学科群和贯穿所有二级学

科的逻辑主线,推演出完整的护理学科体系。

2.护理学科体系构成的诠释

(1)人文护理知识体系:护士面对不同个体或群体的复杂的健康反应,需要具备关爱精神、同理心、精湛技术和沟通艺术相结合的积极向上的生命力和职业情感,注重对患者的生命价值、权利的尊重及健康活动的促进和支持。即完整的护理实践要求护士具备良好的人文素养,能够深刻理解护理学科的本质内涵和神圣使命,善于与服务对象分享各种健康反应的体验,敏锐观察健康反应的变化、预测新的健康反应需求,并能尽力创造促进健康反应达到最佳适应状态的环境。这些能力与素养的培养,需要护士对护理学发展史、护理理论、护理哲学、护理伦理学、护理美学、护理社会学、护理管理学等知识有一定了解和掌握。而要较好掌握这些知识,传承护理人文精神,需要通过教师授课和示范,逐步引领护生走入护理学术殿堂。这一过程是护理实践中不可或缺的环节,需要专门探究提高教学质量的理论和方法,因而,护理教育知识与技能必不可少。

由此,我们推演出人文护理知识体系的内涵:是主要研究护理实践中的人文、社会现象发生、发展规律的一组知识群,侧重对护理学信念系统知识的创新与传播。具体又可分为对护理学元理论知识即护理学原理以及与相关人文社会学科交叉的护理学跨学科知识,前者包括护理学史、护理哲学等,并将对护理科学的认识过程集中于护理研究知识中,以不断揭示护理学科的发展规律;后者包括护理学与教育学、管理学、经济学、社会学、信息学、伦理学等学科交叉而形成的跨学科知识。

(2)科学护理知识体系:这是以诊断和处理个体、群体的不同健康反应为主要内容的学科群。护士需要评估个体、群体的健康反应,与医师密切协作,通过药物、手术和其他方法促进个体、群体的健康反应达到最佳适应状态,并需同步运用人文护理艺术,通过与不同生理、心理、社会文化背景的个体或群体的互动交流,获得大量的有关疾病反应资料,从中归纳、整理、分析、提炼出不同疾病状态下的健康反应规律,以采取有针对性的护理干预措施。个体或群体的健康反应可因生命阶段或环境不同而细分出不同系统或器官的疾病、不同严重程度、不同病因所致疾病状态下的健康反应。

人包括个人和人群,人具有生理、精神心理、社会文化特征。其生理特征具体以处于不同生命阶段的人(孕产妇、婴幼儿、儿童、成人、老人)及其器官、系统功能的状态(消化系统、呼吸系统等)为特征,整体人与环境(人文社会环境、生态环境、物理环境)不断进行互动,从环境中获取能量、信息,从而具备不同的精神心理特征和社会文化特征,包括从事不同的社会实践活动,处于不同的文化背景中,形成特有的健康反应状态(健康、亚健康、疾病)。本研究认为,在所有人的特征中,生命周期是不可逆的过程,而精神心理、社会文化特征都是可以因环境变化而循环改变的,因此,注重以生命周期作为人的主要划分依据,相应地与母婴护理学、儿童护理学、成人护理学、老年护理学对应。人的精神心理与环境互动导致的健康反应变化规律与精神心理护理学知识相对应。

因个体与生存环境不断互动而出现不同的健康反应,故还应将生存环境区分为社区、战场、灾难现场等不同的物理环境,对应着社区护理学、军事护理学、灾难护理学等知识。同时,护士在处理人的不同健康反应时,会受到现代护理学与传统护理学两种医药文化的影响,包括中医、民族医学,这些传统医药文化已历经千年,形成了独立的理论体系;而西方医学在多数国家得以应用,形成与中医不同的另一种理论体系,由这两种医药文化背景下衍生的中国传统护理学与西方护理学也形成不同的理论体系。西方护理学已融入临床、社区护理学中,而中国传统护理学则需要独立探讨。鉴于中国是一个多民族国家,汉族、蒙族、藏族、苗族等民族都具有独特的传统医药文化,形成了不同的护理特色,因此,从学科知识整体性角度考虑,应重视各民族的传统护理经验,侧重有关中国传统护理学实践的知识创新与传播。由此涉及到中医护理、藏医护理学、苗医护理学等民族护理学知识。

处理不同环境、不同生命阶段的人或人群的健康反应,需要护士运用一定的诊疗照护技术,才能完成护理实践过程,因而护理诊疗知识不可或缺。现代医学模式将"环境、技术"因素纳入其中,可见现代技术对医学的渗透已达到相当重要的程度。本研究所界定的护理诊疗知识,包括经验、思维、理念、设备等所构成的操作程序与应急处理知识。由于日益增多的重症监护技术、血液净化技术等高精设备的操作与设备维护需求,研究将基础护理学、健康评估、健康教育等知识列入护理诊疗知识,侧重从技术角度协助完成护理程序。

3.发展人文护理知识体系的紧迫性、可行性分析

有关中国护理学科演进历程分析表明,国内护理学科长期作为临床医学下的二级学科,其知识体系侧重临床医学与护理技术的融合,人文护理教育不足,制约了护理学科的健康发展。本研究将人文护理知识体系与科学护理知识体系并列,并将发展人文护理知识的现实紧迫性、可行性做一分析,简述如下。

(1)与人文医学同步发展的需要:首先从现代人文医学发展现状分析。现代医学目的包括预防疾病和损伤,促进和维持健康;解除由疾病引起的疼痛和疾苦;照料和治愈有病者,照料那些不能治愈者;避免早死和追求安详死亡;提供人文关怀。有教授早在 1995 年已经指出,医学应包括与其密切相关的社会的、心理的、人文的研究,才比较完备,也有教授提出将医学分为生命与健康科学、数学与技术、哲学与社会科学三大支柱;其他如邱鸿钟、苏占青等学者也都提出医学具有人文科学属性,必须将哲学、美学、伦理学等人文社会科学纳入医学研究范畴。WHO 对医师提出明确要求:"21 世纪的医师,应是优秀的卫生管理人才,患者的社区代言人,出色的交际家,有创见的思想家、信息家,掌握社会科学和行为科学知识的专业医师和努力终身学习的学者"。由此,我们可看到现代医学发展,日益注重对医学人文精神培养,护理学应与人文医学同步发展。

(2)适应护理学科发展现状的需要:从护理学科的现实需求分析。WHO 2000 年发布的《护理工作范畴的报告》提出护理工作的范畴主要包括:专业照顾、协助治疗、健康指导、沟通协调。而要实现有效的健康指导和沟通协调,必须具备一定的护理社会学知识。随着社会文明的进步,护士必须促进护理对象"生理的、心理的、社会的、道德的良好适应状态",而器官移植、基因技术、辅助生殖技术的推广应用,也带来一系列的道德伦理思考,需要进一步探究患者的道德适应及护士本身的职业道德问题。国际护士会的护理定义将参与政策制定、环境安全、健康管理等新元素融入护理实践范畴,拓展了学术视野。由此可见,医疗技术的进步,国际护理学的进展,已愈加重视护理学的人文属性。

有学者认为:"护士的护理哲理,影响其个人的专业发展。其信念系统及了解足以强烈地决定一个人在某种现象或情境的思考,而一个人的思考方式也是影响其行为抉择的强烈因素。"足见人文护理学对于护士核心信念的重要作用。国内胡雁教授认为,当前护理研究的发展趋势之一是关注文化因素和健康缺陷状况。护理人员越来越多地认识到,研究必须对人们的健康信念、行为、文化价值观、方言、语言差异尤其加以关注。因此,提高护理质量和学术水平,人文护理学将成为核心影响因素和关键内容。

（3）发展人文护理知识体系的现实可操作性：首先分析发展护理人文知识体系的组织建制平台。2009年1月,中国科协审议通过了成立中国科协"科技与人文专门委员会"的决议,是科学与人文并行发展的科学发展理念的直接体现,也为人文护理学发展提供了良好平台。2008年4月,北京大学医学部成立医学人文研究院,以多学科的视野和跨学科的方法来阐释当代医学技术、医疗服务和卫生保健事业所面临的社会、伦理、法律等问题,为护理人文知识体系的发展提供了组织建制、学术交流平台。

其次,分析护理人文知识体系研究现状。国内有1所院校开设护理伦理方向,3所院校开设人文护理方向,具有一定的人才培养基础。有《医学与哲学》杂志刊载有关人文护理研究文献,本研究的12种杂志均刊登有关"护理伦理""护理与法"等文章,3种杂志开设专栏。《中国护理事业发展规划纲要2011－2015》指出,护理教育应突出护理专业特点,在课程设置中加大心理学、人文和社会科学知识的比重,增强人文关怀意识。原卫生部《护理临床实践指南》《实施医院护士岗位管理的意见》中均指出,应提高护士人文素养,提高跨文化能力,说明社会对护理人文知识体系的需求较高。

综上所述,发展人文护理知识体系,是护理学科升级为一级学科后的重要任务,具有一定的现实紧迫性、可行性,也是体现护理学科本质属性的重要举措。

（三）构建基于"护理学二级学科准入标准"的学科体系

上述基于逻辑起点推演的护理学科知识体系是一种自然状态。当我们与学科人才培养、层级管理联系起来的时候,该学科体系即呈现一种立体结构,每个学科的现有资源、学术影响力等会显现不同,从而使整个护理学科体系成为一个生态系统或"学科丛林"。现依据研究提出的"护理学二级学科准入标准",初步对次级护理学科进行层次划分。

1.依据护理学二级学科准入标准初步筛选二级学科

（1）依据条目"有5所以上'211'大学设置该领域研究方向"和"已培养3届本领域硕士研究生"：前期分析国内护理学硕士研究生的招生方向设置状况时已发现,护理管理、护理教育、临床护理、社区护理、心理护理、内外科护理、老年护理、危重症护理、儿科护理均有10所以上高校进行该领域的研究,具体分析各"211"大学的护理学院的研究方向,发现上述研究方向有超过5所以上高校开设。将表中的部分研究方向合并,如"急救护理"与"危重症护理"合并为"急危重症护理学"列入成人护理学,将"肿瘤护理"与"内外科护理"合并为"成人护理"等,共提取出符合条件的备选二级学科8个,分别为：护理管理学、护理教育学、精神与心理护理学、母婴护理学、儿童护理学、成人护理学、老年护理学、社区护理学。

（2）依据条目"有相应的科研论文参与国际学术交流"：依据前期考察SCI论文的高被引关键词聚类情况,发现8门备选二级学科的关键词分布与国内CNKI关键词分布状况较一致,说明这几个学科相对较成熟,能够不同程度地与国际护理发展趋势衔接。

（3）依据条目"国内有相应的教材或专著出版,并在实践中应用4年以上"：参考国内护理学教材与专著状况并按学科分类,分别统计"读秀数据库"收录的教材与专著数量,发现最少的护理教育学教材与专著已达20本,其他备选二级学科的教材与专著数量均较丰富。

（4）依据条目"有对应的护理专业学术组织"：参考国内护理专业学术组织现状,发现8门备选二级学科都有相应的全国性学术组织,主要以中华护理学会各专业学术委员会为主,其中护理教育学科还有全国医学高等教育委员会护理教育分会对应,护理心理学有全国心理卫生专业委员会护理分会对应。

(5)依据条目"有对应的专科护理期刊或期刊专栏":目前国内有《中华护理教育》《中国护理管理》《护理管理杂志》3 种有专科倾向的期刊,重点收录护理教育、护理管理学科的文献,但也兼顾收录其他 6 门学科的文献,只是数量较少。

研究者重新检索了 12 种护理源期刊的专栏设置状况,发现 8 门备选二级学科中,成人护理学多归在"临床护理"栏目,母婴护理学多归在"儿科护理"栏目。多数期刊的"论著""调查研究""研究生论文精选"等栏目均收录 8 门学科的文献。

(6)依据条目"有明确的职业岗位(服务场所、服务对象、服务内容等)描述"和"开展相应的职业满意度或社会评价研究":发现备选学科均在这一项中欠缺。该条目内容主要指有关学科对应人才的岗位描述是否有确切规定,相关的研究是否开展。依据现有文献资料分析,目前备选学科尚未完整描述职业岗位。说明这是整个护理学科发展中面临的挑战,也是国内专科化进程中逐步要解决的问题。但在国务院学位办自主申报二级学科申请表中,均要求填写这一项,说明所有二级学科都将关注这方面的研究,备选的 8 门学科也将按政府要求补充这一条目内容。

2.依据护理学二级学科准入标准对备选学科的论证资料汇总

结合 8 门备选二级学科,逐一综合护理学科现状及历史考察资料,可见,8 门备选二级学科符合"护理学二级学科设置准入条件",且均有 10 年以上学科发展史。依据前期历史研究资料,民国时期已经开设的学科有:内科护理学、外科护理学可归入成人护理学,助产护理归入母婴护理学,使学科史更为久远。这里没有列出"理论内涵"维度的论证资料,是考虑到该条目属于学科独立的首要条件,毋庸置疑具有独特的理论内涵,故未再论证。

3.新增 2 门备选二级学科的思考与依据

在分析护理学科知识体系时发现,部分学科处于相对重要位置且受当前国内卫生政策所引导,但因不完全符合"护理学二级学科准入标准"而未进入初筛的二级学科中。依据学科设置的现实性原则,从国家发展民族、传统医药的需求、国际环境变化的需求分析,课题组提出军事护理学、中医护理学 2 门护理学科作为备选二级学科。分别陈述如下。

(1)军事护理学概念及内涵:军事护理学是研究在战争环境中,对大批伤病员实施紧急救护的组织措施和工作方法;掌握对伤员进行战地救护的知识和技能,以提高战地救护质量,保护伤病员生命,提高救治成功率,降低伤残率的学科。其对象是战争环境下的部队官兵。主要任务包括:战争条件下的医疗救护、伤病员的分类及后送;卫生流行病学侦查与调查;各种战伤的救护及并发症的预防和护理;核武器、化学、生物武器所致创伤及疾病的救护和预防;特殊环境所致疾病与损伤的救护与预防;战地各种传染病的预防、隔离和救护;各种内科疾病的救护与预防、战时急危重症的监测与救护;战时战争应激综合征的预防与护理。

(2)军事护理学发展现状:长期以来,因涉及军队保密制度等,军事护理学的学术成果推广、传播受到一定限制,但其作为军事医学与护理学交叉产生的学科,是满足军队指战员健康需求的必备学科之一。目前,国内已经有《解放军护理杂志》刊行,设有军事护理专栏。已成立有全军护理专业委员会,并自 30 年代已出版《军事看护学》教材,现代则有《野战护理学》《战创伤护理学》等特色教材。文献计量学数据已揭示,在前 50 名国内高被引文献作者中,来自军事院校与军队附属医院的高被引文献作者总数占到 28 名(56%),说明国内军队护理人员在推动护理学科发展过程起到不可低估的作用。在国内原来三所军医大学中,已进行了具有军队特色的野战护理学、急救护理学专业研究生培养并进行了若干军事护理学研究。第三军医大学护理学院的《高原、高寒、高温高湿、沙漠地区伤病护理与器材的研究》、武警总医院的《灾害国际救援护理研究与应用》

分别获 2011 年度中华护理学会科技进步奖一等奖,在全部 41 个奖项中,来自军队的获奖课题有 8 项,接近 1：5 比例。

在实践领域,据官方报道,2009 年军队卫生系统的 30 支医疗救护专业力量纳入国家应急专业力量体系,承担国家反恐维稳、抢险救灾、维护权益、安保警戒、国际维和、国际救援等应急卫勤保障任务,也从另一侧面描述了现代军事护理学的实践范畴及学科的现实重要性。据文献报道,美国军队的护理人员训练早已列入联邦发展计划,设立多个军事训练营,开展多种陆军、海军、空军护士专业训练,相比之下,国内军事护理训练尚有差距。郭建提出,鉴于我军在国家急救救援体系中的地位,应加强我军灾害医学教育。和平时期的军事护理人员多次参加大型灾害事故现场救援活动,积累了丰富的灾区野战护理经验,应进一步进行规范军事护理学理论体系和应急训练,促进特种环境下的民众健康反应达到最佳适应状态。

(3)军事护理学作为二级学科建设的紧迫性:由军事护理学发展现状可知,该学科已基本符合"护理学二级学科准入标准"。随着现代战争日益复杂化及国际安全形势变化,军队在担负作战任务的同时,还要担负起维护社会稳定、抢险救灾、参加维和行动、打击恐怖主义等非战争军事行动任务,要求军事护理学随之快速成长,以培养胜任现代战争需要的军队护理高级人才。现代高技术武器的广泛使用,具有高速度、高效度、软杀伤特点,造成短时间内大量致伤且多处伤、多发伤、重伤和多器官功能损伤的比例增加;激光、声波、电磁等非致命武器导致新型战伤,使作战环境发生很大变化,作战部队的发病和疾病减员也发生相应变化。立足于新时期军事斗争准备的需要,目前急需建立应对陆、海、空立体化战争的立体化医疗救护体系,以保障国防安全。出于以上对国家安全考虑,本研究将军事护理学作为当前必不可少的备选二级学科列出。

(4)中医护理学的概念及内涵:中医护理学是以中医理论为指导,运用独特辨证施护、饮食调护、情志护理、养生保健等护理技术,处理和诊断整体人的健康反应的学科。主要秉承中医传统的整体思维、辨证施护哲学理念,具有独特的人体与健康、人体与疾病理论体系及艾灸、拔罐等护理技术,在疾病预防、日常保健、食疗养生等方面发挥出重要作用。

(5)中医护理学发展现状:1959 年南京出版第一部系统的中医护理专著《中医护病学》,80 年代后出版《中医基础护理学》《中医护理古籍汇要》《中医心理护理学》等专著。1985 年开设大专学历教育,1999 年开设本科中医护理教育。目前,中华护理学会已设有中医、中西医结合委员会,国内中医护理学教材达 90 种之多,广州中医药大学、北京中医药大学等已于 2006 年起招收中医护理学方向硕士研究生,部分中医护理学院已开始培养中西结合护理学方向博士。1993 年中华护理学会举办的"全国首届护理科技进步奖"评审活动,评出"中药空气消毒液作用的临床观察与实验研究"等 6 项中医护理科研成果,填补了中医护理科研的空白。现有中医护理课程包括:《中医内科护理学》《中医外科护理学》《中医儿科护理学》等,其理论体系正在逐步形成,甚至有专家呼吁将中医护理学作为一级学科以加快建设。

目前,中医护理学的学科建设还处于探索阶段,在许多学科发展的基本问题上存在着问题,如缺乏独立完整的理论体系,临床实践无中医护理特色,学科教育体系严重西化等。但促进该学科自组织演变的因素不断涌现,可能导致该学科快速发展,这一涌现因素即是国家政策与社会需求。

(6)中医护理学的社会需求分析:《国务院关于扶持和促进中医药事业发展的若干意见》指出,要大力加强综合医院、乡镇卫生院和社区卫生服务中心的中医科室建设,积极发展社区卫生服务站、村卫生室的中医药服务。在其他医疗卫生机构中积极推广使用中医药适宜技术。国家中医药管理局于2009年设立福建中医药大学、南京中医药大学附属医院的中医护理学科为重点学科。2011年,中医护理学的相关内容被纳入执业护士考试科目,可见其在护理知识结构中具有相当重的分量。国内何国平认为,中医护理学在社区护理中拥有明显优势:预防为主的理念、广泛的群众基础、低成本的医药费用等。因此,尽管目前中医护理学的组织建制、学术传播、人才培养等各方面与8门备选学科存在一定差距,但因其独特的理论体系及政府的日渐重视,加之其在国际护理界的影响力逐步增大,从国情现状考虑,本研究将中医护理学列入新增的备选二级学科中。

4.依据"护理学二级学科准入标准"构建的护理学学科体系

依据"护理学二级学科准入标准"及新增二级学科分析,研究者提出10门备选二级学科,与"基于逻辑起点推演的护理学学科知识体系"衔接。

5.对10门备选护理学二级学科的论证——基于专家小组会议法研究

为进一步探讨所构建的二级学科体系的合理性,本研究进一步通过两轮专家小组会议对其进行了修订讨论。会议举行时间为2012年10月25日和29日,地点在杭州和北京,共有27位护理专家参加了课题讨论。专家平均年龄47.41岁,正高职称者12位(占44.44%),副高职称者15位(占55.56%)。职务分布情况为:护理学院管理者14位(占51.85%),护理学院教师9位(33.33%),临床护理管理者4位(占14.81%),军校护理专家5名。

(1)关于护理学二级学科体系框架的专家小组会议结果:在专家小组会议上,各位护理专家对依据二级学科准入标准提出的学科体系框架进行了探讨。本研究中专家意见一致的标准为:表示"赞同"专家人数达25人(92.59%)以上。结果共有中医护理学、老年护理学等8门二级学科获得专家"赞同"意见。主要争议之处在于:军事护理学设置问题,以及部分专家对护理教育学提出质疑。另外,针对各门备选二级学科,部分专家提出一些个人看法供课题组参考。将在下部分内容中进行探讨。

(2)对有关二级学科及其争议的剖析及论证:通过分析专家意见的主题,发现:存在争议的本质原因在于对备选二级学科的具体内涵理解不同,专家们主要从各自的学术视野来探讨学科体系框架。针对专家意见,课题组依据各二级学科的研究现状和社会需求,逐条进行了剖析,最后基本与专家达成较一致意见。

(3)关于军事护理学:有5位专家赞同其作为二级学科,16位专家不赞同其作为二级学科,6位专家对此表示不确切。专家争议问题有:①军事护理学的主要内容依托外科、急救护理学,缺乏自己独立的研究对象和内容,不清楚军事特色究竟显现在哪里。②目前国内仅有3所军医大学护理学院,培养的护理人才与地方院校无特色区别。③战时军队医院仍需从地方招收大量地方护士,军护与普通护士在工作内容上和工作能力方面无明显区别。

军事护理专家认为,军事护理学因受制于保密等要求,很多课题、成果等不能发表,而只能在军队内部交流,无法让地方院校及医院的专家深入了解该学科属性。军事医学本身与临床医学、预防医学也有一定的重复,但不影响其发挥独特的军事特色,国内现有三所军医大学,本身已说明军事医学的特殊性。军事护理学部分内容与临床护理学内容有交叉,其特色在于适应野战救护及特殊战创伤救护需要,培养对象是军队护士,在身体素质、军事素质、战地救护能力方面与非军人护士有一定区别,知识核心是军事理论、战地救护技能、新概念武器伤救治、生物战防护、战争心理应激训练、立体化战争救护体系等,具有特殊的军事特色。现代战争环境已发生重大变化,涵盖了高原、沙漠、严寒、酷暑等极端自然环境,涉及新概念武器、生化武器、气象武器等特种武器引致的复杂战创伤。这些疾病都不是普通外科、急救护理学所能解决的问题。另外,随着我国海军力量的增强,医院船得以发展应用,使舰艇紧急救护、海水浸泡伤口的护理、潜水作业伤害的防护等救护需求随之产生,包括航空母舰使用中的伤员救护等技术,均需要军事护理知识。因此,军事护理学应作为二级学科加快建设。课题组将前面有关增加军事护理学作为备选二级学科的论证重申一遍,有25位专家表示赞同军事护理学作为二级学科。

(4)关于母婴护理学:尽管与会专家全部认同母婴护理学作为二级学科,但仍提出以下有关学科问题:①妇女保健学的内容不清楚;②助产护理学应独立发展,已经召开多次国际助产大会,助产士的需求很多,应按照二级学科层次来建设。

对此,课题组对母婴护理学主要内容重新做了陈述。传统的妇产科护理学一直是作为一个独立学科发展,涵盖了妇科、产科护理学知识,均面对妇女的特殊的生理和病理且两个亚学科的疾病多互为因果关系。现代妇女保健应从青春期开始,经过孕产期、围绝经期等,伴随妇女一生。因此,妇科与产科知识可作为一个整体来看待,其中围生期关系到孕产妇和新生儿的健康,是预防出生缺陷、提高人口素质、保障母亲安全健康的关键阶段,需要特别的助产人员进行护理。其他有关妇女生殖系统保健则可在医院、社区、家庭开展,但不同于普通的成人保健。故考虑将传统的妇产科护理学划分为母婴护理(助产护理)、妇女健康两大领域。我国妇产科护理学自民国时期已经按照妇科、产科内容命名,涵盖妇女保健、生育健康两大领域,以母婴护理学为总称有一定概括性。

对于助产护理学科专家的意见,课题组赞同其关于助产士存在大量社会需求观点。世界卫生组织规定"每一例分娩都应该由熟练的助产人员进行"。在发达国家,助产士与生育妇女比例为1:1000,而我国为1:4000,可见我国助产士严重短缺。但目前国内从事助产护理的人员层次复杂,由大量非护理人员组成,具体实践范畴尚未明确,其组织建制有待完善,与本研究提出的护理学二级学科准入标准相差较大,故暂归入母婴护理学,其学科定位将视今后发展状况而定。

(5)关于成人护理学和急危重症护理学的关系:与会专家全部认同成人护理学可以作为二级学科,但需要进一步澄清以下问题:①国外现在有眼科专科护士、心血管专科护士、内外科专科护士,全部归于成人护理学是否合适?②急危重症护理学中也包括部分儿童、老年护理学内容中的危重症,怎么理清这部分内容的交叉?

课题组发言认为,成人护理学中主要涵盖内外科护理学、眼耳鼻喉口腔护理学等知识内容,为各分支学科常见疾病的护理理论与技术,主要以人体各系统功能为知识主线,如感官认知系统、消化系统、心血管系统等器官的功能反应及处理。国外已有眼科专科护士、心血管专科护士、内外科专科护士等人才培养标准及专科认证机制,是建立在较成熟的成人护理学基础上,进一步分化出亚学科而进行的人才细化培养形式。目前国内的成人护理学专科护士培养机制尚有待完善,其亚专科领域的执业标准及评价制度可能需更长时间的探索,将视社会需求、学科成熟度而逐步培养相应的心血管、血液净化、胃肠专科、神经专科护士等,即可以在三级学科层次培养专科护士。

关于急危重症护理学与儿童、老年护理学部分内容交叉的问题,有专家现场发言,提出前者主要处理临床紧急、危重情境下的患者健康反应,侧重综合考虑多个器官系统的协同反应并迅捷实施急救技术。而以生命周期为主线的护理学分支学科主要涵盖常见疾病的健康反应与处理知识,当涉及本学科内的危重症案例时,可主要放在急危重症护理学中。这与目前医院重症监护工作的常见模式相对应:专科病房收治普通疾病患者,而将那些有生命危险、需要密切监护的危重症患者转入重症监护病房(ICU)中。由此课题组认为,急危重症护理学是综合性学科,而老年、儿童护理学侧重常见健康反应的处理,其急危重症护理知识一般集中在急危重症护理学内容中,不会有过多交叉内容。

(6)关于老年护理学与社区护理学的关系:有25位专家赞同将老年护理学作为二级学科对待,2位专家不赞同。而对社区护理学,则全部赞同其作为二级学科。专家提出以下意见供课题组会后思考:①老年护理学与社区护理学究竟有什么区别?可否要合并?②社区与医院是对应的,这里与前面的生命周期主线有逻辑交叉,知识内容是否有重复?

针对专家的思考意见,课题组作如下分析:社区护理学包括老年群体的健康卫生工作,但仅仅是其中一部分。其研究对象是不同生命周期的人群的健康、亚健康状态反应,侧重对影响人群健康的环境因素、行为因素进行研究,包括群体、社团、社区医疗环境等,而老年护理学的研究对象是65岁以上老年人的健康反应规律及常见健康问题。前者更注重老年群体的健康问题,方法是优化环境来促进群体的健康,后者则是更关注老年个体衰老过程中的功能衰退与疾病过程的特殊问题。重点提供更适合老年生命阶段特征的护理干预。

当前我国人口老龄化进程加快、老龄人口基数大、慢性疾病患病率高,面临着不断增长的老年人医疗卫生需求与保障服务能力不相适应的严峻挑战。因此,当社会对老年护理学的现实需求成为重要的涌现因素时,该学科自组织演变过程可能会偏离常规而加速发展。依据构建学科体系的现实性原则,应将老年护理学作为二级学科加速发展。

此外,从现有国家政策分析看,国内社区护理学将更多融入公共卫生学元素,重心前移到预防干预,关注基层人群健康。如《2012年中国医学科技发展报告》中指出:"我国的卫生人才规划将基层医疗卫生人才发展作为首要任务,突出公共卫生机构人才队伍建设。"充分说明卫生部门已从国家宏观管理高度,将培养公共卫生及社区基层人才作为战略重心。学者杨晓媛在国内第一本《灾害护理学》中提出,经历2008汶川大地震后,护理学专家总结发现国内严重缺乏灾难护理学和专业急救护士、公共卫生护士,这是灾害救护实践对社区护理教育提出的严峻挑战。另据原卫生部调查资料,国内居民总体健康素养较低,每100人中不到7人具备健康素养。其中慢性病预防素养得分最低,仅占4.66%。我国先后出台《关于疾病预防控制机构指导基层开展基本公共卫生服务的意见》《关于印发"十二五"期间卫生扶贫工作指导意见的通知》等文件,将"实现全民均等的基本公共卫生服务"纳入重要规划,要求护理人员在广大乡镇、农村地区配合基本公共卫生服务工作,公共卫生护理学内容将逐步成为社区护理学的重要内容,而职业健康护理学、学校护理学等也将逐步得到发展。可见,公共卫生护理学将作为社区护理学的主要领域而发展。

经上述分析可见,社区护理学与老年护理学、成人护理学、母婴护理学均各有侧重。护理知识本身是一个整体,人与环境总处于互动之中,势必互有交叉,由此使学科边界有一定重叠交错,不能截然分开,这与知识分化与综合交叉发展趋势相一致。

(7)关于护理管理学:有25位专家赞同其作为二级学科,2位专家不赞同。主要质疑问题是:①护理管理学是否应归于人文社会学科?②任何专科护理都涉及管理知识,是否应作为护理人才的核心基础学科,而不是专科化方向?③仅仅学习护理管理学科,脱离临床专科知识,是否就能胜任护理管理工作?

表示赞同的专家认为,随着"经验式管理"向"科学化管理"发展,国内护理管理学已逐步成熟。随着信息技术、经济成本核算、护理产业等新知识的渗透影响,护理管理人员面临更新知识结构的新挑战。与会专家有不少是医院现任护理管理者,其最后一个提问,是基于这样的思考:如果护理管理学作为二级学科,其人才直接对应护理管理岗位,缺乏临床经验和管理经历磨练,是否能胜任管理工作?

课题组认为,以上问题涉及对护理管理学人才的培养定位。护理管理学主要分为护理行政管理、临床护理主管两大领域,涵盖护理组织行为学研究、护理领导学研究等内容。现有实践符合护理学二级学科准入标准。专家提出的思考问题涉及医院对护理管理人才的聘用、培养机制因素,需要相应的配套制度改革来保障护理管理学的全面发展。

会后课题组补充资料发现,原卫生部于 2010 年首次批准护理人力资源配置、护士动态管理、绩效考核等研究课题,2012 年我国开始实施"百万护理人才计划",加大科学管理培训力度,显示国内对护理管理科学化、专业化趋势的密切关注。护理管理学属于人文护理知识体系,是每位护士应具备的核心知识。当承担护理管理角色时,则需通过跨学科知识学习,进一步提高管理能力。故赞同专家意见,可将护理管理学作为核心基础学科。

(8)关于护理教育学:共有 22 位专家赞同其作为二级学科,5 位专家不赞同。其主要问题为:①现在的护理教师以讲授专科护理知识为主,教学技能是所有教师必备的,教师资格证是全国统考,但统考内容并不是护理专业的,而多为教育学内容。是否有必要设置为二级学科?②目前的护理教师与其他师范院校毕业的教师差别在于护理专业知识,教育技能、教育心理学理论基础等差别不大,是否能作为二级学科发展?还是应放在教育学科中,作为一个职业教育学分支来看待?③医学教育比护理教育工作开展得早,但医学教育尚未成立医学教育学科,专业目录中也没有医学教育学专业。是否需要设置护理教育二级学科?作为一门课程是否更合适?

与会专家对护理教育学的质疑较多。课题组主要针对第一个问题进行了回答,认为护理教育学在国内已有多年实践,从学术底蕴、成果积累等方面,已达到本研究所提出的"护理学二级学科准入标准",不是有无必要设置的问题,而是客观的学术积累要求。关于护理教师的资格证与专业特色衔接不够紧密问题,专家的提问令人深思,提示我们应进一步研究国内护理教师的胜任力标准,作为一个专业去发展其执业标准。

针对第二个问题,课题组会后分析认为,护理教育学既包含教育理论、技能,也包括护理学知识、技能,其护理专业特点更加明显。从现实需求角度分析,护理人才教育规模和层次结构需求发生变化,国际化趋势日益明显,如 2009 年原卫生部人才交流中心引进国际护士执业水平考试,使国内护理教育者了解到国际护理教育体系、概念和方法,进一步思考与国际护理教育衔接问题。如何培养双师型护理教师?可否设置医院护理教育专科护士岗位?诸多问题都需要通过专门的护理教育研究来回答,而如果作为职业教育学分支,则无法解决此类专业问题。因此,护理教育学不能作为职业教育学分支,但可以运用其职业教育研究成果,融入到护理教育实践中。

关于将护理教育学与医学教育作类比问题,课题组专门查阅了相关资料,发现:医学教育学的实践历史比护理教育学更长。中国的医学教育始于南北朝,至今已有 1500 年历史,20 世纪80 年代初,国内已经建立几个国家级医学教育研究和发展中心,如北京医科大学、中山医科大学等,至今发挥医学教育改革的示范作用。目前医学教育研究开展得也很多,如 2011 年有关医学教育的期刊文献有 939 篇,探讨医学教育问题的硕博士论文有 53 篇,而同年护理教育期刊文献552 篇,护理教育方向硕博士论文 35 篇,数量规模低于医学教育研究文献。国内第一部《医学教育学》由王桂生、关永琛主编,于 1985 年出版,比《护理教育学》出现要早;2000 年苏博等主编《高等医学教育学》、黄亚玲主编《现代医学教学方法学》出版,并有专业学术期刊《中国高等医学教育》等提供医学教育交流平台,国外已建立了多个医学教育硕士培养项目。我国于 20 世纪 80 年代在北京医科大学首次开展医学教育硕士教育,20 年后,中国医科大学医学教育研究中心第二次开展"医学教育硕士班"。因此,医学教育学作为独立学科的条件早已成熟。

至于国内多数院校未设置医学教育学二级学科的原因,本研究认为,这与学科培养人才的性质及师资状况有关。现有的医学教师多为临床医师,更注重临床实践经验和技能的传授,医学教育更多表现出研究倾向。而目前多数临床护理师资因学历、教学素养等限制,尚无法承担大学护理教育任务,因此,需要专职护理教师承担教育重任,这是护理学科现状的需求。因此,护理教育学应作为独立学科发展,兼顾教师培养与研究任务,促进护理教育发展。

护理教育学也属于人文护理学知识体系的重要领域,可视为护理学核心基础学科,是每位护士应掌握的核心知识内容之一。当承担教师角色时,则应通过专门的教育技能训练及教育理论学习,进一步探讨护理教育现象中的问题,提高教育质量。

6.综合逻辑推演、专家意见后的护理学学科体系

前期由"人的健康反应"这一逻辑起点出发,沿着人、环境、照护三条交织的主线,推演出护理学学科知识体系。继而依据"护理学二级学科准入标准"及专家会议论证,课题组提出 10 门护理学二级学科。

成人护理学涵盖的三级学科数量最多,其他二级学科以研究方向居多,较少有相对独立的三级学科,且临床护理学二级学科群涵盖的二级学科也最多,这与前面的学科影响度分析结果一致。军事护理学、中医护理学包含的三级学科或研究方向都较少,说明这两个学科群需要加强建设投入。国家学科分类标准中提出,"标准中出现的学科分类层次和数量分布不均衡现象是各学科发展不平衡的客观实际所决定的。"同理,部分知识领域下二级学科、二级学科涵盖的三级学科数量的不均衡,也是由于各二级学科发展不平衡的客观实际所决定的。部分三级学科如急危重症护理学、手术室护理学等,在发展到一定阶段后,可能会升级成为二级学科,这符合学科演进的规律。因此,该学科体系是一个动态发展的知识体系,与学科的人才培养、知识创新、知识传播、社会需求的变化密切相关。

（袁婷婷）

第二节　护理学体系的发展框架及研究策略

在研究中美护理演变历程及特点的过程中,研究者发现学科发展历程与生态发展过程极其类似。各层级学科知识之间的消融、渗透、移植交叉以及学科自身的成长、成熟过程,也具有一定的生态特征。护理学科不断汲取相关学科的营养,促进自身学术空间的拓展,与临床医学、预防医学及相关人文社会学科之间也呈现"共生、共荣"趋势。由此,本研究尝试从生态学角度,提出护理学学科体系发展框架及发展策略。

一、研究的理论基础——生态位理论

(一)生态位概念及起源

生态位的概念是由格林内尔(J·Grinnel)于 1917 年首次提出的,是生态元(可以是生物种

群,也可以是其他的生态要素)在区域生态可持续发展过程中的地位、作用和功能以及与其他生态元的相对关系。目前,生态位一词已被广泛应用于政治、经济、教育、城市规划等领域。我国学者朱春全提出生态位是生物单元在特定生态系统中与环境相互作用过程中形成的相对地位和作用。即生态位是生物种群在生态系统中的空间位置、功能和作用,是生态系统结构中的一种秩序和安排。

生态因子也称生存资源,主要是指物种生存所需的各种环境条件,即环境因子中对生物的生长、发育、行为和分布有直接或间接关系的环境要素。根据性质,将生态因子分为气候因子、地形因子、土壤因子、生物因子、人为因子五大类。气候因子包括光、温度、水分、空气等,地形因子指地面的起伏、坡度、坡向等,通过影响气候和土壤,间接影响植物生长和分布。生物因子包括生物之间的各种相互关系,如捕食、寄生、竞争和互惠共存等。人为因子指人类活动对生物和环境的影响。

生态因子具有四大特征。①综合性:每一个生态因子都与其他因子相互影响、相互作用,任何一个因子的变化都会在不同程度上引起其他因子的变化。②非等价性:对生物起作用的诸多因子中,有1～2个是起主导作用的,称为主导因子,其改变常会引起许多其他生态因子发生明显变化或使生物的生长发育发生明显变化。③不可替代性和互补性:生态因子不可缺少,也不能互相替代。但某一因子的数量不足,有时可靠另一因子的加强而得到调剂和补偿。④限定性:生物在生长发育的不同阶段需要不同的生态因子或生态因子的不同强度。故某一生态因子的有益作用常只限于生物生长发育的某一特定阶段。

(二)生态位理论核心内容

1.共生及协同进化理论

在生物学中,"共生"被认为是两种生物或其中的一种由于不能独立生存而共同生活在一起的现象。当共生关系高度发展时,共同生活在一起的两种生物会在生理上表现出一定的分工,并且在组织形态上产生一些新的结构。而协同进化是指在物种进化过程中,一个物种的性状作为对另一物种性状的反应而进化,而后一物种性状的本身又作为前一物种性状的反应而进化的现象。

2.生态位竞争理论

当物种共同利用的资源有限时,物种间将形成一定范围的生态位竞争,通过选择和进化,实现共存。具体包括:生态位重叠(指不同物种的生态位之间的重叠现象或共有的生态位空间,即两个或更多的物种对资源位或资源状态的共同利用)、生态位移动(指种群对资源谱利用的变动。种群的生态位移动往往是环境压迫或竞争的结果)、生态位分离(指两个物种在资源序列上利用资源的分离程度)等过程。

(三)生态位理论在学科建设研究中的应用

1966年英国教育学家阿什比首次提出"高等教育生态"的概念,1976年美国哥伦比亚师范学院院长劳伦斯·A·克雷明提出教育生态学概念,自此教育生态学在全球范围内得以应用。近年来,知识生态学在构建学科体系中得以逐步应用。知识生态学是研究知识体系的生长发育、动力机制、形态结构、演化机理及其与环境关系的一种拟议中的新学科,认为学科与学科之间、新知识与旧知识之间的关系也像生物与环境之间的关系一样,既相互影响,又相互调和,因此,可以将这种现象称为知识生态现象。

国内有学者认为,大学中的学科具有生态现象。大学应该坚持平衡与适应、开放与优化、多样与综合、交叉与渗透的学科发展观,按生态规律推进学科发展。与之类似,也有学者从不同角度论证了大学学科系统的生态特征。以下是从学科生态位研究中提取的重要概念。

1.学科生态位概念

有学者提出学科生态位概念,即特定时间内学科在学科系统中与社会环境及其他学科交互作用过程所形成的位置、职能、作用及相互关系。在各种环境要素的推动下,学科生存的环境发生变化,学科自身及从环境中获得的资源也随之发生变化。

2.学科生态因子概念

学科生态因子是指组成学科生态位的各种要素,其数量的多寡、质量和结构的优劣,直接决定了学科生态位的状况。学科生态位之间也存在邻接、重叠、包含、分离等几种关系。学者王崇迪从教育生态学角度,将影响高等教育质量的生态因子分为内部因子、外部因子两类,前者包括主体因子即教师与学生,载体因子即知识;后者包括环境因子即社会和家庭、管理因子即教育管理的制度、方法和人员。可见,学科生态因子是借用生态因子的概念,将各种影响因素分别命名,注重的是内在相似性,并不局限于采用固定的人为因子、地形因子等生态学术语。

(四)生态位理论在本研究中的应用

本研究主要从学科生态位角度探讨学科发展策略,借用生态因子概念对影响护理学科的关键因素进行分析,运用生态系统概念描述护理学科体系的整体均衡发展状态,以帮助护理学者树立学科的可持续生态发展科学理念。

二、我国护理学学科体系发展框架研究

(一)理论框架前期研究

1.基于历史研究法,提炼出影响美国护理学科演进历程的关键因素

(1)知识创新贯穿学科体系发展历程。

(2)护理学术组织引领学科体系发展。

(3)重视护理人才培养是学科体系发展的核心内容。

(4)政府支持是学科体系发展的主要驱动力。

(5)高度关注护理社会需求是学科体系发展的前提保障。

2.基于历史研究法和内容分析法,提炼出影响国内护理学科演进的关键因素

(1)中华护理学会对国内护理学科体系发展影响深远。

(2)对外开放促进了护理学科体系演进。

(3)护理科研发展缓慢制约护理学科体系演进历程。

(4)人文教育不足影响护理学科体系的健康发展。

3.基于理论研究法,抽象出构建护理学学科体系发展框架的理论前提

(1)护理学科发展的源泉在于创新。

(2)学科发展需要良好的学术环境。

(3)学科发展的核心任务是知识传播和知识创新。

(4)科研经费投入量与产出量成正比关系。

(5)学科发展有一定的生命周期,伴随生态位的扩展而成长。

(6)学科发展的核心因素是人才。

(7)学科发展的驱动力是社会需求。

（8）学科发展受社会、经济、技术、文化等因素影响。

4.基于护理学的定义和学科影响度,探讨学科体系的成长路径

护理是向不同年龄的、来自于不同家庭、群体和社会的健康或生病的个体提供自主性和合作性照顾,包括健康促进、疾病预防、患病、残疾和临终者的照顾,同时承担维护、促进环境安全,参与健康政策制定的研究,患者的健康管理和教育等主要任务(国际护士会),护理学则是研究以上护理现象的科学知识体系。结合前期学科影响度研究结果,护理学知识持续不断地与人文、社会、自然科学、医学等学科进行交叉,形成新的知识增长点,由此促进护理学科体系不断汲取跨学科知识营养而成长、成熟。

(二)护理学科体系发展框架的形成步骤

1.首先运用理论研究法,提炼出五个学科生态发展的基本概念

通过系统学习生态学相关理论,思考其概念、原理对于护理学科建设的启示,初步界定了发展理论框架的五个核心概念。

(1)护理学科生态位:指特定时间内护理学科在学科系统中与社会环境及其他学科交互作用过程所形成的地位、职能、作用及相互关系,可以看作是护理学科随历史演变、发展形成的对环境适应能力大小的环境效应的定位,是展现护理核心竞争力的重要组成部分。

(2)护理学科生态因子:指组成护理学科生态位的各种要素,包括教育、科研、对外开放、政策、法令制度等生态因子,直接影响护理学科的成长、成熟状况。每一生态因子下,又涵盖若干次级生态因子。护理学科的生存状态即是其生态位不断延伸与萎缩的结果,受到所处地域的气候因子、土壤因子、人为因子等生态资源影响。人才是学科发展的核心基础,任何创新与实践都基于培养人才的教育过程中,与植物生长离不开土壤一样重要,故以土壤因子比拟教育因素;科研状况与学术氛围有关,故以气候因子比拟科研因素;学术组织和对外开放因素受到社会环境、经济、理念等因素影响,对于知识传播过程有重要影响,类似于植物成长的地形复杂状况,缺乏有效的学术组织和对外开放环境,可视为高寒偏远地形,而学术组织活动频繁、对外开放渠道多的学科,可视为温暖湿润地形,该学科的成长将更加顺畅,因此,以地形因子比拟学术组织和对外开放因素。政策、法令的制定主要是人为活动,故比拟为人为因子;而学科知识不断受到其他学科影响,类似于生物种群之间的相互作用,故以生物因子比拟学科内涵。这里的生态因子比拟各种影响因素,仅是研究者个人的观点,侧重突出影响学科演进的各关键因素的重要性。

(3)护理创新:创新是在原有资源(工序、流程、体系单元等)的基础上,通过资源的再配置,再整合(改进),进而提高(增加)现有价值的一种手段。本研究将护理创新界定为:通过重组已知的护理资源(信息、能量、物质资源),产生护理新事物、新思想的活动,包括护理理论创新、技术创新、机制创新三个维度。其本质是突破旧的思维定势和常规流程,核心是"创造"。

(4)护理理性思维:理性思维是在表象、概念的基础上进行判断、推理的思想活动,是人们把握客观事物本质和规律的能动活动。本研究将护理理性思维界定为:是一种有明确的思维方向和充分的思维依据,能对护理现象进行观察、比较、分析、综合、抽象与概括,进而把握现象本质和规律的一种高级思维形式。

(5)护理学科生态系统:指由护理学科之间、学科与其生态环境之间相互作用、相互影响而形成的一个整体性的生态系统。护理学科体系可看作是一个与周围环境不断进行能量流动的复杂生态系统,具有开放性、整体性、动态性特点,各分支学科不断从外界环境如经济、政治、文化等交换信息,汲取相关学科知识营养,拓展知识深度和广度,从而促进整个学科体系发展壮大,同时,

各分支学科之间通过竞争、合作，保持动态的生态平衡。

2.分析概念之间关系，绘制简图

运用概念分析法，从概念内涵及概念间的逻辑关系考虑，初步绘制核心概念之间的关系图。之后，围绕核心概念，结合理论前提，运用类比法，将学科发展因素融入学科成长过程，构成护理学学科体系发展框架。

发展框架自下而上呈树状，树干由护理实践、新知识点、知识单元、护理学次级学科、学科群及生态系统组成，类似生物机体的基因、细胞、器官、机体、种群、群落、生态系统发展过程。护理实践是学科知识的源泉，理性思维与创新是学科萌生、成长的根基，位于树根部，围绕"促进人的健康反应达到最适状态"学科主线，在教育、科研、对外开放等六种关键生态因子的作用下，学科知识点逐步扩展为研究领域，直至成长为一门独立的分支学科。树冠上端为护理学科体系的整体生态位拓展，与临床医学、基础医学等学科共生共荣，形成学科丛林，最终促进护理学科体系的繁荣发展。因此，学科之树顶端生命活力与树根、树身的生长是一体化进程。

三、护理学学科体系发展策略——基于学科体系发展框架的应用研究

以上从生态学视域揭示我国护理学学科体系发展路径和主要影响因素，为各级机构制定系统的护理学科发展策略提供了理论思路。在微观层面，可结合护理学各分支学科的生态因子现状，从次级生态因子入手，逐项提出有针对性的发展改革策略；在宏观层面，关注各相关学科知识发展，围绕"人的健康反应"这一本质内核，不断与其他学科进行合作，催生新的知识增长点。运用该发展框架，本研究提出以下学科体系发展策略。

(一)巩固学科基本要素，奠定学科成长根基

护理学科之树的根基，直接决定了学科的成长动力和发展状态。上述发展框架粗略地将影响学科发展的因素分为六个生态因子，但各因子间存在复杂的相互作用，同样具有综合性、不可替代性、限定性等特征。因此，各生态因子及其涵盖的次级生态因子均对护理学分支学科、护理学科体系的生态位产生重要作用，在推进学科演进历程中，均应引以关注。以下结合本研究前期考察结果，从宏观角度分析拓展学科生态位的策略，以期为学科建设提供一定的发展思路。

1.护理教育联手学术组织，营造学科发展适宜土壤

目前我国的护理教育体系初步完善，处于规模扩展向内涵式发展的转型时期。护理高等教育作为学科发展的基石，其核心在于培养人才的质量。依据次级生态因子的分类，不同层次的护理教育近期可侧重培养机制、实践技能、知识结构、教育评价四方面的改革，如不同学位类型的研究生培养机制改革、实践教学模式、课程设置中的人文社科知识比重、办学水平评估与护理学专业认证等。学科发展的核心是创新，因此，注重创新思维和创新能力培养，增进护生对护理实践的理性思考，是推动学科发展的关键因素，而诸多改革举措的关键依据则应是社会需求，即护理教育应紧贴临床、社区需求进行人才培养模式的改革。通过本研究资料分析，课题组认为，在护理教育中结合护理学术组织的作用，可作为推进护理学转化进程的必经路径。

长期以来，护理学课堂教学与临床实践的衔接不足，成为制约护理学科发展的瓶颈问题。结合历史研究提示，各级学术组织在专科化进程中发挥了重要作用。如美国护理教育联盟与各护

理专业学术委员会共同制定《不同护理专业领域的初级保健能力》《精神心理健康护士核心能力》标准等,为高级护理实践人才培养提供依据,美国护士协会为争取护士的福利、政治地位等做出不懈努力。鉴于当前护理学会组织已日趋健全,建议有关部门可考虑进一步挖掘各学术组织的潜能,通过科学研究,制定国内专科护理执业标准并尽快与高级护理实践人才培养衔接。以创新能力培养为主线,以贴近临床和社区需求为宗旨,以专科护理实践标准与核心知识、能力要求为指导,合理设置护理课程体系,完善毕业生与专科护士认证的衔接机制。教育改革的主导思想可考虑以下思路:在深刻把握护理学科本质属性基础上合理设置课程体系,突出人文社会学科知识的重要性。在合理的学科体系框架内,有针对性地推进成熟学科提高层次,扶助薄弱学科成长,催生新的学科知识增长点,营造学科发展适宜的土壤。

2.以实践反思引领护理科研,营造学科发展的适宜气候

护理学科知识来源于实践,这在学科发展框架中已明确显示。而由实践形成系统的知识,需要实践反思。尤其是临床实践反思,对于提高护理人员评判性思维能力及促进创新思维具有重要影响,其中循证护理实践是关键环节。依据前期对国际护理学科四种形态的分析,课题组建议从循证护理教育入手,在学历教育、继续护理教育项目中融入循证理念和循证技能训练,以引领护生、护士对临床情境进行专业思考。这将成为我们提高护理科研能力的切入点。此外,我们呼吁相关部门加大护理研究经费投入,协助建立一定数量的护理科研机构,提高学术刊物的发行质量并缩短出版周期,以加快科研成果的交流与转化,促进形成良好的学术气候。结合国外护理研究基金来源考察,建议可依托护理专业学术组织等机构,进一步拓展科研课题资助渠道,包括向社会、慈善机构、企业等寻求资助。目前,中国卫生和计划生育委员会下属有中国健康促进基金会、中国初级保健基金会、中国癌症基金会等,与护理学科体系建设有一定的共性目标,可考虑作为护理学跨学科研究的合作伙伴,为营造学科发展的适宜气候提供平台。

(二)拓宽生态资源,加速护理学科的国际化、制度化进程

护理学科生态系统具有复杂性系统特点,与外界环境不断进行能量、信息、物质的交换,以维持生态平衡。该生态系统具有开放性、非线性、动态性特征。因此,该生态系统必须加强对外交流,同时通过法令、制度保障各种能量、信息交流的顺畅运行。对外学术交流可以视作引入"负熵",促进生态位不断拓展,逐步实现国际护理界主流接轨;建立规范的学科制度,将为学科沿着正常轨道运行提供边界线。我国近年已陆续选派护理人员到欧美国家访学,但其所占全国护士总数比例仍很小,无法满足国内护士大量的学习需求。对此,课题组建议可建立长期稳定的护士海外留学或研修项目,资助优秀护士深造的同时,也带动提高国内护士的职业荣誉感及学术素养,推进护理国际化进程。此外,瞄准国外一流的护理研究团队进行深度合作,渗透、移植先进的科研管理经验,也将有利于带动国内护理科研进入新的轨道。这些都需要规范化的培养机制、科研机制来保障运行。国外先进经验是否能够在国内推广应用,也需要一定的制度保障,与本土文化、理念相融合。因此,争取政策支持,优化健康职业环境,提供护理能级进阶平台,拓宽学科的生态资源,加速护理国际化、制度化发展,是关系国内护理学科建设水平的重要策略。

(三)汲取跨学科知识营养,促进护理学科丛林繁荣发展

学科之树成长的主干是围绕"促进人的健康反应达到最适状态"目标而开展的各种创新实践。当前医学发展呈现学科整合与分化并存趋势,护理学科也将由于其人文、自然学科属性而不

断与相关学科知识交叉发展。建立护理学科交叉共生机制,使护理学与人文、社会、工程、技术等学科相互促进,是拓展护理学科生态位的关键环节。Beckstead通过对护理理论家的调查发现,其理论中运用最多的是有关心理、生物、哲学知识,显示出相关学科对发展护理学知识的重要作用。众多学科发展经验也揭示,学科发展往往最先源于学术交叉点,学科体系的繁荣发展,与学科生态系统中每一次级学科有关,也与相关学科的营养供给状况有关。当今护理学科的发展,不再是孤立的自身发展问题,应充分考虑社会健康需求,顺应卫生政策的发展趋势与医药卫生体制改革的需要,充分考虑市场经济、生态环境、社会导向对护理专业的影响,因此,需要我们不断汲取跨学科营养,才能促进护理学科丛林的繁荣发展。

（袁婷婷）

第二章　基础护理操作技术

第一节　鼻　饲

一、目的

对病情危重、昏迷、不能经口或不愿正常摄食的患者,通过胃管供给患者所需的营养、水分和药物,维持机体代谢平衡,保证蛋白质和热量的供给需求,维持和改善患者的营养状况。

二、准备

(一)物品准备

治疗盘内:一次性无菌鼻饲包1套(硅胶胃管1根、弯盘1个、压舌板1个、50 mL注射器1具、润滑剂、镊子2把、治疗巾1条、纱布5块),治疗碗2个,弯血管钳1把,棉签适量,听诊器1副,鼻饲流质液(38～40 ℃)200 mL,温开水适量,手电筒1个,调节夹1个(夹管用),松节油,漱口液,毛巾。慢性支气管炎患者视情况备镇静药、氧气。

治疗盘外:安全别针1个,夹子或橡皮圈1个,卫生纸适量。

(二)患者、护理人员及环境准备

患者了解鼻饲目的、方法、注意事项及配合要点。调整情绪,指导或协助患者摆好体位。护理人员应衣帽整齐,修剪指甲,洗手,戴口罩。环境安静、整洁、光线、温湿度适宜。

三、评估

(1)评估患者病情、治疗情况、意识、心理状态及合作度。

(2)评估患者鼻腔状况,有无鼻中隔偏曲、息肉,鼻黏膜有无水肿、炎症等。

(3)向患者解释鼻饲的目的、方法、注意事项及配合要点。

四、操作步骤

(1)确认患者并了解病情,向患者解释鼻饲目的,过程及方法。

(2)备齐用物,携至床旁核对床头卡、医嘱、饮食卡,核对流质饮食:种类、量、性质、温度、

质量。

（3）患者如有义齿、眼镜应协助取下,妥善存放。防止义齿脱落误吞吐食管或落入气管引起窒息。插管时由于刺激可致流泪,取下眼镜便于擦除。

（4）取半坐位或坐位,可减轻胃管通过咽喉部时引起的咽反射,利于胃管插入。无法坐起者取右侧卧位,昏迷患者取去枕平卧位,头向后仰可避免胃管误入气管。

（5）将治疗巾围于患者颌下,保护患者衣服和床单,弯盘、毛巾放置于方便易取处。

（6）观察鼻孔是否通畅,黏膜有无破损,清洁鼻腔,选择通畅一侧便于插管。

（7）准备胃管测量胃管插入的长度,成人插入长度为 $45\sim55$ cm,一般取发际至胸骨剑突处或鼻尖经耳垂至胸骨剑突处,并做标记,倒润滑剂于纱布上少许,润滑胃管前段 $10\sim20$ cm,减少插管时的摩擦阻力。

（8）左手持纱布托住胃管,右手持镊子夹住胃管前端,沿选定侧鼻孔缓缓插入,插管时动作轻柔,镊子前端勿触及鼻黏膜,以防损伤,当胃管插入 $10\sim15$ cm 通过咽喉部时,如为清醒患者指导其做吞咽动作及深呼吸,随患者做吞咽动作及深呼吸时顺势将胃管向前推进胃管,直至标记处。如为昏迷患者,将患者头部托起,使下颌靠近胸骨柄,可增大咽喉部通道的弧度,便于胃管顺利通过,再缓缓插入胃管至标记处。若插管时患者恶心、呕吐感持续,用手电筒、压舌板检查口腔咽喉部有无胃管盘曲卡住。如患者有呛咳、发绀、喘息、呼吸困难等误入气管现象,应立即拔管。休息后再次插管。

（9）确认胃管在胃内,用胶布交叉胃管固定于鼻翼和面颊部。验证胃管在胃内的三种方法:①打开胃管末端胶塞连接注射器于胃管末端抽吸,抽出胃液即可证实胃管在胃内。②置听诊器于患者胃区,快速经胃管向胃内注入 10 mL 空气,同时在胃部听到气过水声,即表示已插入胃内。③将胃管末端置于盛水的治疗碗内,无气泡溢出。

（10）灌食:连接注射器于胃管末端,先回抽见有胃液,再注入少量温开水,可润滑管壁,防止喂食溶液黏附于管壁,然后缓慢灌注鼻饲液或药液等。鼻饲液温度为 $38\sim40$ ℃,每次鼻饲量不应超过 200 mL,间隔时间不少于 2 小时,新鲜果汁应与奶液分别灌入,防止凝块产生。鼻饲结束后,再次注入温开水 $20\sim30$ mL 冲洗胃管,避免鼻饲液积存于管腔中而变质,造成胃肠炎或堵塞管腔。鼻饲过程中,避免注入空气,以防造成腹胀。

（11）胃管末端胶塞:塞上如无胶塞可反折胃管末端,用纱布包好,橡皮圈系紧,用别针将胃管固定于大单,枕旁或患者衣领处防止灌入的食物反流和胃管脱落。

（12）协助患者清洁口腔,鼻孔,整理床单位,嘱患者维持原卧位 $20\sim30$ 分钟,防止发生呕吐,促进食物消化、吸收。长期鼻饲者应每天进行口腔护理。

（13）整理用物,并清洁,消毒,备用。鼻饲用物应每天更换消毒,协助患者擦净面部,取舒适卧位。

（14）洗手,记录。记录插管时间、鼻饲液种类、量及患者反应等。

五、拔管

停止鼻饲或长期鼻饲需要更换胃管时进行拔管。

（1）携用物至床前,说明拔管的原因,并选择末次鼻饲结束时拔管。

（2）置弯盘于患者颌下,夹紧胃管末端放于弯盘内,防止拔管时液体反流,胃管内残留液体滴入气管。揭去固定胶布用松节油擦去胶布痕迹,再用清水擦洗。

（3）嘱患者深呼吸，在患者缓缓呼气时稍快拔管，到咽喉处快速拔出。

（4）将胃管放入弯盘中，移出患者视线，避免患者产生不舒服的感觉。

（5）清洁患者面部、口腔及鼻腔，帮助患者漱口，取舒适卧位。

（6）整理床单位，清理用物。

（7）洗手，记录拔管时间和患者反应。

六、注意事项

（1）注入药片时应充分研碎，全部溶解方可灌注。多种药物灌注时，应将药物分开灌注，每种药物之间用少量温开水冲洗 1 次，注意药物配伍禁忌。

（2）插胃管时护士与患者进行有效沟通，缓解紧张度。

（3）插管动作要轻稳，尤其是通过食管三个狭窄部位时（环状软骨水平处，平气管分叉处，食管通过膈肌处）以免损伤食管黏膜。

（4）每次鼻饲前应检查胃管是否在胃内及是否通畅，并用少量温开水冲管后方可进行喂食，鼻饲完毕后再次注入少量温开水，防止鼻饲液凝结。注入鼻饲液的速度要缓慢，以免引起患者不适。

（5）鼻饲液应现配现用，已配制好的暂不用时，应放在 4 ℃以下的冰箱内保存，保证 24 小时内用完，防止长时间放置变质。

（6）长期鼻饲者应每天进行两次口腔护理，并定期更换胃管，普通胃管每周更换 1 次，硅胶胃管每个月更换 1 次，聚氨酯胃管 2 个月更换 1 次。更换胃管时应于当晚最后 1 次喂食后拔出，翌日晨从另一侧鼻孔插入胃管。

（7）每次灌注前或间隔 4～8 小时应抽胃内容物，检查胃内残留物的量。如残留物的量大于灌注量的 50％，说明胃排空延长，应告知医师采取措施。

（孔　军）

第二节　氧　疗

供氧装置：氧气筒和管道氧气装置。

给氧方法：鼻导管给氧、氧气面罩给氧及高压给氧。

氧气面罩给氧适于长期使用氧气，患者严重缺氧、神志不清、病情较重者，氧气面罩吸入氧分数最高可达 90％，但由于气流及无法及时喝水，常会造成口腔干燥、沟通及谈话受限。而双侧鼻导管给氧则没有这些问题。鼻导管给氧方法又分单侧鼻导管给氧法和双侧鼻导管给氧法。

吸氧方式的选择：严重缺氧但无二氧化碳潴留者，宜采用面罩吸氧（吸入氧分数最高可达 90％）；缺氧伴有二氧化碳潴留者可用双侧鼻导管吸氧。

一、目的

提高动脉血氧分压和动脉血氧饱和度，增加动脉血氧含量，纠正各种因素导致的缺氧状态，促进组织新陈代谢，维持机体正常生命活动。

根据呼吸衰竭的类型及缺氧的严重程度,选择给氧方法和吸入氧分数。Ⅰ型呼吸衰竭:PaO_2 在 $6.7\sim8.0$ kPa($50\sim60$ mmHg),$PaCO_2 < 6.7$ kPa(50 mmHg),应给予中流量($2\sim4$ L/min)吸氧,吸入氧浓度($>35\%$)。Ⅱ型呼吸衰竭:PaO_2 在 $5.3\sim6.7$ kPa($40\sim50$ mmHg),$PaCO_2$ 正常,间断给予高流量($4\sim6$ L/min)高浓度($>50\%$)吸氧,若 $PaO_2 > 9.3$ kPa(70 mmHg),应逐渐降低吸氧浓度,防止长期吸入高浓度氧引起中毒。

二、准备

(一)用物准备

1.治疗盘外

氧气装置一套包括氧气筒(管道氧气装置无)、氧气流量表装置、扳手、用氧记录单、笔、安全别针。

2.治疗盘内

橡胶管、湿化瓶、无菌容器内盛一次性双侧鼻导管或一次性吸氧面罩、消毒玻璃接管、无菌持物镊、无菌纱布缸、治疗碗内盛蒸馏水、弯盘、棉签、胶布、松节油。

3.氧气筒

氧气筒顶部有一总开关,控制氧气的进出。氧气筒颈部的侧面,有一气门与氧气表相连,是氧气自氧气瓶中输出的途径。

4.氧气流量表装置

由压力表、减压阀、安全阀、流量表和湿化瓶组成。压力表测量氧气筒内的压力。减压阀是一种自动弹簧装置,将氧气筒流出的氧压力减至 $2\sim3$ kg/cm^2($0.2\sim0.3$ mPa),使流量平稳安全。当氧流量过大、压力过高时,安全阀内部活塞自行上推,过多的氧气由四周小孔流出,确保安全。流量表是测量每分钟氧气的流量,流量表内有浮标上端平面所指的刻度,可知氧气每分钟的流出量。湿化瓶内盛 $1/3\sim1/2$ 蒸馏水、凉开水、$20\%\sim30\%$ 乙醇(急性肺水肿患者吸氧时用,可降低肺泡内泡沫的表面张力,使泡沫破裂,扩大气体和肺泡壁接触面积使气体易于弥散,改善气体交换功能),通气管浸入水中,湿化瓶出口与鼻导管或面罩相连,湿化氧气。

5.装表

把氧气放在氧气架上,打开总开关放出少量氧气,快速关上总开关,此为吹尘(为防止氧气瓶上灰尘吹入氧气表内)。然后将氧气表向后稍微倾斜置于气阀上,用手初步旋紧固定然后再用扳手旋紧螺帽,使氧气表立于氧气筒旁,按湿化瓶,打开氧气检查氧气装置是否漏气,氧气输出是否通畅后,关闭流量表开关,推至病床旁备用。

(二)患者、护理人员及环境准备

患者了解吸氧目的、方法、注意事项及配合要点。取舒适体位,调整情绪。护理人员应衣帽整齐,修剪指甲,洗手,戴口罩。环境安静、整洁,光线、温湿度适宜,远离火源。

三、操作步骤

(1)携用物至病床旁,再次核对患者。

(2)用湿棉签清洁患者双侧鼻腔,清除鼻腔分泌物。

(3)连接鼻导管及湿化瓶的出口。调节氧流量,轻度缺氧 $1\sim2$ L/min,中度缺氧 $2\sim4$ L/min,重度缺氧 $4\sim6$ L/min,氧气筒内的氧气流量=氧气筒容积(L)×压力表指示的压力$(kg/cm)/1\ kg/cm^2$。

(4)鼻导管插入患者双侧鼻腔约 1 cm,鼻导管环绕患者耳部向下放置,动作轻柔,避免损伤黏膜、根据情况调整长度。

(5)停止用氧时,首先取下鼻导管(避免误操作引起肺组织损伤),安置患者于舒适体位。

(6)关流量表开关,关氧气筒总阀,再开流量表开关,放出余气,再关流量表开关,最后卸表(中心供氧装置,取下鼻导管后,直接关闭流量表开关)。

(7)处理用物,预防交叉感染。

(8)记录停止用氧时间及效果。

四、注意事项

(1)用氧时认真做好四防:防火、防震、防热、防油。

(2)禁用带油的手进行操作,氧气和螺旋口禁止上油。

(3)氧气筒内氧气不能用完,压力表指针应$>0.5\ mPa$。

(4)防止灰尘进入氧气瓶,避免充氧时引起爆炸。

(5)长期、高浓度吸氧者观察患者有无胸骨后烧热感、干咳、恶心呕吐、烦躁及进行性呼吸困难加重等氧中毒现象。

(6)长期吸氧,吸氧浓度应$<40\%$。氧气浓度与氧流量的关系:吸氧浓度$(\%)=21+4\times$氧气流量(L/min)。

(李科菀)

第三节 冷 热 疗 法

一、温水擦浴

(一)目的

适合体温在 39.5 ℃以上,伴有寒战、四肢末梢厥冷的患者,可以减少血管收缩,迅速蒸发带走机体大量的热能,散热效果快而强。

(二)准备

1.用物准备

治疗盘内:浴巾 1 条、小毛巾 2 块、手套 1 副、热水袋(内装 60~70 ℃热水)及套、冰袋(内装1/2 满冰袋)及套或冰槽。

治疗盘外:温水擦浴盆内盛 32~34 ℃温水,2/3 满,必要时备衣裤。冰块、帆布袋、木槌、盆、冷水、毛巾、勺、水桶、肛表、海绵。冰槽降温时备不脱脂棉球及凡士林纱布。

2.患者、护理人员及环境准备

向患者及家属解释温水擦浴的目的、操作过程等相关知识,取得患者的配合。根据病情取适宜卧位,必要时排尿。护理人员衣着整洁,修剪指甲,洗手,戴口罩。环境安静、安全、整洁、舒适。光线、温湿度适宜,关闭门窗,必要时备屏风。

(三)评估

(1)评估患者年龄、病情、体温、意识状况、语言表达能力、治疗情况、活动能力和合作程度。

(2)观察局部皮肤状况如皮肤颜色、温度、完整性、有无感觉障碍、对冷热的敏感度等。

(四)操作步骤

(1)确认患者了解病情,解除患者紧张情绪,使患者有安全感。

(2)关闭门窗,预防患者受凉。

(3)松开床尾盖被,协助患者脱去上衣。必要时屏风遮挡患者隐私。

(4)冰袋或冰帽置患者头部,热水袋置患者足底。热水袋置足底,能促进足底血管扩张,冰袋或冰帽置头部,有利于降温并防止头部充血,预防脑水肿发生,并减轻患者不适感。

(5)将浴巾垫于要擦拭部位下方,小毛巾放入温水中浸湿后,拧至半干,包裹于手上呈手套状,以离心方式擦拭,擦拭完毕,用大毛巾擦干皮肤。浴巾垫放于要擦拭部位下方,防止浸湿,保护床单位。如为隔离患者,按隔离原则进行操作。

(6)患者取仰卧位脱去上衣,擦拭双上肢,其顺序为:颈外侧、上臂外侧、手背、腋窝、上臂内侧、手心。

(7)患者取仰卧位,擦拭腰背部,顺序为:颈下肩部、背部、臀部,擦拭完毕,穿好衣服。体表大血管流经丰富部位适当延长擦拭时间(颈部、腋窝、肘窝、手心、腹股沟、腘窝),以促进散热,增加疗效。禁忌在胸前区、腹部、后颈、足底部擦浴。

(8)患者取仰卧位,脱去裤子,擦拭双下肢,顺序为:髂骨、大腿外侧、内踝、臀部、大腿后侧、腘窝、足跟擦拭完毕,穿好裤子。擦拭时间一般控制在20分钟内。

(9)取出热水袋,密切观察患者生命体征。

(10)擦浴30分钟后测试体温,体温降至39℃以下时,取出头部冰袋。

(11)协助患者取舒适体位,整理床单位。

(12)处理用物,用物清洁消毒后备用。

(13)洗手,记录。体温单上显示物理降温。

(五)注意事项

(1)实施的过程中,护士应密切观察患者有无寒战、面色、脉搏、呼吸等异常反应,出现异常应立即停止操作。

(2)胸前区、腹部、后颈、足底为禁忌擦浴部位。

(3)擦浴30分钟后测量体温并记录,体温下降为降温有效。

(4)操作方法轻稳、节力,保护患者安全及隐私。

(5)注意保护患者床单干燥,无水渍。

二、干热疗法

(一)目的

帮助患者提升体温,提高舒适度、缓解痉挛、减轻疼痛。

(二)准备

1.用物准备

治疗盘内:毛巾、手套1副、热水袋及一次性布套。

治疗盘外:盛水容器、热水。

2.患者、护理人员及环境准备

向患者及家属解释温水擦浴的目的、操作过程等相关知识,取得患者的配合。根据病情取适宜卧位,必要时排尿。护理人员衣着整洁,修剪指甲,洗手,戴口罩。环境安静、安全、整洁、舒适。光线、温湿度适宜,关闭门窗,必要时备屏风。

(三)评估

(1)评估患者年龄、病情、体温、意识状况、语言表达能力、治疗情况、活动能力和合作程度。

(2)观察局部皮肤状况如皮肤颜色、温度、完整性、有无感觉障碍、对冷热的敏感度等。

(四)操作步骤

(1)确认患者,了解病情,解除患者紧张情绪,给患者安全感。关闭门窗,预防患者受凉。

(2)调配水温,成人一般 60~70 ℃,昏迷、感觉迟钝、老人、婴幼儿及循环衰竭患者,水温应控制在 50 ℃以下,灌调配好的水 1/2~2/3 满,灌水过多,可使热水袋膨胀变硬,柔软舒适感下降,且与皮肤接触面积减少,热效应减小,疗效降低。

(3)排出袋内空气并拧紧塞子,防止影响热传导。用毛巾擦干热水袋,倒置,检查热水袋有无破损、漏水。

(4)将热水袋装入套内,必要时布套外再用毛巾包裹,避免热水袋与患者皮肤直接接触发生烫伤。

(5)协助患者取舒适体位,暴露用热部位,必要时用屏风遮挡,将热水袋放置其部位。

(6)观察患者用热部位效果及反应(如有异常立即停止热疗),30 分钟后,撤去热水袋(如为保温,可持续,但应及时更换热水不超过 50 ℃)。倒空热水,倒挂水袋晾干,吹入少量空气防止粘连,夹紧塞子,热水袋送洗消毒备用。

(7)协助患者躺卧舒适,整理床单位,洗手,记录用热部位、时间、效果、患者的反应情况等。

(五)注意事项

(1)有出血倾向、面部危险三角区感染、软组织损伤或扭伤 48 小时以内、急性炎症期、恶性病变部位严禁热敷。

(2)随时观察局部皮肤情况,特别是意识不清,语言障碍者。

(3)使用热水袋保暖者,每 30 分钟检查水温情况,及时更换热水。

(4)控制水温,成人 60~70 ℃,昏迷、老人、婴幼儿感觉迟钝者水温应调至 50 ℃。

(5)热水袋应浸泡或熏蒸消毒,严禁高压消毒。

三、湿热疗法

(一)目的

热湿敷可促进血液循环,消炎,消肿,止痛。

(二)准备

1.用物准备

治疗盘内:一次性橡胶单、治疗巾、棉签、防水巾、大于患处面积敷布数块、长镊子 2 把、纱布数块、凡士林及开放性伤口备所用换药物品。

治疗盘外:水温计、盛有热水的容器及加热器。

2.患者、护理人员及环境准备

向患者及家属解释温水擦浴的目的、操作过程等相关知识,取得患者的配合。根据病情取适宜卧位,必要时排尿。护理人员衣着整洁,修剪指甲,洗手,戴口罩。环境安静、安全、整洁、舒适。光线、温湿度适宜,关闭门窗,必要时备屏风。

(三)评估

(1)评估患者年龄、病情、体温、意识状况、语言表达能力、治疗情况、活动能力和合作程度。

(2)观察局部皮肤状况,如皮肤颜色、温度、完整性、有无感觉障碍、对冷热的敏感度等。

(四)操作步骤

(1)协助患者取舒适体位,暴露患处必要时屏风遮挡,以保护患者隐私,凡士林涂于受敷部位,上盖一层纱布,受敷部位下方,垫橡胶单和治疗巾。

(2)敷布浸入水温为 50~60 ℃热水中浸透,用长钳夹出拧至半干,以不滴水为度抖开。打开敷布,折叠后放于患处,上盖防水巾及棉垫。

(3)根据环境温度每 3~5 分钟更换 1 次敷布,1 次持续 15~20 分钟,维持敷布温度。可用热源加热盆内水或及时调换盆内热水,维持水温,若患者感觉过热时可掀起一角散热。

(4)观察患者局部皮肤情况,全身反应,如有异常立即停止热湿敷。

(5)热湿敷结束后,撤去敷布和纱布,擦去凡士林,干毛巾擦干皮肤,撤去一次性橡胶单和治疗巾。

(6)协助患者躺卧舒适,整理好床单位,洗手,记录用热部位,时间,效果,患者反应。

(五)注意事项

(1)若患者热敷部位不禁忌压力,可用热水袋放置在敷布上再盖以大毛巾,以维持温度。

(2)面部热敷者,应间隔 30 分钟后,方可外出,以防感冒。

(3)热湿敷过程中注意局部皮肤变化(如患者皮肤感觉是否温暖,舒适,血液循环是否良好等),防止烫伤。

(4)若热敷部位有伤口,应按无菌技术操作原则进行湿敷,湿敷后外科常规换药。

(5)操作方法轻稳、节力,保护患者安全,注意保护患者床单干燥,无水渍。

(黄 燕)

第四节 采 血

一、一次性定量自动静脉采血器

一次性定量自动静脉采血器用于护理和医疗检测工作,与注射器采血相比较,可预防交叉感染,特别是现有各种已配好试剂的采血管,不仅减少了化验和护理人员配剂加药工作量,而且可避免差错发生。

(一)特点

1.专用性

专供采集静脉血样标本用。血液可直接通过胶管吸入负压储血管内。血液完全与外界隔离,避免了溶血和交叉感染,提高了检测的准确度。

2.多功能

已配备各种抗凝剂、促凝剂,分别适用于各种检验工作。改变了长期以来存在的由于检验、护理人员相关知识不协调,导致试剂成分与剂量不规范,影响检测效果的现状。

3.高效率

一次性定量自动静脉采血器不需人力拉引,不需另配试管、试剂和注射器,可一针多管采取血样标本,还可一针多用,采完血不必拔出针头又可输液,是注射器采血时间的2/3。从而大大减轻了护理、检验人员的劳动强度和患者的痛苦,也不会因反复抽注造成溶血。

(二)系列采血管

1.普通采血管

(1)适应检测项目:①血清电解质钾、钠、氯、钙、磷、镁、铁、铜离子测定。②肝功能、肾功能、总蛋白、A/G 比值、蛋白电泳、血尿素氮、肌酐、尿酸、血脂、葡萄糖、心肌酶、风湿系列等生化测定。③各种血清学、免疫学等项目测定。如补体 C_3、肥达试验、外斐反应及狼疮细胞检查等。

(2)采集方法:在接通双针头后至采血完毕,将储血管平置、送检。

2.3.8%枸橼酸钠抗凝采血管

(1)适用检测项目:魏氏法血细胞沉降率测定专用。

(2)采集方法:在接通双针头后至采血完毕,将储血管轻轻倒摇动 4～5 次,使抗凝剂充分与血液混匀,达到抗凝目的后送检。

3.肝素抗凝采血管

(1)适用检测项目:血流变学测定(采血量≥5 mL),血细胞比容,微量元素检测。

(2)采集方法:接通双针头后至采血完毕,将采血管轻轻抖动 4～5 次,使抗凝剂充分与血液混匀,达到抗凝目的后送检。

注意:本采血管不适合做酶类测定。

4.EDTA(乙二胺四乙酸)抗凝采血管

(1)适用检测项目:温氏法血沉及血细胞比容检查,全血或血浆生化分析,纤维蛋白原测定,各种血细胞计数、分类及形态观察,贫血及溶血,红细胞病理、血红蛋白检查分析。

(2)采集方法同肝素抗凝采血管。

5.草酸钠抗凝采血管

(1)适应检测项目:主要用于凝血现象的检查测定。

(2)采集方法:同肝素抗凝采血管。

(三)使用方法

(1)检查真空试管是否密封,观察试管密封胶塞的顶部是否凹平,如果凸出则说明密封不合格,需更换试管。

(2)按常规扎上止血带,局部皮肤消毒。

(3)取出小包装内双针头,持有柄针头,取下针头保护套,刺入静脉。

(4)见到小胶管内有回血时,立即将另端针头(无须取下针头套)刺入储血管上橡胶塞中心进针处,即自动采血。

(5)待达到采血量时,先拔出静脉上针头,再拔掉橡皮塞上的针头,即采血完毕(如果需多管采血时,不需拔掉静脉上针头,只需将橡胶塞上针头拔出并刺入另一储血管即可)。

(6)如需抗凝血,需将每支储血管轻轻倒摇动 4～5 次,使血液与抗凝剂完全混匀后,平置送检。如不需抗凝血,则不必倒摇动,平置送检即可。

(四)注意事项

(1)包装破损严禁使用。

(2)一次性使用后销毁。

(3)环氧乙烷灭菌,有效期两年。

二、小静脉逆行穿刺

常规静脉取血,进针的方向与血流方向一致,在静脉管腔较大的情况下,取血针的刺入对血流影响不明显。如果穿刺的是小静脉,血流就会被取血穿刺针阻滞,针头部位就没有血流或血流不畅,不容易取出血来。小静脉逆行穿刺采血的关键是逆行穿刺,也就是针头指向远心端,针头迎着血流穿刺,针体阻止血液回流,恰好使针头部位血流充盈,更有利于取血。

(一)操作方法

(1)选择手腕、手背、足腕、足背或身体其他部位充盈好的小静脉。

(2)常规消毒,可以不扎止血带。

(3)根据取血量选用适宜的一次性注射器和针头。

(4)针头指向远心端,逆行穿刺,针头刺入小静脉管腔3~5 mm,固定针管,轻拉针栓即有血液进入针管。

(5)采足需要血量后,拔出针头,消毒棉球按压穿刺部位。

(二)注意事项

(1)尽可能选择充盈好的小静脉。

(2)可通过按压小静脉两端仔细鉴别血液流向。

(3)注射器不能漏气。

(4)固定针管要牢,拉动针栓要轻,动作不可过大。

(5)本方法特别适用于肥胖者及婴幼儿静脉取血。

三、细小静脉直接滴入

在临床护理中,对一些慢性病患者特别是消耗性疾病的患者进行常规静脉抽血采集血标本时,常因针管漏气、小静脉管腔等原因导致标本溶血,抽血不成功。给护理工作带来很大麻烦。而细小静脉直接滴入采血,不仅能减轻患者的痛苦,而且还能为临床提供准确的检验数据。

(一)操作方法

(1)选择手指背静脉、足趾背浅静脉、掌侧指间小静脉。

(2)常规消毒。在所选用的细小静脉旁或上方缓慢进针,见回血后立即用胶布将针栓固定,暂不松开止血带。

(3)去掉与针栓相接的注射器,将试管接于针栓下方约1 cm处,利用止血带的阻力和静脉本身的压力使血液自行缓缓沿试管壁滴入至所需量为止。

(4)为防凝血,可边接边轻轻旋转试管,使抗凝剂和血液充分混匀。

(5)操作完毕,松止血带,迅速拔出针头,用棉签压住穿刺点。

(二)注意事项

(1)选血管时,不要过分拍挤静脉或扎止血带过久,以免造成局部淤血和缺氧,致使血液成分遭破坏而致溶血。

(2)进针深浅度适宜,见回血后不要再进针。

(3)固定头皮针时,动作要轻柔,嘱患者不要活动,以达到滴血通畅。

(4)此方法适用于急慢性白血病、肾病综合征和消化道肿瘤等患者。

四、新生儿后囟采血

在临床护理中,给新生儿特别是早产儿抽血采集血标本时,常因血管细小,管腔内血液含量相对较少而造成操作失败,以致延误诊断和抢救时机,后囟采血法是将新生儿或2～3个月以内未闭合的后囟作为采集血标本的部位,这种方法操作简便,成功率高,安全可靠。

(一)操作方法

(1)穿刺部位在后囟中央点,此处为窦汇,是头颈部较大的静脉腔隙。

(2)患儿右侧卧位,面向操作者,右耳下方稍垫高,助手固定患儿头及肩部。

(3)将后囟毛发剃净,面积为5～8 cm²,2.5%碘伏消毒皮肤,75%乙醇脱碘。用同样的方法消毒操作者左手示指,并在后囟中央点固定皮肤。

(4)右手持注射器,中指固定针栓,针头斜面向上,手及腕部紧靠患儿头(作为固定支点),针头向患儿口鼻方向由后囟中央点垂直刺入进针约0.5 cm,略有落空感后松开左手,试抽注射器活塞见回血,抽取所需血量后拔针,用消毒干棉签按压3～5分钟,不出血即可。

(二)注意事项

(1)严格无菌操作,消毒皮肤范围应广泛,避免细菌进入血液循环及颅内引起感染。

(2)对严重呼吸衰竭,有出血倾向,特别是颅内出血的患儿禁用此方法。

(3)进针时右手及胸部应紧靠患儿头部以固定针头,避免用力过度进针太深而刺伤脑组织。

(4)进针后抽不到回血时,可将针头稍进或稍退,也可将针头退至皮下稍移位后再刺入,切忌针头反复穿刺,以防感染或损伤脑组织。

(5)操作过程中,严密观察患儿面色、呼吸,如有变化立即停止操作。

五、脐带血采集

人类脐带血含有丰富的造血细胞,具有不同于骨髓及外周血的许多特点,这种通常被废弃的血源,可提供相当数量的造血细胞,用于造血细胞移植。脐带血还可提供免疫球蛋白,提高机体免疫力,因而近年来,人脐带血已开始应用于临床并显示出广泛的应用前景。

(一)操作方法

(1)在胎儿着冠前,按无菌操作规程的要求准备好血袋和回输器,同时做好采血的消毒准备。

(2)选择最佳采集时间,在避免胎儿窘迫的前提下,缩短第二产程时间,胎盘剥离之前是理想的采集时机。

(3)胎儿娩出后立即用碘伏、乙醇消毒脐轮端以上脐带约10 cm,然后用两把止血钳夹住脐带,其中一把止血钳用钳带圈套好,距脐轮1 cm处夹住脐带,另一把钳与此相距2 cm,并立即用脐带剪断脐。

(4)迅速选择母体端脐带血管暴起处作为穿刺部位,采血,收集脐带血适量后,再用常规消毒方法严格消毒回输器与血袋连接处,立即封口形成无菌血袋。

(5)采集后留好血交叉标本,立即送检、储存,冷藏温度为-4 ℃,保存期10天。

（二）注意事项

（1）采集的对象应是各项检验和检查指标均在正常范围的产妇。

（2）甲肝、乙肝、丙肝患者不宜采集。羊水Ⅲ度污染及羊水中有胎粪者，脐带被胎粪污染者不采集。早产、胎盘早剥、前置胎盘、孕妇贫血或娩出呼吸窘迫新生儿的产妇不采集。

（3）脐带血的采集，应选择素质好、责任心强、操作技术熟练的护士专人负责，未经培训者不得上岗。

（4）严格把好使用检查关，脐带血收集后，须由检验科鉴定脐带血型。使用时须与受血者做交叉配血试验，血型相同者方可使用。

（肖文婷）

第五节　机械吸痰法

一、目的

清除呼吸道分泌物，保持呼吸道通畅，预防并发症发生。适用于排痰无力、痰液黏稠、意识不清、危重、年老体弱及身体各脏器衰竭者。可通过患者口腔、鼻腔、气管插管或气管切开处进行负压吸引。

二、准备

（一）用物准备

治疗盘外：电动吸引器或中心吸引器（马达、偏心轮、气体过滤器、压力表、安全瓶、贮液瓶），开口器、舌钳、压舌板、电源插座等。

治疗盘内：带盖缸2只（1只盛消毒一次性吸痰管若干根、1只盛有消毒液的盐水瓶），消毒玻璃接管，治疗碗2个（1只内盛无菌生理盐水、1只内盛消毒液用于消毒玻璃接管），弯盘，消毒纱布，无菌弯血管钳1把，消毒镊子1把，棉签1包，液状石蜡，冰硼散等，急救箱1个备用。

（二）患者、护理人员及环境准备

患者取舒适体位，稳定情绪，了解吸痰目的、方法、注意事项及配合要点。护理人员应衣帽整齐，修剪指甲，洗手，戴口罩。环境安静、整洁，光线、温湿度适宜。

三、操作步骤

（1）携用物至病床旁，接通电源，打开开关，调节负压，检查吸引器性能。

（2）检查患者口腔（昏迷患者可借助压舌板及开口器）、鼻腔，有无义齿，如有应先取下活动义齿，患者头部转向一侧，面向操作者。

（3）连接吸痰管，先吸少量生理盐水。用于检查吸痰管是否通畅，并润滑吸痰管前端。

（4）一手反折吸痰管末端，另一手持无菌弯血管钳或无菌镊子夹取吸痰管前端，插入口咽部10～15 cm（过深可触及支气管处，易堵塞呼吸道）后，放松吸痰管末端，先吸口咽部分泌物，再吸气管内分泌物。吸痰时采取上下左右旋转向上提吸痰管的方法，有利于呼吸道分泌物吸出，避免损伤呼吸道黏膜。每次吸引时间少于 15 秒,防止缺氧。

(5)吸痰管拔出后,用生理盐水抽吸。防止分泌物堵塞吸痰管。

(6)观察患者呼吸道是否畅通及面部、呼吸、心率、血压等情况及吸出液的色、质、量。

(7)协助患者擦净面部分泌物,整理床单位,取舒适体位。

(8)处理用物,吸痰管玻璃接头清洁后,放入盛有消毒液的治疗碗中浸泡,或清洁后,置低温消毒箱内消毒备用。

(9)洗手,观察并记录治疗效果与反应。

四、注意事项

(1)严格无菌操作,吸痰管应即吸即弃。

(2)吸痰动作应轻柔,以防呼吸道黏膜损伤。

(3)痰液黏稠者可配合叩击、雾化吸入,提高治疗效果。

(4)储液瓶内的液体不得超过 2/3。

(5)每次吸痰时间不超过 15 秒,以免缺氧。

(6)两次吸痰间隔不少于 30 分钟。

(7)气管隆嵴处不宜反复刺激,避免引起咳嗽反射。

(张士红)

第六节　雾　化　吸　入

一、操作目的

(1)用于止咳平喘,帮助患者解除支气管痉挛。

(2)改善肺通气功能。

(3)湿化气道。

(4)预防和控制呼吸道感染。

二、操作流程

(一)评估

(1)患者的心理状态,合作程度。

(2)对氧气雾化吸入法的认识。

(3)环境整齐、安静,用氧安全的认识。

(二)准备

(1)按需备齐用物,根据医嘱备药。

(2)环境:四防(火、油、热、震)。

(3)查对、解释。

(三)步骤

(1)取坐位、半坐卧位。

(2)将氧气雾化吸入器与氧气连接,调节氧气流量(8～10 L/min),检查出雾情况。

(3)协助患者将喷气管含入口中并嘱其紧闭双唇做深慢呼吸。

(四)处理

(1)吸毕,取下雾化器,关闭氧气开关,擦净面部,询问感觉,采取舒适卧位。

(2)观察记录:雾化吸入的情况。

(3)用物:妥善清理,归原位。

三、操作关键环节提示

(1)每次雾化吸入时间不应超过20分钟,如用液体过多应计入液体总入量内。若盲目用量过大有引起肺水肿或水中毒的可能。

(2)有增加呼吸道阻力的可能。当雾化吸入完几小时后,呼吸困难反而加重,除警惕肺水肿外,还可能是由于气道分泌物液化膨胀阻塞加重的原因。

(3)预防呼吸道再感染。由于雾滴可带细菌入肺泡,故有可能继发革兰阴性杆菌感染,不但要加强口、鼻、咽的卫生护理,还要注意雾化器、室内空气和各种医疗器械的消毒。

(4)长期雾化吸入治疗的患者,所用雾化量必须适中。如果湿化过度,可致痰液增多,对危重患者神志不清或咳嗽反射减弱时,常可因痰不能及时咳出而使病情恶化甚至死亡。如果湿化不够,则很难达到治疗目的。

(5)注意防止药物吸收后引起的不良反应或毒性作用。

(6)过多长期使用生理盐水雾化吸入,会因过多的钠吸收而诱发或加重心力衰竭。

(7)雾化器应垂直拿,用面罩罩住口鼻或用口含嘴,在吸入的同时应做深吸气,使药液充分到达支气管和肺内。

(8)氧流量调至4～5 L/min,请不要擅自调节氧流量,禁止在有氧环境附近吸烟或燃明火。

(9)雾化前半小时尽量不进食,避免雾化吸入过程中气雾刺激,引起呕吐。

(10)每次雾化完后要及时洗脸或用湿毛巾抹干净口鼻部留下的雾珠,防止残留雾滴刺激口鼻皮肤,以免引起皮肤过敏或受损。

(11)每次雾化结束协助患者饮水或漱口,防止口腔黏膜二重感染。

(明　娇)

第七节　床上擦浴

皮肤覆盖于人体表面,是身体最大的器官。完整的皮肤还具有保护机体、调节体温、吸收、分泌、排泄及感觉等功能,是抵御外界有害物质入侵的第一道屏障。皮肤的新陈代谢迅速,其代谢产物如皮脂、汗液及表皮碎屑等能与外界细菌及尘埃结合成污垢,黏附于皮肤表面,如不及时清除,可刺激皮肤,降低皮肤的抵抗力,以致破坏其屏障作用,成为细菌入侵的门户,造成各种感染。因此,皮肤的清洁与护理有助于维持机体的完整性,给机体带来舒适感,可预防感染发生,防止压疮及其他并发症。

一、目的

去除皮肤污垢,消除令人不快的身体异味,保持皮肤清洁,促进患者机体放松,增进患者舒适及活动度,防止肌肉挛缩和关节僵硬等并发症,刺激皮肤血液循环,增加皮肤排泄功能,防御皮肤感染和压疮的发生。适用于病情较重、长期卧床或使用石膏、牵引、卧床、生活不能自理及无法自行沐浴的患者。

二、准备

(一)物品准备

治疗盘内:浴巾、毛巾各 2 条、沐浴液或浴皂、小剪刀、梳子、50％乙醇、护肤用品(爽身粉、润肤剂)、一次性油布 1 条、手套。

治疗盘外:面盆 2 个,水桶 2 个(1 桶内盛 50～52 ℃的温水,并按年龄、季节和生活习惯调节水温;另 1 桶接盛污水用)、清洁衣裤和被服、另备便盆、便盆巾和屏风。

(二)患者、操作人员及环境准备

患者了解床上擦浴目的、方法、注意事项及配合要点,根据需要协助患者使用便器排便,避免温水擦洗中引起患者的排尿和排便反射,调整情绪,指导或协助患者取舒适体位。操作人员应衣帽整齐,修剪指甲,洗手,戴口罩。环境安静、整洁,关闭门窗,室温控制在 22～26 ℃,必要时备屏风。

三、评估

(1)评估病情、治疗情况、意识、心理状态、卫生习惯及合作度。

(2)患者皮肤情况,有无感染、破损及并发症、肢体活动度、自理能力。

(3)向患者解释床上擦浴的目的、方法、注意事项及配合要点。

四、操作步骤

(1)根据医嘱,确认患者,了解病情。

(2)向患者解释说明目的、过程及方法。解除患者紧张情绪,使患者有安全感,取得合作。

(3)拉布幔或屏风遮挡患者,预防受凉并保护患者隐私,使患者身心放松。

(4)面盆内倒入 50～52 ℃温水约 2/3 处或根据患者的习性调节水温。

(5)根据病情摇平床头及床尾支架,松开床尾盖被,放平靠近操作者的床挡,将患者身体移向床沿,尽量靠近操作者,确保患者舒适,利用人体力学的原理,减少操作过程中机体的伸展和肌肉紧张及疲劳度。

(6)戴手套,托起头颈部,将浴巾铺在枕头上,另一浴巾放在患者胸前(每擦一处均应在其下面铺浴巾,保护床单位,并用浴毯遮盖好擦洗周围的暴露部位),防止枕头和被褥弄湿。

(7)毛巾放入温水中浸透,拧至半干叠成手套状,包在操作者手上,用毛巾不同面,先擦患者眼部按由内眦到外眦依次擦干眼部,再用较干的毛巾擦洗一遍。毛巾折叠能提高擦洗效果,同时保持毛巾的温度。

(8)操作者一手轻轻固定患者头部,用洗面乳或香皂(根据患者习惯选择)依次擦洗患者额部、鼻翼、颊部、耳郭、耳后直至颌下、颈部,再用清水擦洗,然后再用较干毛巾擦洗一遍。褶皱部应重复擦洗如颌下、颈部位、耳郭、耳后。

(9)协助患者脱下上衣,置治疗车下层。按先近侧后对侧,先擦洗双上肢(上肢由远心端向近侧擦洗,避免静脉回流),再擦洗胸腹部顺序(腹部以脐为中心,从右向左顺结肠走向擦洗,乳房处环形擦洗)。先用涂浴皂的湿毛巾擦洗,再用湿毛巾擦净皂液,清洗拧干毛巾后再擦洗,最后用大浴巾边按摩边擦干。根据需要随时调节更换水温。擦洗过程中注意观察患者病情及皮肤情况,患者出现寒战、面色苍白时,应立即停止擦洗,给予适当处理。

(10)协助患者侧卧,背向操作者,浴巾一底一盖置患者擦洗部位及暴露部位,依次进行擦洗后颈、背、臀部。背部及受压部位可用50%乙醇做皮肤按摩,促进血液循环,防止并发症发生。根据季节扑爽身粉。

(11)协助患者更换清洁上衣,一般先穿远侧上肢,再穿近侧、患侧,再穿健侧,可减少关节活动,避免引起患者疼痛不适。及时用棉被盖好胸、腹部,避免受凉。

(12)更换水、盆、毛巾,擦洗患者下肢、足部背侧,患者平卧,脱下裤子后侧卧,脱下衣物放置于治疗车下层,将浴巾纵向垫在下肢,浴巾盖于会阴部及下肢前侧,依次从踝部向膝关节、大腿背侧顺序擦洗。

(13)协助患者平卧,擦洗两下肢、膝关节处、大腿前侧部位。

(14)更换温水、盆、毛巾,擦洗会阴部、肛门处(注意肛门部皮肤的褶皱处擦洗干净,避免分泌物滞留,细菌滋生),撤去浴巾,为患者换上干净裤子。

(15)更换温水、盆、毛巾,协助患者移向近侧床边,盆移置足下,盆下铺一次性油布或将盆放于床旁椅上,托起患者小腿部屈膝,将患者双脚同时或先后浸泡于盆内,浸泡片刻软化角质层,洗净双足,擦干足部。

(16)根据需要修剪指甲,足部干裂者涂护肤品,防止足部干燥和粗糙。

(17)为患者梳头,维护患者个人形象,整理床单位,必要时更换床单。

(18)协助患者取舒适体位后,开窗换气。

(19)整理用物,进行清洁消毒处理,避免致病菌的传播。

(20)洗手、记录。

五、注意事项

(1)按擦浴顺序、步骤和方法进行。

(2)擦洗眼部时,尽量避免浴皂,防止对眼部刺激。

(3)操作过程中注意观察患者的病情变化,保持与患者沟通,询问患者感受。

(4)擦洗动作要轻柔、利索,尽量注意少搬动、少暴露患者,注意保暖。

(5)擦洗时注意褶皱处如颌下、颈部、耳郭、耳后、腋窝、指间、乳房下褶皱处、脐部、腹股沟、肛周等要擦洗干净。

(6)肢体有损伤者,应先脱健侧衣裤后脱患侧,穿时应先穿患侧后穿健侧,避免患者关节的过度活动,引起疼痛和损伤。

六、压疮的预防及护理

压疮是身体局部组织长期受压,血液循环障碍,局部组织持续缺血、缺氧、营养缺乏引起的组织破损和坏死。压疮可造成从表皮到皮下组织、肌肉,以致引起骨骼和骨关节的破坏,严重者可继发感染,引起败血症导致死亡。因此,护理人员要注意对患者进行压疮危险因素的评估,特别是对高危险人群要早预防、早发现、早治疗。适当的活动是预防压疮的最佳途径。

(一)压疮的预防

1.避免局部组织长期受压

经常翻身是卧床患者最简单而有效地解除压力的方法。对能自行翻身的患者,应鼓励和定时督促或协助翻身。当患者不能自主活动时如昏迷、瘫痪患者,自主活动受到很大限制的患者,如高龄、体衰、多发伤患者及有感觉障碍时,自主进行活动受限,导致个人自理能力下降,使受压部位破溃的可能性明显增加。通常昏迷、脊髓受伤或糖尿病患者是压疮发生的潜在因素,应做到定时翻身,翻身时必须使患者保持处于稳定平衡的姿势,防止患者倾倒造成摔伤、扭伤及呼吸不畅等。意识的改变及感觉障碍患者:体位变换时的不当体位,造成关节处、骨突隆起处如股骨的大转子结节,更突出于体表,可使骨突起部位承受更多的压力,产生骨突起部位严重的血液循环障碍。所以患者取侧卧位时,应屈髋屈膝,两腿前后分开,身体下面的臂向前略伸,身体上面的臂前伸与腋呈 30°,增大受压面积的同时,使患者身体下半身处于髂前上棘与股骨大转子及下腿膝外侧所形成的三角平面内,防止体重集中压迫到髂前上棘一个点,保持身体稳定平衡,防止压疮发生。翻身间隔时间,可根据病情及受压部位皮肤状况而定,至少每 2 个小时翻身 1 次,必要时每 30 分钟到 1 小时 1 次。并建立床头翻身卡,记录翻身时间、患者的体位及皮肤情况。翻身后应采取软枕予以支撑,极度衰弱和肢体瘫痪的患者,可使用肢体架或其他设备架空骨突出部,支持身体空隙处,防止对肢体压迫造成伤害。

2.避免摩擦力和剪切力

在协助患者翻身、更换床单、衣服及搬动患者时,要注意患者身体各个部分的位置,要抬起患者的身体,尤其是臀部要抬高,禁止拖、拉、拽等损伤皮肤。可以用吊架或提床单式的方式使患者变换体位,皮肤与床单之间不发生皮肤摩擦。需在床上解决大小便患者,使用便盆时应把患者臀部抬高,不可硬塞、硬拉,在便盆上垫软纸或布垫。患者取头高或取半卧位时,床头抬高<30°防止患者身体下滑,产生剪切力和骶部受压,同时在骶尾部垫棉垫圈,使骶尾部处于悬空,借助臀部丰富的皮下脂肪代替骶骨承担身体体重。

3.病情危重者

病情危重者及其他原因不宜翻身时,局部可用环形棉垫、海绵垫、枕头、高分子人工脂肪垫等,缓解骨隆突处压力。如压点移动性气垫,就是利用黑白充气囊交替膨胀与收缩,以此来移动压迫点分散体压。此外还有灌水垫、电动式气垫等,气垫床褥通过床垫气囊中的不同气流压力来分散患者身体受压部位,同时在身体空隙处垫海绵垫及软枕,增加受压面积,均能起到分散压力的效应。但都不能完全依赖用具,仍要强调定时翻身,预防受压。同时对局部受压部位做按摩,对已压红部位禁止按摩,按摩反而会加重皮肤的损伤。其方法:用 50%乙醇或 50%红花乙醇,涂抹患处,用手掌大小鱼肌处贴紧患处,均匀按向心方向,由轻到重,再由重到轻,按摩 5 分钟左右,加快血液循环,有效预防压疮。

4.保护组织避免不良刺激

皮肤经常受到潮湿或排泄物刺激,皮肤表皮保护能力下降,局部剪切力和摩擦力增大,因此增加受压组织发生压疮的概率。老年人皮肤褶皱多,加之汗液、大小便失禁导致皮肤软化,应特别注意防止擦伤、撕裂。保持患者皮肤和床单位清洁、干燥、平整、无皱,直接接触的内衣要柔软,帮患者翻身要用力抬起,不能拖、推,以免擦伤。另外每天用温水擦浴、擦背或用温热毛巾敷于受压部位,勤洗浴、勤换衣裤,保持皮肤干燥、光滑。皮肤褶皱处扑上一层薄的爽身粉,以减少摩擦力并吸收潮湿。动作要轻柔,防止损伤皮肤。注意不可让患者直接卧于橡胶单或塑料布上,局部皮肤可涂凡士林软膏以保护、润滑皮肤(禁止在溃疡的皮肤上涂抹),经常检查受压部位。

5.补充营养增加机体修复机制

蛋白质是机体组织修复所必需的物质,维生素 C 及锌在伤口愈合中起着很重要的作用。高蛋白、高热量、高维生素、富含钙锌的膳食,能保证机体供给,确保正氮平衡,加速疮面愈合。营养供给方式多样,可根据患者病情选择。

(二)压疮的护理

1.控制感染,预防败血症

减少或去除伤口不能愈合的局部性因素,高蛋白、高热量、高维生素、富含钙锌的膳食,纠正低蛋白血症,保障疮面愈合。

2.淤血红润期

为压疮的初期,受压部位出现短暂性血液循环障碍,组织缺氧,局部充血,皮肤出现红、肿、热、麻木或有触痛。压力持续 30 分钟后,皮肤颜色不能恢复正常,若能及时处理,短时间内能自愈,加热可使细胞新陈代谢增加,反而使组织缺氧,促使损伤加重,因而此期不主张局部热疗。增加患者翻身次数,避免局部过度受压,改善局部血液循环(紫外线、红外线照射等);避免摩擦、潮湿及排泄物不良刺激的危险因素,阻止压疮继续发展,主要的护理措施:保持床单位干净、平整、无皱、无屑;保持良好体位,避免摩擦力和剪切力;加强营养摄入提高机体的抵抗能力。

3.炎性浸润期

损伤延伸到真皮层及皮下组织,由于红肿部位继续受压,血液循环得不到改善,静脉血回流受阻,受压局部表面静脉淤血,呈紫红色,皮下产生硬结,皮肤水肿而变薄,表皮有水疱形成。此时皮肤易破溃,患者有疼痛感,硬结明显。若不采取积极措施,压疮则继续发展。若能及时解除受压,改善血液循环,清洁疮面,仍可以防止压疮进一步发展。保护疮面皮肤,预防疮面感染。除继续加强以上措施,对于有水疱的部位,加强水疱的护理,未破的小水疱要避免摩擦,防止破裂感染,使其自行吸收。水疱较大或吸收较慢时,可在无菌情况下,用无菌注射器抽出水疱内的液体(保护水疱表皮完整性),消毒穿刺部位及周围,然后用无菌敷料覆盖并稍加压进行包扎,防止水疱渗液及感染。此期可继续用紫外线、红外线照射法(紫外线照射,有消炎和干燥作用,对各类细菌感染疮面均有较好的杀菌效果;红外线照射,有消炎、促进血液循环、增强细胞功能等作用,同时可使疮面干燥,减少渗出,有利于组织的再生和修复),遵医嘱每天或隔天照射 1 次,每次 15～20 分钟。

4.浅度溃疡期

此期全层皮肤破坏,可深及皮下组织和深层组织。表皮水疱逐渐扩散扩大,水疱破溃后,可显露潮湿红润的疮面,有黄色渗出液流出,感染后表面有脓液覆盖,致使浅层组织坏死,溃疡形成,患者疼痛加剧。此期主要清洁疮面,去除坏死组织和促进肉芽组织生长,促使疮面愈合。护理原则是清创要彻底,直至出现渗血的新鲜疮面。可使用透明膜、水胶体、水凝胶等敷料覆盖疮面,此类保湿敷料及伤口覆盖膜可使伤口保持湿润,有利于坏死组织和纤维蛋白的溶解,并能保持、促进多种生物因子的活性;有利于细胞增殖分化和移行,加速肉芽组织的形成;还可避免敷料与新生肉芽组织粘连,更换敷料时造成再次机械性损伤,为疮面愈合提供适宜的环境。此期需要特别重视疮面的保护,避免疮面继续受压,应尽量保持局部清洁、干燥。可用鹅颈灯距疮面25 cm处照射疮面,每天1~2次,每次10~15分钟,照射后以外科换药法处理疮面。还可采用新鲜的鸡蛋内膜、纤维蛋白膜、骨胶原膜等贴于疮面。因为此类内膜还有一种溶菌酶,能分解异种生物的细胞壁,杀死细菌,可视为消炎、杀菌剂。同时内膜含有蛋白质,能在疮面表层形成无色薄膜覆盖疮面,防止污染和刺激,减轻疼痛,促进炎症局限化,具有明显的收敛作用。

5.坏死溃疡期

此期是压疮的严重期。坏死组织侵入全层皮肤、肌肉、骨骼及韧带,感染可向周边及深部扩展,可深达骨面,时有窦管形成。坏死组织发黑,脓性分泌物增多,有臭味。严重者若细菌及毒素侵入血液循环可引起败血症及脓毒血症,造成全身感染,甚至危及生命。此护理原则是去除坏死组织,清洁疮面、促进肉芽组织生长,保持引流通畅,促进愈合。可采用清热解毒、活血化瘀、去腐生肌收敛的中成药,如中药生肌膏散、烧烫宁喷雾剂等有促进局部疮面血液循环,促进健康组织生长的作用。如疮面有感染时,先用生理盐水或0.02%呋喃西林溶液清洗疮面,亦可采用甲硝唑湿敷或用生理盐水清理疮面,再涂以磺胺嘧啶银粉或选择使用湿润烧伤膏、生肌散等,也可用密闭性、亲水性、自黏性的新型系列敷料。对渗出性伤口可用高度吸收敷料,并保持敷料的密闭性,可促进自溶性清创。焦痂的伤口可用含水胶体、水凝胶和藻酸盐类敷料,有助于腐肉的去除。对于溃疡较深、引流不畅者,应用3%过氧化氢溶液冲洗,以抑制厌氧菌生长,再用非粘连性敷料填塞或水凝胶类敷料对伤口的腔道进行填充,可防止在伤口愈合前窦道的开口闭合。亦可采用空气隔绝后局部持续吸氧法治疗压疮,方法是用塑料袋罩住疮面并固定四周通过小孔向袋内吹氧,氧流量为5~6 L/min,每天2次,每次15分钟。治疗完毕,疮面用无菌敷料覆盖或暴露均可。其原理是利用纯氧抑制疮面厌氧菌生长,提高疮面组织供氧,改善局部组织有氧代谢,并利用氧气流干燥疮面,促进结痂,有利于愈合。对长期保守治疗不愈合、创面肉芽老化、创缘有瘢痕组织形成,且合并有骨、关节感染或深部窦道形成者,应考虑进行减张肌皮瓣术、植皮等手术治疗。

(刘玉琴)

第三章　医院感染护理

第一节　医院感染的危险因素

医院感染的危险因素与医院感染发病率呈正相关,危险因素越多,医院感染发病率就越高。医院感染的危险因素主要有宿主方面的因素、现代诊疗技术和侵入性检查方面的因素、直接损害免疫系统的因素(如放射治疗和化学治疗)及其他因素。分析医院感染的危险因素,确定高危人群,为制订医院感染监控措施提供依据。引起医院感染的因素有很多,我们应通过调查与监测,发现引起医院感染的主要危险因素,并采取有针对性的措施,以提高医院感染预防与控制的效果。

一、主要危险因素

(一)宿主方面的因素

1.年龄因素

主要是老年人和婴幼儿,尤其是早产儿和低体重新生儿。

(1)老年人是医院感染易感人群。老年人随着年龄的增长,各种器官功能衰退,生理防御功能及机体的免疫功能降低,各种慢性疾病不易彻底治愈,易于发生医院感染,出现医院感染后临床表现多不典型,而且易与原发病、慢性疾病互相混淆或被其表现所掩盖。老年患者在入院时大多数患有多种严重疾病,如果同时伴有营养不良、意识丧失等,医院感染的可能性就更高。

据相关研究,王江桥等对 2 406 例老年病医院感染流行病学调查显示,老年患者医院感染率为6.32%,比医院内科系统同期非老年患者感染率 2.7%明显增高。研究表明,医院感染严重影响老年患者原发病的治愈率,延长老年患者的住院时间,增加医疗资源的消耗及患者和家属的身心痛苦。有人调查 65 岁以上老年患者与 20~50 岁年轻组的院内肺炎发病情况,发现老年患者院内肺炎感染率是年轻患者的 2 倍。另外,60 岁以上的患者比 1~4 岁的患者切口感染率高6 倍。对老年住院患者医院感染危害的认识,应积极治疗原发病,改善器官功能紊乱状态,增强机体抵抗力,尽量缩短住院时间,减少医院感染率。

老年患者发生医院感染的特点:肺炎是最常见的感染类型,死亡率很高。尿道感染、呼吸道感染及血流感染在老年患者中有显著增加的趋势。老年患者病后的临床表现常不典型,如有肺部感染时咳嗽咳痰症状可能不突出,发热体温升高不明显,白细胞计数增高也不明显,易误诊。

痰培养出细菌种类很多,常发生菌群失调、混合细菌感染与念珠菌感染,以及发生动态变化与多部位感染。如果不做动态检测就难以了解真实病情。

(2)婴幼儿、早产儿及低体重新生儿是医院感染的高危人群。婴幼儿、新生儿免疫系统发育不成熟,易于发生感染,早产儿免疫功能更差,而且出生体质量越低,医院感染发病率越高。研究报道,新生儿医院感染与出生胎龄、出生体质量呈负相关,即胎龄越小、出生体质量越低,医院感染发病率越高。

2.基础疾病

造成机体抵抗力下降的原发病或基础疾病包括恶性肿瘤、各种造血系统疾病、糖尿病、肝病、慢性阻塞性肺疾病、慢性肾病等。基础疾病或原疾病是发生医院感染的危险因素,与医院感染密切相关。

恶性肿瘤患者的医院感染对肿瘤患者是一个很大的威胁。通过对 589 例住院恶性肿瘤患者医院感染流行病学调查,69 例发生医院感染,感染率为 11.71%,高于同期全院的平均医院感染率(4.98%)。恶性肿瘤患者易并发感染主要是由于肿瘤的浸润和反复的抗肿瘤治疗,所采用的手术、化学治疗、放射治疗及动脉插管药物灌注等方法的应用,会引起白细胞和中性粒细胞平低下,机体全身或局部免疫防御功能遭受到很大破坏,特别是细胞免疫功能很差,以及临床抗菌药物的不合理应用等因素。

内分泌与代谢病患者易发生感染与菌群失调,如糖尿病与慢性肾上腺皮质功能减低者;结缔组织疾病(如系统性红斑狼疮等)患者有异常的自身免疫反应,患者常用肾上腺皮质激素长期治疗,易发生感染。患血液系统疾病如白血病、恶性组织细胞增多疾病者同样也容易感染。据报道血液病患者医院感染率为 34.9%,例次感染率为 37.25%。肝硬化患者并发院内感染率为 15.36%。医护人员应针对疾病特点,采取相应防治措施,加强监护,积极治疗原发病,尽量缩短住院时间,合理应用抗菌药物,以有效预防和控制医院感染的发生。

3.意识状态

昏迷或半昏迷患者易发生误吸而引起吸入性肺炎。昏迷患者的鼻饲也是引起感染的原因。

(二)直接损害免疫系统的因素

一些免疫抑制剂如肾上腺皮质激素、放射治疗、化学治疗等损害免疫功能的各种细胞毒药物在临床应用广泛,对治疗急危重症、结缔组织疾病及过敏性疾病起到了重要作用,但应用不当或时间过长则易引起不良反应。激素的应用掩盖了潜在性感染,改变了宿主的防御状态,抑制了免疫系统功能,增加机体对病原微生物易感性。器官移植技术等现代医疗技术的应用过程中,有些患者必须使用免疫抑制剂;恶性肿瘤患者通过放射治疗、抗肿瘤化学治疗和肾上腺皮质激素的应用,也抑制了患者的免疫功能,特别是长期应用免疫抑制剂可以引起某些条件致病菌,甚至少见的条件致病菌感染。7% 的患者在住院的某段时间接受类固醇或其他免疫抑制剂治疗,患医院感染的可能性是非接受者的 2.6 倍,这些患者患菌血症的危险增加 10.3 倍,患肺炎的危险增加 5.3 倍,外科伤口感染危险增加 3 倍,尿道感染危险增加 2.7 倍。

随着化学治疗药物及免疫抑制剂的广泛应用,恶性肿瘤患者的生存期已有明显延长,但院内感染也日趋增高。化学治疗、放射治疗、肿瘤转移是恶性肿瘤患者医院感染的重要危险因素。化学治疗能引起骨髓抑制、白细胞计数减少,尤其是老年患者化学治疗后骨髓抑制期长,白细胞计数下降幅度大、持续减少时间长。有关资料报道有调查显示,单纯化学治疗者,感染发生率为 49.1%,单纯放射治疗者感染发生率为 65.6%;放射治疗+化学治疗者为 84.6%。放射治疗+化学治疗者感染率最高,这与放射治疗患者与照射的面积过大,胸部照射和多处照射有密切的关系,而且化学治疗或放射治疗可造成骨髓抑制、白细胞计数减少,损伤呼吸道及消化道黏膜屏障引起感染,同时治疗周期长可导致患者抵抗力明显减弱,使一些条件致病菌引起感染。故对患者应适量减少放射治疗和化学治疗剂量,并适当应用免疫增强剂。

(三)侵袭性操作因素

侵入性诊疗操作包括各种插管、导管、引流管的增加,内镜检查等各种诊疗技术的增多与应用频繁,以及微创外科手术在临床上的广泛应用,破坏皮肤黏膜屏障,给病原体的入侵提供了机会。另外各种监护仪、导管、插管、内镜等,均须插入体内,使用后有的难以清洗、消毒和灭菌,使医院感染率增高。例如,英国、日本、美国等报道肾透析患者 HBsAg 阳性率为 13.3%~88.9%。增加了患者发生医院感染的危险性。

1.留置导尿管

这是引起泌尿道感染的直接原因。国外医院感染中泌尿道感染占首位的原因,经调查发现与留置导尿管有直接关系。英国资料报道,泌尿系统感染是住院期间获得感染最多的一种,这种感染患者 41% 有导尿史;日本广岛大学医学院附院报道 561 例医院感染中 83% 是尿路感染,其中 93% 是因为导尿管留置引起。使用导尿管可引起尿道感染和菌血症。不导尿的患者尿道感染率为 1.4%,非留置导尿管的患者尿道感染率为 3.1%,留置导尿管的患者尿道感染率为 9.9%,且随留置导尿管的天数呈直线增加。导尿患者菌血症的发生率是非导尿患者的 5.8 倍,其危险性也随留置导尿管的天数而增加。

导尿管留置体内为感染创造了条件,导尿管上可黏附细菌。上皮细胞分泌多糖蛋白与尿盐共同形成导尿管表面的生物膜,以保护细菌免受尿液冲洗,并阻碍抗菌药物对细菌的作用。改进插管技术、控制使用留置导尿管,泌尿道感染的发生率下降。留置导尿管是一种侵入性治疗,不仅可造成尿道、膀胱黏膜损伤,也为细菌的逆行感染打开了门户。据报道短期导尿患者导尿管伴随性尿路感染的发生率每天以 8%~10% 的速度递增,长期导尿患者几乎 100% 发生菌尿。牛凤梅等对 108 例留置导尿管患者进行了分析,65 例发生了尿路感染,感染率为 60.1%,其中留管时间>7 天者 25 例,24 例发生尿路感染,占 96%。该次调查还发现留置导尿管期间有 87.9% 的患者使用抗菌药物预防感染,但是感染率仍高达 60.19%。Warren 等认为,抗菌药物应用不能阻止菌尿的发生,长期留置导尿管的患者,全身应用抗菌药物发生导管相关性尿路感染仍然难以避免。由此可见导尿术、留置导尿管的持续时间、不合理的抗菌药物使用是引发医院内泌尿系统感染的危险因素。

2.气管插管或气管切开、人工机械通气

气管插管或气管切开及机械通气已广泛应用于临床,与气管切开有关的并发症,如吸入性肺炎、导管阻塞、导管误入一侧总支气管、导管脱出、气管黏膜溃疡、皮下纵隔气肿等,不但影响治疗效果,而且有些并发症很严重,可危及生命。据报道,施行气管切开术者,发生院内感染的感染率为 57.89%。由于气管切开或气管插管可造成气管黏膜损伤,使气管抵御侵入细菌的能力下降。气管插管或气管切开直接影响下呼吸道的湿化功能,破坏黏液毯,使纤毛运动受影响,大大增加了发生感染的机会。

近年来,随着重症呼吸监护技术和机械通气技术的迅速展,机械通气患者明显增加。呼吸相关性肺炎(VAP)是机械通气过程中常见的并发症之一,易造成病情反复,上机时间延长和撤机困难,其发病率 9%~70%,病死率可达 50%~69%。应用呼吸机的患者,心、胸外科手术患者或全身麻醉患者机械通气时因人工气道的建立破坏了呼吸道的正常防御屏障,使口腔及咽部的定植菌、气管导管气囊周围分泌物滞留及下移,侵入下呼吸道,尤其不利于痰液排出,以及留置胃管导致胃内阴性杆菌生长,细菌通过胃的逆蠕动顺着胃管反流进呼吸道,易发生肺部感染。此外呼吸机管路污染、插管或抽吸时可能造成气管黏膜的损伤、医护人员无菌操作不严格、接触患者前后未认真执行手卫生,以及长期应用或不恰当应用抗生素、机械通气时间过长等都是 VAP 发生的危险因素。

3.静脉导管

中心静脉插管作为一种介入性的诊断与治疗措施已广泛应用于危重医学临床。夏荣等对实施中心静脉插管的 127 例进行调查,发生血流感染 22 例(30 例次),同期住院患者 652 例,占 3.37%。调查表明,插管后对患者的防御屏障造成了损伤,有助于微生物的直接入侵,从而促使感染的发生;另外,机体抵抗力低下、加上广谱抗菌药物的长期使用、留置导管时间过长、插管部位和护理不当等是发生感染的高危因素。

血管内插管是医院感染的常见原因,插管时间长、多部位插管等因素增加医院感染的发生率。与静脉插管有关的静脉炎发生率为 2.3%,菌血症发生率为 0.08%。据相关报道,静脉插管超过 48 小时,真菌败血症的发生率为 1%。静脉导管留置时间较久、输入高营养液等可以引起表皮葡萄球菌与假丝酵母等的定植与局部感染或败血症。烧伤患者用硅胶管深部静脉插管5天后拔管时,其末端可培养出白色念珠菌。

4.现代诊疗技术方面因素

(1)放射治疗:随着科学的发展,尤其应用计算机技术以后,放射治疗在临床上的应用也较广。放射治疗的目标是针对肿瘤的,但同时也会破坏机体的正常组织。因为恶性肿瘤与正常组织在解剖位置上并不易严格区分开。放射线损害了肿瘤组织及正常组织,也损害了机体的防御功能和免疫系统功能,表现在血常规的改变和免疫功能指标的下降。而且这些表现不仅出现在放射治疗期间,还出现在放射治疗后相当一段时间内。

(2)化学治疗:抗癌药物,包括烷化剂类、抗代谢类、抗肿瘤抗菌药物,以及其他类抗肿瘤药物都是细胞毒类药物,主要作用机制是作用于分裂迅速的细胞,包括肿瘤细胞和正常细胞,因而出现各种不良反应,直接损害和破坏了免疫系统和其他脏器的功能。

(3)器官移植:器官移植的开展使一些处于死亡边缘的患者获得新生,为医学一大进步。但是由于此种手术影响机体防御机制,手术难度大,手术时间和住院时间长,医院感染的危险性极高。

器官移植中以同种异体肾移植开展较多。感染是肾移植最常见的并发症,也是造成手术失败、患者死亡的主要原因。肾移植受者术前即有严重肾功能不全、贫血、凝血障碍、低蛋白血症等导致免疫功能低下的基础病变,手术中组织破坏严重,使用各种诊疗性插管和引流管多,术后应用大量免疫抑制剂,都是医院感染的危险因素。肾移植术后可发生尿路感染与肺部感染,远期可有巨细胞病毒感染与卡氏肺孢子虫感染等。国外某大学医院肾移植 224 例患者中约 35% 发生尿路感染。美国 Staoford 报道心肌移植 121 例患者中,其中 56% 发生 1～2 种感染,其他如骨髓移植感染率也高得惊人。

实体器官移植使受者生存期延长,生活质量提高,但在免疫排异问题解决后,移植后感染已成为导致患者死亡的重要因素。所有移植受者中发生感染的比例很高,但感染类型、严重性和病死率差别很大。肾移植组中患者感染率最低(0.98%),无一例死于感染;接受心肺联合移植者感染发生率最高(3.19%),其感染相关的病死率也最高(45%)。菌血症的发生率可作为严重感染的指标,在肝移植组最高,最常见的病原菌源于腹部和胆道。据报道肝移植受者中大部分严重感染源自腹腔内细菌或真菌感染,发生率为35%～70%。其中约半数患者的感染发生在移植术后的2周内,这与术前大量腹水、肾功能异常、术后呼吸机使用时间、气管切开、留置胃管时间、肺水肿、纤维支气管镜检查或治疗有关。

(4)血液透析:随着血液透析技术的广泛应用,血液透析患者并发感染已成为血液透析患者住院的主要原因之一,是医院感染的高危人群。张兰等对207例血液透析患者调查显示,其中64例患者发生感染,感染率为30.9%。这与血液透析后患者体液免疫和细胞免疫功能低下、贫血、营养不良及各种侵入性操作有关。

(四)抗感染药物的影响

在预防和控制医院感染的临床实践活动中,尤其在研究医院感染的危险因素中,各种抗菌药物和合成抗菌药物是治疗和预防各种感染性疾病的重要武器。随着高效广谱抗菌药物的广泛应用,很多感染得到有力的控制,在一定条件下,抗菌药物起着十分重要的作用,是控制医院感染的保护因素。但是相反,如果使用不合理,在某些条件下也会转换成危险因素。

目前滥用抗菌药物的现象比较普遍。特别是广谱抗菌药物的大剂量、长期应用或盲目的联合应用,杀死或抑制敏感的病原菌,同时又杀死或抑制了正常菌群,破坏了宿主微生态的平衡,引起菌群失调和二重感染,使感染复杂化而更难治疗,滥用抗感染药物造成正常微生物失衡,引起菌群失调和二重感染;多重耐药菌的产生,增加了患者内源性感染和真菌感染的概率。

普遍存在抗菌药物使用不当的主要方面有:①使用无指征。②用量大。③疗程长。④种类繁多。⑤联合用药,甚至个别患者一次使用抗菌药物达到三联或四联。⑥忽视病原菌的培养和药物敏感试验。⑦使用起点高,一开始使用就选用抗菌谱较广的第三代头孢类抗菌药物等。

针对这些现象我们应制订切实可行的措施,如严格掌握适应证,降低抗菌药物的使用率,严格控制第三代头孢菌素用于预防,改变目前的以静脉给药为主的用药途径,及时停用抗菌药物,严格根据药代动力学和药敏结果选用抗菌药物,控制新型广谱进口抗菌药物的应用,以控制耐药菌株的产生和医院感染的发生。

抗感染药物应用不当已成为医院感染的危险因素。因此必须合理地选择和应用抗菌药物,争取尽快地控制感染,同时要预防和治疗菌群失调的感染。

(五)清洗、消毒、灭菌因素

近年来,我国医院感染发病率较低,为2%～5%,远低于发达国家的5%～10%,但是我们的数据均为医院官方自己报告结果,与实际情况存在较大差别。环境的清洁程度,与疾病的感染概率密切相关。近年来,政府通告的一些医院感染暴发事件,多与消毒灭菌不彻底有很大关系。感染控制与清洗、消毒、灭菌密不可分。

1.近年来我国出现的医院感染事件

据国家原卫生部通报,2006年安徽宿州某医院发生10例接受白内障手术患者,因手术器械清洗消毒问题而感染,发生9人单侧眼球被摘除的恶性医疗损害事件。2011年,临汾市某眼科医院为15名白内障患者进行手术治疗,其中有7名患者相继发生术后内眼感染,致病菌为铜绿假单胞菌。手术器械清洗灭菌工作管理不规范是造成该事件原因之一。

新生儿病情发生快,感染易出现暴发,家长举报多,社会影响大。1991年11月,某医院发生新生儿鼠伤寒沙门菌暴发流行,55人发病,23名死亡;1992年9月,某医院发生志贺痢疾杆菌暴发,26 人感染,10 名死亡;1993 年,某市妇儿医院发生新生儿柯萨奇 B 型病毒感染,44 人感染,15 名死亡;2001 年,某医院儿科心脏手术后,发生 18 例肺炎克雷伯菌血液感染。2008 年 9 月 3 日起,西安某大学附属医院新生儿科 9 名新生儿医院感染暴发,其中 8 名新生儿于 9 月 5 至 15 日间相继死亡,一名新生儿经医院治疗好转 2008 年某妇幼保健院陆续发生新生儿肺炎克雷伯菌感染事件,7 人被证实感染,1 人死亡;2009 年 3 月天津某县妇幼保健院发生新生儿感染,6 例重症患儿中 5 人死亡;2009 年 11 月 16 日,连云港市某医院发生 5 例新生儿医院感染事件。

血液透析领域的管理不到位、消毒不彻底,也容易发生感染爆发。2008 年 12 月至 2009 年 1 月,山西省太原某职工医院、山西煤炭某中心医院发生患者因血液透析感染丙肝的事件,47 名血液透析患者中 20 名患者丙肝抗体阳性。2009 年,安徽霍山县某医院 70 名血透患者中,28 人感染丙型肝炎,其中 9 名明确为入院透析前已感染丙肝,其余 19 名确定为与血液透析有关的丙肝感染。2009 年甘肃、江苏、广东、云南、吉林相继发生血透患者丙型肝炎暴发案例。调查发现,存在未能做到对透析机一用一消毒,甚至未能做到每天消毒;使用未经许可的消毒液;未对使用中的消毒液进行浓度监测,重复使用一次性血液透析器,甚至重复使用一次性血液透析管路;对血液透析器的处理过程不规范,不进行测漏试验和质量监测,消毒方法不正确等问题。

分枝杆菌是感染的重要病原之一。1998 年深圳市妇儿医院发生 168 名产妇手术切口分枝杆菌感染;2009 年 10 月 9 日至 12 月 27 日,广东省汕头市潮阳区某卫生院的 38 名剖宫产患者中,共有 18 名发生手术切口感染分枝杆菌,经调查,由于手术器械灭菌不合格导致手术切口感染。1998 年 11 月,福建省南平市延平区某卫生院门诊部发生 59 例臀部注射部位非结核分枝杆菌感染患者;2010 年 4 月河北保定市新市区某私人诊所发生 44 例患者肌内注射部位分枝杆菌感染,原因与注射器消毒灭菌不合格有关。

2.基层人员在清洗与消毒方面的常见误区

我国的高等教育迄今还没有消毒专业或医院感染专业的本科、专科教育。故感染控制工作人员主要依靠在职培训。从事清洁与消毒的基层操作人员,人员流动性极大,系统培训的机会少,用人单位进行的少量培训是远远不足的。有人就总结出基层人员的很多清洗与消毒方面的错误认识。

(1)细菌芽孢的抵抗力最强:最强的是朊毒体,约为细菌芽孢抗力的 2 倍。

(2)选择灭菌方法时,快速方便最好:医疗器械应首先常规压力蒸汽灭菌法,而非快速灭菌法,应尽量少用化学浸泡灭菌法。

(3)医疗环境低度危险的表面不重要:它们往往是医院感染的主要来源,科学证据表明及时的清洁与消毒很有必要。

(4)消毒剂常规在患者区域雾化使用:会对患者造成伤害,而且消毒作用有限。

(5)耐药菌较难消毒:大量文献证明,耐药菌对消毒剂的抗力变化不明显,即使出现抵抗力,也只是最低抑菌浓度提高 2～3 倍,而常规消毒浓度是最低抑菌浓度的 20～100 倍。

(6)先清洗还是先消毒:一般情况均为先清洗,只有被朊毒体、气性坏疽、突发不明原因传染病污染时,应先消毒。

(7)消毒剂在有效期内就是安全的:前提是包装没有打开,且按照储存条件存放,一般在接近有效期时,产品的有效成分含量下降率在 10% 以内。

(8)清洁最容易:最容易的事情,往往是最不容易做好的。

(9)低温灭菌难监测:低温灭菌更要重视监测,必要时可以采用过程监测、物理参数监测、化学监测等代替生物监测。

（10）机器比手工好：如果操作人员非常认真和仔细，则手工比机器好。但机器的重复性更好，对烈性病原体污染，建议使用机器，以便减少操作者的感染。

3.我国消毒领域面临挑战

现代医学中感染控制理论，普遍遵循循证医学原则。所有医学实践，必须依赖基础科学研究的成果。临床诊断，必须依据各种医学检查的结果；同样采取消毒与灭菌措施，第一应该具有科学上的必要性，如果不进行消毒处理则发生感染；第二是选择何种消毒药物、何种消毒方法，才能保证消毒与灭菌的效果；第三应有良好的过程监控与记录；第四应进行经济效益分析、环境友好、相容性问题。

我国的感染与消毒领域，还没有建立完善的不良反应收集、报告制度；更没有建立消毒剂销售量数据库、长期连续的耐药性监测数据库。只有少量市场抽检工作，检测的依据也只是最低要求的产品标签、说明书，不可能证明哪种产品更好。我国的感染控制指南大多借鉴国外发达国家、国际标准化组织的经验和做法。这些标准或规范，可能与我国的法规体系、市场上已有的产品体系、评价体系不完全吻合，需要加以注意和不断完善，才能对我国的感染控制发挥越来越重要的作用。感染与消毒在新世纪面临更多新的挑战。

（六）其他因素

1.住院时间

以往众多研究均得出住院时间长是医院感染的重要危险因素，很可能是由于患者发生医院感染而引起住院时间延长，或两者互为因果。因为在这些研究中均未明确定义其住院时间是全程住院时间还是医院感染前住院时间。许能峰等将患者感染前住院天数从全程住院天数中区分出来，分别研究他们各自与医院感染的关系，研究结果表明，感染前住院天数与医院感染无关联。

2.手术时间

手术时间越长，手术切口部位感染的危险性越高，随着手术时间的延长，手术切口部位受损加重，局部及全身抵抗力下降，切口中污染的微生物数量增加及术者疲劳手术操作的准确性降低等，使患者对微生物易感。

3.手术和引流

外科手术患者是医院感染的易感人群，外科手术部位感染是外科手术后最常见的感染之一，外科手术切口感染为医院内常见的感染性疾病，随着切口污染程度的升高，切口局部细菌繁殖也增多，引起感染的可能性也增大。据报道，非清洁手术切口感染率明显高于清洁手术切口，全身麻醉手术切口感染率高于非全身麻醉手术。这是由于各种外科手术均为侵入性操作，在治疗疾病的同时，也打破了人体免疫屏障，造成失血、失液、创面暴露，术前、术中、术后接受大剂量抗菌药物治疗，更易引起病原体入侵导致切口感染。另外，外科引流术是一种创伤性操作，引流物是异物刺激，有机会将细菌带入伤口而致感染，而有些细菌如凝固酶阴性葡萄球菌，具有产生黏液的作用，使抗菌药物对其亲和力下降，并容易黏附在物体表面，使感染的概率上升。

4.其他

社会人口的不断增加，使空间变得越来越拥挤、环境污染加重，增加医院感染的机会。无菌操作不严、医疗废物、患者数目的不断增长和病房拥挤等因素使患者发生医院感染的危险性增加。

二、医院感染重点部门的危险因素

医院感染的发生原因是复杂的,医院感染预防应当是多环节的,医院感染的控制应当是多因素的。为此应当结合本医院的感染监测信息,研究与确定本医院感染控制的重点部门、重点科室与重点流程,对可能存在的危险因素采取必要和有效的干预措施。

医院内存在危险因素较多的部门,包括 ICU、新生儿室、母婴室、骨髓移植病房、器官移植病房、血液透析病房等,这些部门的住院患者,其医院感染率较普通病房高出许多,是医院感染预防与控制的重点部门。关于医院感染的有效预防方面,世界卫生组织于 1986 年向全球推荐的 5 类措施包括:消毒、隔离、无菌操作、合理使用抗菌药物、监测并通过监测进行感染控制的效果评价。了解重点部门的医院感染发生的状况及其危险因素,发布有关信息并有针对性地提出预防和控制医院感染的措施,对控制医院感染意义重大。

(一)重症监护室

ICU 是医院感染发病率较高的科室之一。探讨 ICU 医院感染的相关危险因素,提出预防、控制 ICU 医院感染的措施及对策具有重要意义。重症监护患者常见医院感染为:导管相关性感染(包括导尿管相关尿路感染、导管相关血流感染、呼吸机相关肺部感染),尤其是多重耐药菌感染;主要危险因素:建筑布局及工作流程不合理、空气与环境污染、侵入性操作、手卫生依从性差、长期或不合理应用广谱抗菌药物、免疫抑制剂应用、年龄≥60 岁、基础疾病多、专业护理人员不足、对人员管理不到位(包括探视人员、护工、保洁人员)等。

(二)新生儿室

新生儿是医院感染的高危人群,新生儿重症监护室是发生医院感染的高发区,而医院感染是导致新生儿死亡率增加的主要危险因素。新生儿发生医院感染的主要危险因素为出生低体质量、病原体、基础疾病、长期或不合理应用广谱抗菌药物、住院时间长、空气与环境污染、医源性交叉感染等。

(三)血液透析室

尿毒症血透患者由于尿毒症毒素蓄积、代谢紊乱、免疫功能低下及侵入性治疗等多种原因易发感染。血透患者出现医院感染主要危险因素为年龄超过 60 岁,血红蛋白低于 60 g/L,血浆清蛋白低于 30 g/L,合并左心衰竭或有静脉插管等。

(四)手术室

手术室是医院感染的高危科室,它担负对患者进行手术治疗和急危重患者的抢救工作。因此,其工作质量直接影响手术患者的预后及医疗效果,严重的术后感染可危及患者生命。手术室医院感染主要危险因素为布局与环境、环境因素(空气、带入手术室的物品)、手术人员外出的影响因素、手术时间、无菌技术操作、外科手卫生执行情况、手术皮肤消毒、术前处置、患者自身因素、患者体内植入物的影响、一次性使用医疗用品管理、手术物品的清洁安全因素、手术中预防感染处置等。

(五)口腔科门诊

口腔科门诊是集检查、诊断、治疗为一体的场所。其工作量大,口腔诊疗器械种类繁多、形状结构复杂、使用频繁且受患者血液、体液污染严重,是医院感染管理的重点和难点部门。其医院感染主要危险因素为口腔器械污染、诊疗环境污染、综合治疗台水道污染、无菌观念不强所致交叉感染。通过对危险因素的分析,从细节入手,严格口腔诊疗器械的清洗消毒灭菌,加强口腔科医院感染各个环节的控制,可有效预防和控制医源性感染,确保医护人员职业安全和患者就医安全。

三、常见医院感染的重点环节的危险因素

虽然医院感染不能够被消灭,但是通过控制感染源、切断传播途径、保护易感人群等措施,可以大大降低发生医院感染的危险性,有效预防和控制医院感染。美国医院感染控制效果研究(SENIC)结果表明,通过预防与控制措施的实施,1/3 的医院感染是可以预防的。例如:在医院最为常见的泌尿道感染、手术部位感染、呼吸机相关肺炎、血管内导管相关性感染等医院感染,都与侵入性医疗器械或者侵入性操作有关,通过规范地实施无菌操作技术、保证侵入性医疗器械的灭菌以及限制插管留置时间等措施,可以有效地降低发生感染的危险性,减少医院感染。

(一)导尿管相关尿路感染

导尿管相关尿路感染是医院感染中最常见的感染类型。导尿管相关尿路感染的危险因素包括患者方面和导尿管置入与维护方面。患者方面的危险因素主要包括患者年龄、性别、基础疾病、免疫力和其他健康状况等。导尿管置入与维护方面的危险因素主要包括导尿管留置时间、导尿管置入方法、导尿管护理质量和抗菌药物临床使用等。导尿管相关尿路感染方式主要为逆行性感染。医疗机构和医护人员应当针对危险因素,加强导尿管相关尿路感染的预防与控制工作。

(二)导管相关血流感染

留置血管内导管是救治危重患者、实施特殊用药和治疗的医疗操作技术。置管后的患者存在发生感染的危险。血管内导管相关血流感染的危险因素主要包括导管留置的时间、置管部位及其细菌定植情况、无菌操作技术、置管技术、患者免疫功能和健康状态等因素。

(三)手术部位感染

手术部位感染危险因素的研究对手术部位感染预防和控制有着极为重要的意义。手术切口是否发生感染受多种因素影响,经过大量的临床病例观察,现已得出手术切口的类型、手术时间的长短、术中污染情况、术前病情评分 4 个因素是切口感染危险性的预测指标。1999 年,美国疾病控制中心列出了手术部位感染的主要危险因素,并于 2002 年对其中的某些项目做了重新评估,补充了机体基础情况及手术操作因素的内容。国内对手术患者住院期间的手术部位感染及其危险因素的描述性研究近几年已陆续有相关报道,已发现有很多因素与手术部位感染有关。①宿主(患者)因素:年龄、肥胖、手术前住院时间的长短、基础疾病。②手术因素:手术切口类别、手术技术因素、手术时间的长短、急诊手术、术区毛发的处理、预防性应用抗菌药物等。

(四)呼吸机相关肺炎

医院感染性肺炎是我国第一位的医院感染,发病率为 1.3%～3.45%,在各部位医院感染构成比中约占 1/3。西方国家统计表明,医院感染性肺炎占全部医院感染的 13%～18%。美国疾病控制中心 1992 年资料称,因并发医院肺炎,平均增加住院日 5.09 天,每例额外增加医疗费用平均 5 683 美元,全美 1 年增加医疗费开支约 20 亿美元。在医院感染性肺炎中呼吸机相关肺炎最为常见。呼吸机相关肺炎的发病率为 9%～24%,按每 1 000 机械通气日计,呼吸机相关肺炎的发病率为 10%～30%;在不同类型重症监护病房(ICU)中,其发病率相差颇大,如内科 ICU 内呼吸机相关肺炎发生率为 9.4%,外科 ICU 为 14.9%,而烧伤 ICU 则高达 20.9%(以每 1 000 机械通气日计)。呼吸机相关肺炎的病死率为 33%～71%。在 ICU 死亡病例中,近 30% 直接归因

于呼吸机相关肺炎。因此,加强呼吸机相关肺炎的预防和控制是提高抢救成功率、改善预后和节约医疗卫生资源的重要环节。

(五)多重耐药菌感染

由多重耐药菌引起的感染呈现复杂性、难治性等特点,主要感染类型包括泌尿道感染、外科手术部位感染、医院获得性肺炎、导管相关血流感染等。近年来,多重耐药菌已经成为医院感染重要的病原菌。多重耐药菌的危险因素主要包括多重耐药菌医院感染管理不规范、消毒隔离不到位、抗菌药物使用不合理、多重耐药菌的监测不完善等。各级各类医疗机构和医护人员应当针对危险因素,做好多重耐药菌医院感染预防与控制工作,降低发生医院感染的风险,保障医疗质量和医疗安全。

四、定期监测、分析医院感染的危险因素意义

可见针对医院感染危险因素的各项工作范围较广,而与医院感染关系较为密切的重要环节主要是侵入性医疗器械的灭菌、无菌技术操作规程、标准预防及隔离措施的实施、抗菌药物合理使用情况及医疗机构耐药菌状况、医疗机构的环境卫生学状况等。在医疗机构中,医院感染危险因素较高的临床部门主要是:侵入性操作较多及暴露血液、体液等物质机会较多的部门,如手术室、产房、治疗室、口腔科、重症监护病房、血液透析室等;低免疫力患者较多的部门,如肿瘤病房、血液科病房、新生儿科病房、神经外科病房等。此外,消毒供应室、洗衣房、医疗废物收集暂存部门也是医院感染管理的重点部门。医疗机构应根据其收治患者的情况、科室设置的特点和医院感染监测的结果,针对上述易感因素、侵袭性操作、重点部门和主要感染部位采取有效的干预措施,降低医院感染发生的危险。因此医疗机构应当切实结合本单位实际工作,有重点、有目标地实施医院感染预防与控制措施。

对散发医院感染病例,也要定期分析危险因素。医疗机构应当根据确定或初步确定的感染源和感染途径,及时采取有效的处理和控制措施,一旦采取处理措施,仍应当持续监测,观察措施是否有效,无效或效果不明显时,认真分析原因及修正措施,再通过监测评价。当感染源和感染途径不明确时,可以针对可能的感染源和感染措施,在不停止调查的同时,采取比较广泛的控制措施,并根据调查结果不断修正评价。积极救治患者应当与分析感染源、感染途径,采取有效的处理和控制措施同步进行,不能顾此失彼。

有流行或暴发时更要及时调查分析,并针对导致医院感染的危险因素监测,缺一不可,有时甚至整合在一起,没有监测的控制可能会失去方向,不能为制订控制措施服务和评价控制措施效果的监测等于浪费和白费劲。医院感染监测的目的在于降低医院感染,而减少或降低医院感染的危险因素是降低医院感染的重要手段之一;医院感染危险因素很多,减少和降低危险因素的措施也不一样。要通过对不同医院感染及其危险因素的监测,并利用监测资料分析医院感染与危险因素的关系,危险因素的消长,据此采取措施预防和控制医院感染危险因素,达到降低医院感染的目的。如留置导尿管是导尿管相关尿路感染最重要的危险因素,如能有效减少留置导尿管人数与留置时间,就能减少导尿管相关尿路感染的发病患者数。再如监测资料的反馈也是控制医院感染手段之一,非常重要。

医院感染的预防与控制是医疗机构及其所有工作人员共同的责任,医疗机构的各个部门和全体工作人员都必须为降低患者及自身发生感染的危险性而通力合作。由于医院感染的预防与控制具有涉及多环节、多领域、多学科的特点,因此医疗机构必须加强管理,有目标、有组织、有计

划地针对导致医院感染的危险因素,科学实施控制活动,以达到减少医院感染和降低医院感染危险性的目的。

(张赐美)

第二节　医院感染的三间分布

医院感染的"三间分布"是医院感染在时间、空间和医院不同人群中的分布规律,是将流行病学调查、实验室检查结果等资料按时间、地区、医院人群等不同特征分组,分别计算其感染率、例次发病率、病死率等,了解医院感染的"三间分布"规律。

一、医院感染的时间分布规律

时间是研究疾病分布的重要指标之一。住院时间与医院感染呈正相关,住院时间越长,接触危险因素时间越长,发生医院感染的风险越高。掌握医院感染的时间分布可以分析医院感染是短期出现还是长期流行,是季节性发生还是周期性存在,进而针对不同时间分布的医院感染采取相应的防治措施。时间分布分为下列 4 种类型。

(一)短期波动

有时也称时点流行或暴发。医院感染在一集体或固定人群中,短时间内发病数突然增多,称为短期波动。常见因医疗器械、食物或水源被污染而发生的医疗器械相关性医院感染、食物中毒、胃肠炎等。多因医院人群在短期接触同一致病因子而引起。发病高峰与疾病的常见潜伏期基本一致,故可从发病高峰推算出暴露时间,从而找出该病短期波动的原因。

(二)季节性

与传染病的较明显季节性表现不同,医院感染发病率的季节性变化不明显。从全国医院感染监控网的历年监测资料分析结果看,某些月份的医院感染率出现高峰,多数与医院感染的局部流行有关;但某些类型的感染与社区感染性疾病相似,不同月份医院感染有差别,可能存在季节性差异,如下呼吸道感染和皮肤感染,前者集中在 1 月和 12 月,后者在 8 月最多。有研究表明,不同病原体导致医院感染时间分布有差异,可能与环境温度影响病原体生长繁殖有关。如某些革兰阴性菌,特别是肺炎克雷伯菌、沙雷菌属、铜绿假单胞菌感染,在夏季和早秋较多,不动杆菌以夏季最高。葡萄球菌属和链球菌属感染在医院感染中没有显著的季节性变化;医院内病毒性感染与社区病毒性感染(如流感病毒、呼吸道合胞病毒和轮状病毒感染)相同,呈季节性改变,冬季和早春发病较多。通过季节性研究可探讨流行因素,并为制订医院感染防治对策提供依据。

(三)周期性

某些传染病相隔若干年发生 1 次流行,并且有规律性的现象,称为疾病的周期性。在医院感染中呈现周期性流行的疾病主要是呼吸道传染病,这与社区感染性疾病类似。例如,流行性感冒从历史上看,一般每隔 10～15 年流行 1 次。流行性脑脊髓膜炎 7～9 年流行 1 次。周期性是可以改变和消灭的。例如,麻疹疫苗推广前,在大、中城市几乎隔 1 年发生 1 次流行,自 1965 年推广麻疹疫苗接种后,我国的麻疹发病率显著降低,周期性已不存在。因此在医院对部分高危人群进行有针对性的免疫接种如流感疫苗接种,可减少该类医院感染疾病的发生。

(四)长期变动

长期变动是指在一个相当长的时间内,通常为几年或几十年,或更长的时间内,疾病的感染类型、病原体种类及宿主随着人类生活条件改变、医疗技术进步和自然条件的变化而发生显著变化。例如,猩红热在 1750—1800 年间,是严重的传染病,以后转为缓和,至 1840 年又变为凶险之病,其死亡率是近年来的数百倍。近百余年来,世界各地猩红热的发病率和死亡率均明显下降,临床上轻型和不典型病例所占的比重增多。20 世纪 60 年代初以来,特别是实行计划免疫后,麻疹、白喉、脊髓灰质炎的流行情况发生了很大变化。

国内外报道一致表明,医院感染病原体的种类和构成不断变化,由常见细菌病原体向传染性病原体及多重耐药病原体发展,同时主要医院感染部位居首位的病原体也不相同。20 世纪 40 年代以前,医院感染的病原体以革兰阳性球菌为主,20 世纪 60 年代开始,革兰阴性杆菌取代阳性球菌,成为医院感染的主要病原体。

二、医院感染的空间分布规律

医院感染率的高低受多方面因素的影响,各国各地和不同性质的医院,医院感染发病率不同。

(一)世界各国的医院感染率高低不一

国家间的医院感染率差异较大,与国家的医疗水平,对医院感染的认识及调查方式的不同有关,据世界卫生组织于 1983—1985 年在 14 个国家进行的医院感染患病率调查报道,美国约 5%,英国为 7.5%,日本为 5.8%,比利时为 10.3%,瑞典为 17%;希腊对 14 所医院开展医院感染调查,现患率为 9.3%;意大利对 51 所医院调查总的医院感染率为 6.7%。原卫生部全国医院感染监测网于 2010 年组织 740 所医院进行一日现患率调查表明,我国的医院感染现患率为 3.6%,较 2001 年 5.2% 的调查结果有所降低。

(二)不同的医疗机构医院感染率差异较大

由于医护人员素质、医院条件、管理水平、对医院感染的认识以及患者病情构成不同,不同的医疗机构医院感染率差异较大。美国医院感染监测系统(NNIS)估计 1975—1976 年美国的 6 449 所医院平均医院感染率为 5.7%,发病密度为 7/1 000 住院日;慢性疾病医院、长期护理机构、儿童医院等医疗机构的医院感染发病密度为 3.3/1 000 住院日。我国各地各级医院医院感染率差异较大,医院规模不同,医院感染率不同,教学医院与非教学医院的医院感染率也有差异,非教学医院比教学医院低。2008 年全国医院感染监测网数据显示,269 家接受调查的医院中,<300 张床位的医院感染率为 2.28%,≥900 张床位的医院感染率为 4.44%。在美国小型(<200 病床)非教学医院为 3.7%,大型(>200 病床)非教学医院为 5.1%;非营利性教学医院为 7.6%;公立(市立)教学医院为 8.5%。在我国 37 所大学附属医院的现患率为 6.25%,高于其他类型医院。这主要是由于级别高的医院、教学医院与大医院收治的患者病情重,有较多的危险因素和侵入性操作所致。

(三)医院内不同科室医院感染率不同

不同科室间医院感染率的差异是由患者病情严重程度、免疫状态、住院时间长短、侵入性操作执行情况及科室医护人员手卫生、医院感染防范意识、消毒隔离到位情况等不同所引起。针对不同科室间医院感染的报道较多,但体现出的医院感染率的差异基本一致,多数医院医院感染好发于重症监护室、神经外科、血液内科等病情危重和免疫缺陷患者较多的科室。卫生部医院感染监测网 2003 年对 159 家参与现患率调查的医院结果分析显示,重症监护室(ICU)医院感染率最高,达 38.71%。内科组医院感染率为 5.46%,其中以血液病组和神经内科组较高,分别达到 11.38% 和 7.35%,传染病组和内分泌组较低;外科组中以烧伤组和神经外科组较高,分别达 10.38% 和 9.44%,整形外科和泌尿外科组较低;儿科新生儿组较非新生儿组高,分别为 4.65% 和 3.27%。卫生部医院感染监测网 2011 年度医院感染监测报告显示,各类型重症监护病房感染中以烧伤科 ICU 医院感染率最高,达 43.33%,其次是产科成人组 11.9%,神经外科 6.72%。

三、医院感染的人群分布

医院感染的人群分布可按其不同特征进行分类研究,如年龄、性别、职业、不同的基础疾病、有无某种危险因素等。通过对不同特征人群医院感染发病率的调查研究,来描述医院感染的人群分布。

(一)医院感染的年龄分布

大量的调查表明,医院感染与年龄有关,婴幼儿和老年人感染率高,如有调查表明心外术后患者 0～12 月龄组的医院感染率是＞10 岁组的 4.7 倍,心瓣膜置换术 50 岁以上组是 20～50 岁组的 2.4 倍,这主要与婴幼儿和老年人抵抗力较低有关。在众多的横截面调查研究报道中,＜2 岁及＞60 岁组的医院感染率均高于 2～60 岁年龄组。

(二)医院感染的性别分布

性别差异主要由与致病因素接触的机会不同所致,大多数研究认为医院感染的性别差异不明显。但在某些感染部位中发病率有差异,如具有相同危险因素的女性患者泌尿道感染率比男性患者高,这可能与解剖生理或内分泌有关。

(三)患不同基础疾病的患者医院感染发病率不同

全国医院感染监测网 2009 年全面综合性监测资料报告,各系统疾病医院感染发病率存在明显差异,病情越重,免疫系统受损越严重的患者,发生医院感染的风险越高。其中以白血病感染发病率最高,达 23.09%,其次为颅内出血,感染率为 10.63%,肝和肝内胆管恶性肿瘤感染率为 7.3%,医院感染发病率较低的疾病主要是眼和附器疾病、耳和乳突疾病、妊娠、分娩和产褥期等,其感染率均在 1% 以下。

(四)有无危险因素的患者医院感染发病率不同

住院过程中有危险因素存在的患者医院感染发病率较无危险因素者高,如是否有泌尿道插管,是否使用动静脉插管、呼吸机、气管切开、血液透析、免疫抑制剂、激素、放射治疗、化学治疗,是否进行手术,基础疾病数的多少等都与医院感染有关。2001 年对全国 178 家医院现患调查,分析各危险因素与医院感染的关系,发现相对危险度较高的危险因素有:气管切开、使用呼吸机、泌尿道插管、动静脉插管等。

(五)不同人群的医院感染常见部位存在差异

人群不同,常见的感染部位不一样。欧美等国家常以泌尿系统感染排在医院感染首位,其次是下呼吸道感染、手术切口感染、血液感染或皮肤软组织感染。如美国医院感染部位以泌尿系统、皮肤为主,其次为肺部和血液。全国医院感染监测网报道我国以呼吸道感染最常见,其次是泌尿系统、手术切口、胃肠道、皮肤软组织。

医院感染部位分布还与医院功能有关,专科医院发生医院感染的常见部位与疾病本身的特点存在直接联系。美国一家退伍军人脊髓损伤中心的调查结果显示,医院感染率显著高于既往报道的其他人群,感染部位以泌尿道、血液和骨关节为主,分析原因与该医院只收治脊髓损伤和肢体功能障碍患者,长期卧床、住院时间长、泌尿道插管有关。

(张赐美)

第三节　医院感染的传播过程

医院感染是由病原微生物经由一定的传播途径进入易感宿主体内而引起的感染。根据病原体来源可以分为2类,一是外源性感染,亦称交叉感染,另一是内源性感染,亦称自身感染,外源性感染和内源性感染因为发病机制的不同而有不同的传播过程,但都必须具备3个基本环节,即感染源、传播途径和易感人群,三者共同构成一个感染环或感染链,缺少或中断任一环节,将不会发生医院感染。研究医院感染的感染环,对及时采取针对措施,进行有效干预具有重要意义。

一、医院感染的病原微生物

医院感染的病原体可以是细菌、真菌、病毒或寄生虫。据国内外医院感染监测的资料,以细菌为主,占90%以上,其中以需氧菌为主,厌氧菌占少数,占<2%左右;其次为真菌类,占5%左右,其他为病毒类或寄生虫等。但医院感染的病原微生物种类也因年代、地域、医院规模及应用抗菌药物的情况不同而有很大差异。

(一)常见医院感染病原微生物

1.细菌

(1)共生菌:是健康人的正常菌群,它们具有预防病原微生物定植的重要保护作用。当宿主免疫力低下时,有些共生菌能引起感染,例如皮肤上的凝固酶阴性葡萄球菌可以引起血管内感染,肠道内的大肠埃希菌也是泌尿道感染最常见的病原菌。

(2)致病菌:一般所说的致病菌指的是病原微生物中的细菌。细菌的致病性与其毒力、侵入数量及侵入门户有关,一般具有较强的毒性,能引起感染的散发甚至流行。例如:革兰阳性厌氧杆菌如梭状芽孢产气杆菌能引起坏疽。革兰阳性菌如金黄色葡萄球菌(定植于医院工作人员、患者的皮肤和鼻部的细菌)能引起肺、骨、心脏和血源的各种感染,它们常常对抗菌药物耐药。革兰阴性细菌在当宿主免疫损伤时(如各种气管插管、导尿管及血管置管等的使用),使得肠杆菌科细菌(如大肠埃希菌,变形杆菌,克雷伯菌,肠杆菌,黏质沙雷菌)也可定植甚至引起相应部位的感染,如手术部位感染、肺炎、菌血症、泌尿系统感染等;有些革兰阴性菌如假单胞菌属常从水和潮湿的地方分离出,它们也可以定植在住院患者的消化道中,同样也具有较高的耐药性。医院的其他细菌也具有特别的危险性,例如吸入污染水产生的含军团菌属的气溶胶(来自空调、淋浴水以及雾化治疗装置等)能引起肺炎的散发或暴发流行。

2.寄生虫和真菌

有些寄生虫(如蓝氏贾第鞭毛虫)很容易在成人和儿童中传播。许多真菌和其他寄生虫是机会病原体,过量抗菌药物治疗和严重免疫力低下时能引起感染(如白色念珠菌、曲霉菌属、新型隐球菌、隐孢子菌),这是免疫力低下患者全身感染的主要原因。最常见的真菌病原体包括曲霉菌属,尤其是烟曲霉菌和黄曲霉菌及毛霉菌,这些真菌原来存在于灰尘和土壤中,可经空气传播造成环境污染乃至真菌感染暴发,这种情况特别容易发生在医院建设或翻新的过程中,没有恰当处理污染的粉尘,外部建筑不能对医院空气进行适当过滤,或是通风系统受到了污染。

3.病毒和衣原体

除各种细菌和真菌外,还有病毒(肝炎病毒、流感病毒、疱疹病毒、风疹病毒、水痘病毒、轮状病毒、巨细胞病毒、麻疹病毒、柯萨奇病毒等)和衣原体等。这类病原微生物,其致病力强,传染性大,没有获得特异免疫力的人受到侵袭时均能感染发病,通常是从医院外侵入,并非医院所特有,但易在医院内传播。如肝炎病毒可以通过输血、血液透析、静脉注射及内镜等途径引起院内感染传播。对于这类病原微生物,只要严格执行医院感染消毒与隔离技术规范,便可有效控制其在医院内的传播。

(二)医院感染病原体的特性

(1)医院感染的病原体大多数为人体正常菌群或条件致病菌,这些细菌包括皮肤、消化道、呼吸道及泌尿生殖道的正常菌群。这一类微生物的致病力弱,传染性低,在健康人群中不会引起疾病或仅出现轻微症状,仅对抗感染能力低下或免疫功能缺损患者,或经由破损皮肤黏膜直接进入人体组织或器官时才能引起感染。如凝固酶阴性葡萄球菌逐渐成为医院感染的重要致病菌。这类细菌属是寄生于人体皮肤、黏膜的正常菌群,以往普遍认为是非致病菌,但由于介入诊疗手段、免疫抑制剂的应用,以及肿瘤、糖尿病等基础疾病致患者机体抵抗力低下,使得这类细菌成为医院感染的重要致病菌,临床检出率不断攀升。

(2)医院感染的病原菌大多数具有耐药性,且耐药菌株不断增多。据文献报道,由于抗菌药物特别是广谱、高效抗菌药物在临床上的大量应用,导致许多细菌在短时间内就产生了耐药性。一部分病原微生物已由毒力弱的药物敏感株,逐渐向毒力强的多重耐药菌株发展。这些细菌在免疫力低下的患者中常替代正常菌群,往往成为以后发生院内感染的病原体。目前常见的一些多重耐药菌株如耐甲氧西林金黄色葡萄球菌(MRSA)、耐万古霉素肠球菌(VRE)、耐超广谱内酰胺类抗菌药物的阴性肠杆菌(大肠埃希菌、肺炎克雷伯菌等)及耐碳青霉烯类抗菌药物的铜绿假单胞菌和鲍曼不动杆菌等,在医院感染中不断检出,这都意味着在临床面对一些严重的感染,可能面临无抗菌药物可用的尴尬局面。

(3)医院感染中革兰阴性杆菌跃居首位,真菌和病毒、衣原体、支原体引发的医院感染比例升幅较快。目前在国内外相关研究领域中,细菌与真菌报道较多,其他病原微生物报道较少。医院感染病原微生物种类存在一定程度的长期变化趋势:20世纪40年代前主要是革兰阳性球菌;20世纪60年代后主要为革兰阴性杆菌。近年来,随着抗菌药物的大量应用及侵入性操作的增多,真菌在各类病原体中所占的比例越来越大,病毒、衣原体也成为医院感染的重要病原体。

(4)医院感染与储菌所的关系:人体最大的储菌所为肠道,其次为鼻咽部。医院环境中适合细菌生长的非生物性储菌所(环境储源)也很多,如水槽、氧气湿化瓶、拖布、潮湿的器材和容器等。许多种医院感染细菌能在体外生长,其中有一些细菌还具有耐受消毒剂能力。有人曾做过一个试验,将铜绿假单胞菌种入新鲜蒸馏水中,经48小时培养发现有繁殖,经蒸馏水传代后的细菌对戊二醛、醋酸、二氧化氯具有抵抗力。储菌所不仅是细菌生长繁殖场所,而且是成为细菌基因交换基地,包括耐药性基因及一些与产毒素和侵袭力有关的基因。因此在储菌所居留较久的细菌,不仅会发展成多重耐药菌株,而且也增强了毒力和侵袭性,常常成为医院感染共同来源或持续长期存在的流行菌株。

二、外源性医院感染

外源性医院感染的病原体是来自患者以外的地方,如其他患者、外环境等;这类感染可随着消毒方法逐渐丰富,消毒水平迅速提高,消毒工作走上规范化、法制化的轨道,而得以完全控制,乃至基本消灭。

(一)感染源

感染源是指病原微生物自然生存、繁殖并排出的场所或宿主(人或动物)。有些病原微生物兼有腐生菌的特性,能在环境中生存繁殖,这类环境场所被称为病原微生物的环境储源,或非生物性储源。也就是说医院内感染的传染来源包括生物性的传染源及非生物性的传染源两类。已感染的患者、病原携带者、动物感染源等为生物性传染源。非生物性传染源包括患者衣物、食品、医疗器械、医疗预防制品及有利微生物生存的环境等。

1.已感染的患者

已感染的各种类型的患者(入院时或入院后)是医院感染最重要也是最危险的传染来源。感染患者体内的病原体可以在感染部位(伤口、呼吸道、肠道、泌尿道等)大量繁殖并不断排出,其数量多且致病力较强,而且许多是耐药菌或多重耐药菌,很容易在另一易感宿主体内定植或引起感染,甚至造成医院感染暴发。如尿路感染的大肠埃希菌,有报告认为其具有对黏膜的特殊亲和力,容易在黏膜上存活。因此在日常工作中,应根据病原体的不同,对感染患者采取相应的消毒隔离措施,切断可能的传播途径,防止院内感染的发生。

2.病原携带者

病原携带者是指感染有病原体的宿主,由于获得免疫力或部分免疫力,不具有任何临床感染症状,但其体内的病原体并未清除仍可向外排出,有些呈现定植状态。常因为其无症状与体征而未被发现、未被隔离,故其是更重要的传染源。在常见传染病方面病原携带者可分为3种。

(1)潜伏期病原携带者:在潜伏期内携带病原体者,称为潜伏期携带者。此型携带者多在潜伏期末期排出病原体,故有人认为它实质上属于传染病的前驱期,如霍乱、痢疾、伤寒、水痘、麻疹和甲型肝炎等。

(2)恢复期病原携带者:从急性期进入恢复期的患者仍持续排出病原体者,称为恢复期病原携带者,如伤寒、痢疾、白喉、流行性脑脊髓膜炎、乙型肝炎等。一般情况下,恢复期携带状态持续时间较短,但少数患者则持续较久,个别甚至可持续多年,乃至延续终身。凡病原携带者在3个月以内,称为暂时性病原携带者,超过3个月以上的称为慢性病原携带者。慢性携带者往往呈间歇性排出病原体现象,故应多次反复检查,至少连续3次阴性,才可认为病原体携带状态已经消除。对这类病原携带者管理不善,往往可引起疾病暴发或流行。

(3)健康病原携带者:整个传染过程均无明显症状而排出病原体者,称为健康病原携带者。这种携带者只能由实验室检验方法证实。例如,白喉、猩红热、流行性脑脊髓膜炎、脊髓灰质炎、霍乱、乙型肝炎等。健康携带者可能是隐性感染的结果。此型携带者排出病原体的数量较少,时间较短,因而流行病学意义相对较小。但是有些疾病如流行性脑脊髓膜炎、脊髓灰质炎等健康病原携带者为数众多,可成为重要传染源。

病原携带者作为传染源的意义大小,不仅取决于携带者的类型、排出病原体的数量,持续时间,更重要的取决于携带者的职业、生活行为、活动范围,以及环境卫生状况、生活条件及卫生防疫措施等。因此对于病原携带者,尤其是医护人员,必须强调手卫生,提高手卫生依从性,严格执行消毒隔离技术是预防医院感染的重要措施。

3.动物感染源

动物感染源在医院感染中主要是鼠类。鼠类在医院的密度很高,如医疗垃圾暂存处往往是蚊、蝇、蟑螂和老鼠的繁殖地。这些医疗垃圾中的病菌可以通过在垃圾中生活的生物,转移给人类。鼠类是沙门菌尤其是鼠伤寒沙门菌的重要宿主,由鼠类污染食品,导致医院内鼠伤寒沙门菌感染暴发,已有多次报告。此外,变形杆菌、梭状芽孢杆菌、流行性出血热病毒等均可由鼠传播。因此医院内注意灭鼠十分必要。

4.环境储源

医院本身就是一个社会性的储菌库,是各种病原微生物高度聚集的地方,加之自然界中许多腐生菌在医院环境中极易生长,它们可广泛存在于空气、物品、食品、血液和血制品、生物制品及污水污物中,以及被污染的医疗器械表面,这些都是导致医源性传播的重要感染源。医源性感染的发生取决于宿主、病原体和环境之间复杂的相互作用,在评价医源性感染中环境的作用时,必须区分传染性病原体的宿主和传染来源两个概念。宿主是指维持微生物存在、代谢和繁殖的地方,可以是人、动物或是无生命的宿主。传染来源是指通过直接或间接接触而将传染性病原体传染给宿主的地方。医源性感染的传染来源包括无生命的医院环境和生物性环境,前者包括设备、药品、水、物体表面等,后者包括其他患者和医院工作人员。

如果污染的医疗设备如血压计、听诊器等再次使用之前没有对其表面进行消毒,可造成患者感染。日常用品表面如患者床头柜、计算机键盘等在被不同的患者使用的间隔如果没有进行清洁,可导致潜在的病原体传播,并且可污染医护人员的手,进而医护人员作为带菌者使潜在致病菌在患者中传播。

物体表面污染被认为同以下医源性感染传播的关系最为密切:金黄色葡萄球菌、耐万古霉素肠球菌(VRE)和梭状芽孢杆菌。这些微生物能在环境中存活很长时间,从这些环境表面分离出病原体,流行病学研究将危险增加归因为广泛的环境感染,并且实验也证实清洁和消毒可使病原体的传播能力下降。国外在20世纪70年代以前,医院感染控制人员对医院物体表面进行常规采样监测,结果显示医院物体表面细菌污染很普遍,病房内地面和其他物体表面普遍受到潜在致病菌如金黄色葡萄球菌、肠球菌和革兰阴性菌污染,但并不说明物体表面是医院感染的来源。研究发现,在靠近耐甲氧西林金黄色葡萄球菌感染(MRSA)患者区域的医院物体表面污染MRSA的比例高于靠近MRSA定植患者的区域。对感染患者的病房、护理患者护士戴的手套、穿的防护服和工作服均能采样并分离到致病菌,而且42%不直接接触患者但接触受患者污染的物体表面的工作人员戴的手套也检出致病菌。因此可以认为无生命环境物体表面可能起着MRSA的储存库及播种器作用。医护人员在没有直接接触患者的情况下,这些物体表面的致病菌仍会再次污染医护人员的手及工作服,这就为医院物体表面在医院致病菌的水平传播上起作用提供了支撑。所观察到的证据提示,在医院感染暴发期间,环境物体表面对于医院感染致病菌的传播起着很明显的作用。

环境物体表面污染被美国和国际组织认为是感染的一个来源。2009年美国疾病控制中心在《卫生保健机构环境感染控制指南》指出,尽管微生物污染的环境物体表面可以成为潜在的病原体的储菌库,但这些表面通常不会直接与感染传播有关,环境表面的微生物绝大部分通过手接触污染的表面传播给患者。尽管手卫生在降低这种传播中非常重要,但是环境表面的清洁与消毒是减少环境微生物导致的医院内感染发生的基本措施。

（二）传播途径

传播途径是指病原微生物从感染源排出后,再进入另一个易感者所经历的途径和方式。医院感染传播途径呈多种形式,有空气传播、接触传播、共同媒介物及生物媒介传播等 4 种类型。各种疾病或微生物的播散有各自途径,大多数感染菌的传播途径常有 2 种或 2 种以上。例如金黄色葡萄球菌可经接触或空气传播;鼠伤寒沙门菌可经接触、共同媒介或生物媒介传播。在多种途径中,常有主要与次要的区别,控制和预防方法也有所不同。

1.空气传播

主要是以空气为媒介,在空气中带有病原微生物的微粒子,随气流流动,也称微生物气溶胶传播,是引起上呼吸道和下呼吸道感染的主要途径之一。微生物气溶胶种类繁多而构成复杂,但传播医院感染主要由从感染源排出的带菌飞沫水分蒸发,形成一脱水蛋白质外壳,内含病原体,称为飞沫核或形成灰尘粒子(菌尘),粒径多数<5 μm,此微粒能在空气中悬浮较长时间,并可随气流漂浮到较远处,所以可造成多人感染,甚至导致医院感染暴发流行。医院可以产生病原气溶胶的场所和环节非常多,如呼吸治疗装置的湿化器、雾化器、空调系统、实验室震荡离心、注射器的抽吸、气管插管、人工呼吸、吸痰、支气管镜检和手术等,这些微生物气溶胶可引起患者感染,称为医源性气溶胶传播,可认为是一种特殊类型的空气传播。空气传播是引起医院内呼吸系统感染的主要传播方式,包括经飞沫、飞沫核与尘埃传播 3 种方式。

（1）飞沫传播:人在咳嗽、打喷嚏或谈笑时,会从口腔、鼻孔喷出很多微小液滴,称为飞沫,医护人员在进行诊疗操作如支气管镜或吸痰操作时也可产生许多含微生物的飞沫。因此飞沫传播主要是通过咳嗽、打喷嚏或大声说笑,尤其是患有呼吸道感染性疾病患者产生的飞沫,因其含有呼吸道黏膜分泌物及大量病原微生物,当易感者与其密切接触,通过吸入或黏膜直接接触、间接接触(手、衣物的污染),再经由手接触鼻腔或眼结膜等方式引起感染。一次咳嗽或喷嚏可产生飞沫颗粒 10^5 个以上,粒径 0.1~1 000 μm,多数为 15~100 μm,由于颗粒大,在空气中悬浮时间不长,很快降落于地面或物体表面,其播散距离一般<1 m。因此经飞沫传播只能累及传染源周围的密切接触者,专用的空气处理和通风设备不是必需的,也不需要采取空气隔离。但若易感者处于近处,接触到含致病菌的飞沫,即可引发感染。其病原微生物主要有 B 型流感病毒、腺病毒、脑膜炎球菌、链球菌、百日咳、小儿猩红热等。

（2）飞沫核传播:飞沫核的粒径多数<5 μm,这种小粒子在空气中能长时间浮游,随气流流动,能长距离传播。因此与飞沫传播不同,飞沫核传播能同时引起多人感染,受感染者与感染源可无密切接触。据文献报道,一些较耐干燥的或传染性强的病原体,如结核杆菌及流感、麻疹、水痘、带状疱疹、腮腺炎病毒等,可经飞沫核传播引起医院感染的发生或暴发。

（3）经尘埃传播:含有病原体的飞沫、呼吸道分泌物、伤口脓液、排泄物、皮肤鳞屑等传染性物,落在地面或物体表面,干燥后形成带菌尘埃,在清扫、抹擦、整理病床、人员走动、物品传递时,经由机械摩擦、震动或气流流动可将尘埃扬起,形成尘埃传播,易感者吸入后即可感染。凡对外界抵抗力较强的病原体如结核杆菌和炭疽杆菌芽孢均可通过尘埃传播。空气中尘埃颗粒的粒径,多数为 15~25 μm,比飞沫核大,故在空气中悬浮的时间较短。尘埃传播可通过吸入或菌尘降落于伤口引起直接感染,或菌尘降落于室内物体表面,引起间接传播。一般多在污染严重的室内发生,如重症监护室。气管切开患者的痰液可造成监护室气溶胶的污染,这些被污染的气溶胶到处漂浮,又可导致监护室物体表面的污染,因此监护室气管切开患者的痰液是造成监护室感染的重要原因,因为气管切开的患者咳嗽时,痰液从套管口中喷溅到空气中,有时还会喷射到医护人员身上,这些痰液的微粒悬浮在空气中,形成微生物粒子的胶体系统,不断与周围空气混合并向周围空间运行,播散到一切空气可以到达的环境。而这些被微生物污染了的微粒子遇到风、震动或各种机械力都可再扬起,产生再生气溶胶、再悬浮不停的传播。监测证实,患者咳痰30分钟后其周围的物品都会被污染,空气监测细菌超标,形成严重污染源,经培养分离的细菌与患者痰液的细菌一致,由此可能造成监护室的医院感染的发生甚至暴发流行。

(4)医源性气溶胶传播:在医院内,某些呼吸治疗装置如湿化器或雾化器、微生物实验室操作及空调系统等也可以产生微生物气溶胶,引起患者感染,称为医源性气溶胶传播,可认为是一种特殊类型的空气传播。①吸入治疗装置:日常使用的气体湿化器及雾化器(气溶胶发生器),能产生粒径<5 μm,多数为1~2 μm的雾粒,这种粒子吸入后能穿透至下呼吸道;由于雾化液常受到微生物的污染,主要为某些革兰阴性杆菌,如铜绿假单胞菌及其他假单胞菌、不动杆菌、沙雷菌、克雷伯菌等,这些细菌能在水中长期存活,有的还能繁殖,因此如果吸入治疗装置使用前未经消毒或使用未经灭菌的水而被细菌污染,可造成病室空气污染,甚至导致院内交叉感染爆发。②实验室气溶胶:在医院微生物实验室中,常规的各种操作都可能产生微生物气溶胶,导致工作人员受染。例如,在匀浆、离心、混合和振荡中,可有很多细菌播撒出来,在吸管、针筒的使用中,由于吸入、吹气或推动,也会有气溶胶产生。有人用高速摄影法观察,吸管末端吹出的气泡破裂时可产生粒径<10 μm的颗粒1 500多个,随之蒸发形成感染性飞沫核。实验室感染事件时有发生,最严重的一次实验室气溶胶感染事故,是1961年在莫斯科的一家研究所发生的。实验人员从流行性出血热疫区捕捉到一些野鼠带回实验室,由于疏忽,这些野鼠被放在了室内暴露的场所。不久实验室相继有63人出现发热症状,开始被误诊为流感,1周内又增加了30人,才开始怀疑到是流行性出血热。本次事故被认为是野鼠身上带有的出血热病毒以气溶胶的形式污染了空气所致。因此实验室的生物安全管理必须引起高度重视,实验室工作人员也需要做好个人防护,以防止气溶胶吸入。③空调系统的空气传播:1977年1月美国首次报告证明,1976年7月于费城某旅馆退伍军人协会年会中发生的军团菌肺炎暴发,是由于污染的空气经空调系统传播。此后一些医院中,也有类似的病例发生。军团菌广泛存在于自然界水和土壤中,在自来水中可生存1年以上,吸入被污染的水的气溶胶是最重要的传播途径。人们感染军团菌的渠道多种多样,尤其夏季到来后,空调的制冷装置成为军团菌滋生的温床。军团菌经由空调系统播散至室内,浮游在空气中,人们吸入被污染的空气就会引起感染。感染后先是出现发热、四肢无力、肌肉疼痛,头晕等症状,之后引起肺炎、内脏病变,严重的有生命危险。因此要有效预防军团菌引起的院内感染,就应该对医院的中央空调进行定期清洗和消毒,尽量减少军团菌的生长繁殖,并将军团菌检测作为常规监测项目。

国内外调查表明,病原体经空气传播是医院感染的主要途径之一。如流行性感冒病毒通过空气飞沫可在全病区传播;水痘病毒可使婴儿室或儿科病房发生水痘暴发;铜绿假单胞菌和金黄色葡萄球菌也可通过尘埃或空气污染伤口。金黄色葡萄球菌带菌者的鼻腔或人体皮肤湿润部位如会阴部、肛周、腋下、脐部等均可有此菌。人每天总有皮肤鳞屑脱落,带有金黄色葡萄球菌的皮肤鳞屑粒子可在空气中悬浮一定时间(数小时至数天)。此种皮肤鳞屑被人吸入后在鼻腔定植;如在手术室内其可直接降落于伤口表面,引起感染。现代外科手术因高度重视无菌操作,接触传播得到了严格控制,但术后感染仍不断出现。1993年健康报报道,沈阳市妇婴医院,由于一产妇感染柯萨奇B族病毒,通过飞沫传播,导致新生儿医院感染暴发,在224名新生儿中发生感染者44名,死亡13人。在加拿大多伦多医院由Norwalk样病毒飞沫传播引起急性胃肠炎暴发,4天内竟有 500 多名工作人员和 49 名患者感染（Sawyer 报告）。经调查认为感染的发生很可能是由于患者剧烈的呕吐、腹泻，使病毒粒子污染空气，当被其他人吸入或咽下时就会引起发病。因此应严格按照医院隔离技术规范，根据不同病原菌的特点及其传播途径采取相应的隔离措施。

2.接触传播

接触传播是医院内病原微生物从一个人传给其他人最常见的方式，分为直接接触传播和间接接触传播。

（1）直接接触传播：是指病原体在没有外界传播媒介的参与下，直接从感染源传播给易感者。在一个病床拥挤的室内，患者的日常生活及医疗护理中，直接接触是经常发生的。病室内如有感染者，例如皮肤或伤口化脓性感染、甲型肝炎、感染性腹泻或鼠伤寒沙门菌感染等，在患者间常常可经直接接触而引起交叉感染。母婴之间可由直接接触而传播疱疹病毒、沙眼衣原体、淋球菌或链球菌等。患者的一些自身感染也可认为是通过自身接触使病原菌从已感染的伤口传递至其他伤口，从而引起其他部位的感染。粪便中的革兰阴性杆菌可通过手的"自身接种"传递至鼻咽部或伤口而引起感染。

（2）间接接触传播：其常见的方式为病原体从感染源污染医护人员手、医护用品或设备、病室内物品（如床单、食具、便器等），再感染其他患者。在这种传播中，医护人员的手起着重要媒介作用。手因工作关系可能经常接触患者的传染性物质及其污染的物品，很容易再将病原体传递给其他物品、患者或医护人员。

医院内医护人员手及病室内物品的污染率很高。某医院一烧伤病房内，医护人员的手携带铜绿假单胞菌者为 25.9%，大肠埃希菌者为 22.2%，金黄色葡萄球菌者为 14.8%。各种常用物品上铜绿假单胞菌的检出率：床上物品为 24.4%，医护用品为 10.5%，洗手槽水龙头为 8.8%，床边水瓶塞为 26%，室内地板为 25.2%，拖把及抹布为 69.2%。这些被病原微生物污染的物品大多是患者、医护人员或者陪护人员经常接触的，如果不注意手卫生，则这些微生物很容易在医护人员、陪护人员及患者之间传播。现在常发生的导尿管相关尿路感染、手术切口感染、新生儿皮肤感染等，手是最重要的传播媒介。接触传播也使医护人员受感染的机会增加。某地调查发现医院医护人员感染病毒性肝炎的机会相当于非医护人员的 3.47 倍。因此可以说做好手卫生是切断接触传播、控制医院感染发生最有效的措施，而且简便、易行。

3.共同媒介物传播

医院中血液、血液制品、药物及各种制剂、医疗设备、水、食物等均为患者共用或常用，因其受到病原体污染引起医院感染，称为共同媒介物传播。这种传播中最常见的有以下几种。

（1）经水传播：水一直是卫生保健相关感染的宿主和传染来源。医院重要的水宿主包括饮用水、水池、水龙头、淋浴、透析液、冰和冰箱、洗眼装置和牙科用水等，医院供水系统的水源有可能受粪便及污水的污染，未经严格消毒即供饮用，或用来洗涤食具等，常可引起医院感染的暴发。同水宿主相关最常见的病原体包括革兰阴性杆菌（尤其是铜绿假单胞菌）、军团菌、非结核分枝杆菌等。饮用水被认为是许多感染暴发的感染源，最常见的是设备用饮用水冲洗，可造成设备污染及随后的院内感染。医院内经水传播而致伤寒、细菌性痢疾、病毒性腹泻等暴发在国内已有多次报告。

（2）经食物传播：是由食物的原料、加工、储运等任何环节受污染所致。常见有医院内细菌性食物中毒、菌痢、沙门菌病和病毒性肝炎等的暴发。另外，食物中常可检出多种条件致病菌，如铜绿假单胞菌和大肠埃希菌等。这些细菌随食物进入患者体内，在肠道存活，当机体免疫功能低下时可发生自身感染。

(3)输液、输血制品：包括血液、血制品、生物制品，静脉输液，高能营养液及输液器、注射器等，这些产品可在生产过程和使用中受到病原体污染，多数细菌可在溶液中生长繁殖，使用后可致医院感染的暴发或流行。这类感染危险度高，发病快，严重者可致患者败血症而死亡，临床上应引起高度重视。常引起感染的病原微生物有肝炎病毒、巨细胞病毒、人类免疫缺陷病毒、真菌、假单胞菌和部分革兰阴性杆菌，还可引起患者热原反应。既往我国输血后乙型肝炎感染率约10％，近年来由于采取措施，情况有所好转。但输血后发生丙型肝炎事例则屡有发生，应引起注意。国外血液制品的危险性已被人共知，曾多次从进口血液制品中检出艾滋病病毒抗原。因此，凡未经检验的血液制品不得使用。1976年美国发生一次由输液制品污染引起的全国性菌血症暴发。由于输液制剂消毒不合格，国内也曾发生多起菌血症暴发。国内已广泛应用静脉高能营养液。国外曾因白色念珠菌污染而有15％的使用者中发生致命性感染（该菌可在此液中增殖）。

(4)药品和药液：在生产和配制过程中的操作失误而造成污染，或者在使用药品时发生污染，均可导致医院感染的发生。医院中各种口服液及外用药液中常可检出铜绿假单胞菌、克雷伯菌、大肠埃希菌、沙雷菌、不动杆菌等条件致病菌。某些动物性药品，例如从甲状腺粉剂中曾检出沙门菌，并引起感染。也有人报告泌尿科氯己定冲洗液中有假单胞杆菌污染，导致患者发生尿道感染。国外有报道一起由腹膜透析液被污染所导致的细菌性腹膜炎的暴发。

(5)各种诊疗仪器和设备：随着医学科技的迅速发展，各种侵入性诊疗设备不断增多，如呼吸治疗装置、牙科器械、各种内镜、血液透析装置、麻醉机、各种导管插管、各种吸入吸引装置和手术植入器材等，随之带来的消毒、灭菌问题也日渐凸显。有的设备因结构复杂或管道细长、不耐热力、管道内的污染物（血液、黏液）不易清除、内镜与诊疗人次不相适应等问题，常常消毒不彻底而存在污染。有的在使用过程中，常被各种用液污染，如冲洗液、雾化液、透析用液、器械浸泡液等，所造成的医院感染报道并不鲜见。据统计由器械装置引起的医院感染事例中，导尿管引起的占26％，血液透析装置占19％，呼吸治疗设备占11％。

内镜是医疗设备中与医源性感染暴发和隐形感染有关的代表之一。可曲性内镜内腔细长狭窄、交叉接合、弯曲角度大、有弹簧和阀门、盲性末端、材料有吸附性、有双层表面等，这些特点给低温杀菌和高效消毒带来了新的挑战。自1990年以来，报道了多起支气管镜和胃肠内镜感染暴发和隐性感染。同支气管镜相关感染暴发有关的常见病原体是结核分枝杆菌，隐性感染常涉及非结核分枝杆菌，或其他水源性环境微生物，如军团菌属和铜绿假单胞菌。与胃肠道内镜相关感染暴发的常见病原体以往是沙门菌属，现在常见为乙型肝炎病毒和铜绿假单胞菌。另外，通过病房中空调系统而引起军团感染，国内外均有报告。

(6)一次性使用的医疗用品：随着一次性医疗卫生用品的增多和广泛使用，对其生产、消毒、灭菌、贮存、运输、使用等也提出了新的要求，但因管理不善或使用不当造成医院感染暴发的事例，国内外均有报道。尤其是进入人体无菌组织或接触有创皮肤和黏膜的一次性灭菌用品，包括人工植入物，如果受到污染，极易导致严重的医院感染，甚至造成治疗的失败、患者的死亡。因此医院感染管理应督导一次性医疗用品的使用、毁型、收集、暂存、登记、转运等情况，发现不合格现象与科室经济收入挂钩从而更加规范一次性医疗用品的使用，确保医疗安全。

4.生物媒介传播

在医院感染中虽非主要，但在一些虫媒传染病流行区内，医院若无灭虫、灭鼠等措施时，则一些疾病也可在病房中传播，如流行性乙型脑炎、疟疾、流行性出血热、流行性斑疹伤寒等。蝇及蟑蝇等媒介,属于机械性传播,在医院内的密度很高,传染食品后(主要为革兰阴性杆菌),也能引起肠道传染病及感染性腹泻的发生,尤其是抵抗力低下的患者易发生感染。此外,苍蝇也能使暴露伤口、注射器械、药液等受到污染,引起条件致病菌的感染。

(三)易感人群

病原体传播到宿主之后,并不总是引起感染。它取决于病原体的致病因素与宿主的一些因素。影响宿主的易感因素,主要是病原体的定植部位和宿主机体防御功能。人群作为一个整体对传染病的易感程度称为人群易感性。人群易感性的高低取决于该人群中易感个体所占的比例。与之相对应的是群体免疫力,即人群对于传染病的侵入和传播的抵抗力。

1.影响人群易感性升高的主要因素

(1)新生儿增加:出生后6个月以上的婴儿,其源自母体的抗体逐渐消失,而获得性免疫尚未形成,缺乏特异性免疫,因此对许多传染病易感。

(2)易感人口迁入:流行区的居民因隐性或显性感染而获得免疫力。但一旦大量缺乏相应免疫力的非流行区居民进入,则会使流行区人群的易感性增高。

(3)免疫人口免疫力自然消退:当人群的病后免疫或人工免疫水平随时间逐渐消退时,人群的易感性升高。

(4)免疫人口死亡:免疫人口的死亡可相应地使人群易感性增高。

2.影响人群易感性降低的主要因素

(1)计划免疫:预防接种可提高人群对传染病的特异性免疫力,是降低人群易感性的重要措施,预防接种必须按程序规范实施。

(2)传染病流行:一次传染病流行后,总有相当部分人因发病或隐性感染而获得免疫,这种免疫力可以是持续较短时间,也可以是终身免疫,因病种而不同。

3.人体对感染的防御功能

人体对感染的防御功能,可分为特异性的和非特异性的两类。特异性防御功能是机体同抗原物质相互作用的结果,具有特异性,有自动免疫和被动免疫两种,对传染病病原体的预防作用具有重要意义。因为大多数条件致病微生物对人的免疫原性较一般病原体低,其刺激机体产生特异性免疫力的程度较差。非特异性防御功能主要为人体的屏障结构,体液中的多种非特异性杀菌或抑菌物质,机体吞噬细胞系统对微生物的吞噬或杀灭,人体皮肤、黏膜上正常菌群对侵入微生物的拮抗作用等。非特异性防御功能对各种条件致病微生物的侵袭或感染的防御具有重要意义。例如完整的皮肤、黏膜是人体防御病菌侵入的重要屏障,大多数条件致病微生物是不会侵入正常皮肤和黏膜的。人体呼吸道也有防御细菌侵袭的屏障结构,如鼻腔弯道及鼻毛可阻挡吸入的大的带菌颗粒;上呼吸道黏膜的纤毛及黏液对吸入带菌颗粒起到捕捉与排菌作用;粒径小的颗粒虽可深透至下呼吸道,但也会受到黏膜分泌物的抑菌及巨噬细胞的吞噬。人体消化道的胃酸,对肠道细菌的侵入起到重要屏障作用。

4.医院感染的人群易感性

住院患者有下述情况者,对医院感染更为易感。

(1)所患疾病严重影响或损伤机体免疫功能者:如患恶性肿瘤、糖尿病、慢性肾病、肝病、各种造血系统疾病等,这些疾病严重影响人体的细胞免疫和体液免疫,使患者对病原微生物易感。

(2)老年及婴幼儿患者:因婴幼儿的免疫功能尚未发育成熟,而老年人的生理防御功能逐渐减退,机体抵抗力下降,从而对病原微生物易感。

（3）接受各种免疫抑制疗法者：如抗癌药物、皮质激素及放射治疗和化学治疗等。

（4）长期使用抗菌药物者：尤其是长期使用广谱抗菌药物者，体内细菌可产生广泛耐药性，并且患者容易发生菌群失调或二重感染。

（5）接受各种损伤性（侵入性）诊断、治疗器械或损伤者：这类介入性操作具有直接损伤机体皮肤和黏膜屏障的作用，使得某些定植在人体的条件致病菌直接侵入而引起感染。

（6）营养不良者：容易减弱机体的抗病能力，从而易发生医院感染。

（7）手术时间长者：随着手术时间的延长，手术切口部位组织受损加重，局部和全身抵抗力下降，手术切口污染的细菌数量相对增多，造成患者对病原体的易感。据文献报道手术患者医院感染的发生率与手术时间延长有关。

（8）住院时间较长者：据文献报道，医院感染的发病率，常随患者住院时间的延长而增多。

三、内源性医院感染

内源性感染是指引起感染的病因菌来自患者本身，而不是来自医院内周围环境，不是来自其他患者或医护人员的所谓交叉感染，这类感染虽然经医护人员与患者的不懈努力也不可能消灭，但却可有效减少。目前医院感染病原体来源的特点是：由外源性转变到内源性，后者约占医院感染病例的70%。许多研究结果表明，内源性感染在医院感染的研究中占有重要地位，特别是近年来随着肠道细菌移位的研究进展，体内肠源性医院感染正备受关注。

（一）内源性感染的微生态学原理

传统的生物病因论认为感染是由致病性微生物引起的，而微生态学则认为内源性感染是机体受失血性休克、创伤、免疫功能低下、不合理使用抗菌药物、应激损伤等促使细菌易位的临床因素影响下，正常微生物群定位转移的结果。引起感染的微生物不一定是致病菌或病原体，而是正常微生物群易位或易主的结果。其中的肠道正常菌群易位引起感染已引起了广泛的关注。肠道易位的细菌主要为兼性厌氧菌，其中革兰阴性杆菌占了很大一部分。通常易位的细菌与其在肠道中的数量密切相关，细菌数量越多，发生易位的可能性越大，但在正常人群，肠道内数量上占优势的专性厌氧菌如双歧杆菌并不发生易位。肠道细菌易位的主要原因有肠道内菌群失调，肠黏膜屏障通透性增加和宿主免疫功能下降，比如出血性休克、烧伤、外伤、肠道缺血、急性胰腺炎、严重感染、急性肝衰竭及肝硬化等均可导致细菌易位。各种原因尤其在抗菌药物治疗期间引起的肠道菌群失调，均可导致细菌易位扩散，如甲硝唑可显著增加肠道大肠埃希菌易位到局部淋巴结的发生率，引起肠道外的感染（脓毒血症、肺部感染、腹腔感染等）；动物试验发现在肠道缺血再灌注时经常发生细菌易位，发生肠道易位的细菌数量依次为大肠埃希菌、变形杆菌、凝固酶阴性葡萄球菌和肠球菌。

临床研究发现，许多患者虽有菌血症、脓毒血症、全身炎症反应综合征或多器官功能不全综合征（MODS）等，但没有明确的感染灶。我们推测，肠道细菌和各种毒素易位可能参与其感染的形成和发展。传统的感染性疾病认知模式是基于病原学的模式来研究人为什么会感染、感染的表现、发展及预后。但是实验证明病原体的暴露可能造成感染也可能不导致感染，而感染也不一定导致疾病。微生态学认为人体及动物宿主携带有大量的正常微生物群，在正常情况下，分布在消化道、呼吸道、泌尿生殖道及皮肤这些特定部位的正常微生物群形成机体的生物屏障，对外袭性致病性微生物起拮抗作用。

(二)感染源

一般常见的医院感染(尿路感染、下呼吸道感染、手术切口感染、皮肤软组织感染以及感染性腹泻等),其病原菌多为条件致病微生物,在一定条件下,可引起自身感染,即内源性感染,也可成为播菌者,这是医院感染中的一个特点。实际上这种引起感染的微生物,有的是人体正常菌群,如在肠道、上呼吸道等处寄居或定植的细菌,有的是正在身体其他部位引起感染的微生物,而有的是入院后从医院外环境中而来的条件致病菌,可在人体定植,一般并不引起临床症状,一旦机体抵抗力降低或有经由该部位的侵入性操作(如经呼吸道、尿道、或中心静脉插管、气管切开或手术等),则可发生感染。一些研究表明大多数患者感染发生前,在感染部位或其邻近已有相应的感染菌定植。例如,由铜绿假单胞菌引起的肛门蜂窝织炎和菌血症,该菌已先后在肛门周围定植;克雷伯菌肺炎发生时,在患者咽部常先有该菌定植;口腔有白色念珠菌重度定植者,以后发生念珠菌性咽炎或食管炎的概率也较高。因此对一些重症或免疫功能缺损的患者、进行监测性细菌学检查,及时了解其体内定植菌种类及耐药情况,对控制医院感染有一定意义。

(三)感染途径

内源性医院感染的机制比较复杂,其感染途径尚不十分清晰,但目前存在这样的几种学说。

1.原位菌群失调

也称菌群紊乱,即原位菌群失调是指正常菌群虽仍生活在原来部位,亦无外来菌入侵,但发生了数量或种类结构上的变化,即出现了偏离正常生理组合的生态学现象。根据失调程度不同,原位菌群失调可分为三度。

(1)一度失调:在外环境因素、宿主患病或所采取的医疗措施(如使用抗菌药物或化学药物治疗)的作用下,一部分细菌受到了抑制,而另一部分细菌却得到了过度生长的机会,造成某些部位正常菌群的结构和数量发生暂时性的变动,即为一度失调。失调的因素被消除后,正常菌群可自然恢复,临床上称这为可逆性失调。

(2)二度失调:正常菌群的结构、比例失调呈相持状态;菌群内由生理波动转变为病理波动。去除失调因素后菌群仍处于失调状态,不易恢复,即具有不可逆性,多表现为慢性腹泻(肠炎)、肠功能紊乱及慢性咽喉炎、口腔炎、阴道炎等,临床常称为比例失调。

(3)三度失调:亦称菌群交替症或二重感染,是较严重的菌群失调症。原正常菌群大部被抑制,只有少数菌种占决定性优势。发生三度失调的原因常为广谱抗菌药物的大量应用使大部分正常菌群消失,而代之以过路菌或外袭菌,并大量繁殖而成为该部位的优势菌。三度失调表现为急性重病症状,如难辨梭菌引起的伪膜性肠炎。白色念珠菌、铜绿假单胞菌和葡萄球菌等都可能成为三度失调的优势菌。

2.移位菌群失调

在医院中更严重的是移位菌群失调,也称为定位转移或易位。即正常菌群由原籍生活环境转移到外籍生活环境或本来无菌的部位定植或定居,如大肠中的大肠埃希菌、铜绿假单胞菌转移到呼吸道或泌尿道定居。其原因多为不适当地使用抗菌药物,即该部位的正常菌群被抗菌药物抑制或消灭,从而为外来菌或过路菌提供了生存的空间和定植的条件,包括横向转移和纵向转移两种形式。

(1)横向转移:如下消化道向上消化道转移,上呼吸道向下呼吸道转移。

(2)纵向转移:正常菌群是分层次的转移,由表浅向纵深转移或由深部向表浅的转移。纵向转移又分为4个层次。①体表部位:微生物在皮肤、口腔、鼻咽、呼吸道、小肠、大肠及阴道黏膜上异常繁殖,发生菌群失调,临床可无症状及体征。②上皮细胞:微生物在上述部位的上皮细胞表面异常繁殖,呈现明显菌群失调,临床可出现卡他症状或炎症。③淋巴组织:微生物侵入深部淋巴组织,如胸腺、淋巴结、二次性淋巴发生中心、骨髓、肝及脾等,临床表现为胸腺、淋巴结大,白细胞增多,或肝、脾大。④网状内皮系统:微生物侵犯关节、胸膜、心包膜、腹膜、脑膜、血管内皮等,临床表现为关节炎、胸膜炎、心包炎、脑膜炎等。

3.血行易位

正常菌群在一定诱因条件下,迁移到远隔的组织或脏器,形成病灶而引起的感染。血行易位可分为血管内易位和组织脏器易位。血管内易位是血行易位的一种特殊形式,它可发生在微生物定位转移之前或之后。菌血症是最常见的,多数为一过性,因而常易被忽略。脓毒败血症是正常菌群通过血行易位转移到其他部位引起严重感染,然后再由感染部位重新进入血行,引起另外部位的感染,如此反复,所以病情一般较为凶险。组织器官易位即远隔脏器转移,是正常菌群通过血行转移到其他脏器或组织,如脑、肝、肾、肺、腹腔、盆腔等处发生的脓肿,多与脓毒败血症同时或连续发生。

内源性医院感染的传播最常见的直接诱因是外科手术、插管、内镜、血液透析、各种注射等外部侵入性诊疗操作;间接诱因是使用免疫抑制药、放射治疗、慢性疾病、衰老、大面积烧伤及早产儿等所致免疫力不全或下降;抗菌药物不合理应用使耐药菌株过度生长,造成原位菌群失调也可以使耐药优势菌群得到传播。

(四)易感部位

内源性医院感染的发生与易感部位的性质和状态有非常密切关系。易感部位分为有菌部位和无菌部位。

1.有菌部位

一般为人体的正常储菌库,正常微生态环境能够阻挡外来细菌的定植。当这种平衡或定植抵抗力被破坏,依据破坏的程度就会造成外来菌的不同感染。破坏定植抵抗力最危险的因素就是抗菌药物,其次为各种疾病的状态。

2.无菌部位

主要是指人体内的无菌组织和脏器。一般情况下不易发生感染。但在局部或全身抵抗力低下时,有可能成为易感部位,如局部穿刺、介入治疗、大量使用糖皮质激素、放射治疗和免疫力低下的疾病,是其常见诱因。

目前抗菌药物普遍应用、微生态失调、细菌耐药性的产生日益成为全球性的公共卫生问题,要想有效地防治医院感染,必须要掌握医院感染的各类病原微生物特点及感染传播的过程,从感染发生、发展的多个环节上寻找预防、控制及治疗感染的方法。

(张赐美)

第四节 医院感染与护理管理

护理工作在医院感染管理中具有本身的特殊性和重要性。国内外调查结果显示,医院感染中有30%~50%与不恰当的护理操作及护理管理有关。因此,加强研究护理程序、护理技术和医院感染的发生规律,以及它们之间的相互关系,探索预防、控制感染的理论与方法,用有效的护理操作技术,最大限度地降低医院感染的发生率,是本节阐述的目的。

一、护理操作与防止感染的关系

护理管理是医院管理系统中的主要组成部分。在总系统的协调下,相关的护理部门运用科学的理论和方法,在医院内实行各种消毒灭菌和隔离措施。完善的护理管理机制通常以质量管理为核心,技术管理为重点,组织管理为保证。护理质量的核心则是医院感染控制的水平。在预防和控制医院感染的全过程中,护理指挥系统起着决定性的作用。护理人员及护理管理者,应该成为预防和控制医院感染的主力。

预防感染措施的执行常常首先涉及护理人员。要做好任何实质性护理,都离不开消毒、灭菌和隔离技术,而且,一般来说,护理人员接受的控制感染的基本教育和训练比医师要多。在不少情况下,患者的一些病情变化首先发现的往往是护士。一旦发现患者有严重感染的危险时,当班护士有权对患者实行隔离。这种责任要求护士对一些疾病及其隔离的必要条件,必须有较全面的知识和理念,并要随着疾病谱的变化、疾病传播和流行的特点,制订出相应的隔离措施。比如,100多年前提出的"类目隔离"发展至今已有7种方法[严密隔离、呼吸道隔离、抗酸杆菌(AFB)隔离、接触隔离、肠道隔离、引流物-分泌物隔离、血液-体液隔离],以后又发展为以疾病为特点的隔离;20世纪80年代末期进一步提出全面血液和体液隔离,亦称屏障护理;90年代初发展为"体内物质隔离"。在此基础上于90年代中期形成了"普遍性预防措施",到了90年代后期又迅速地发展为今天的"标准预防"。

以最简单而常做的试体温为例来说,曾有报道,由于直肠体温表擦拭不净,消毒不彻底,造成新生儿沙门菌感染迅速扩散,6周内就有25例新生儿感染。经过实行隔离患儿、彻底消毒体温计和停止直肠测温(改用腋表)等综合管理和护理措施,感染才得以控制。

点眼药这一简单而常见的护理操作,亦可能造成眼部的严重感染。国外有报告说,因点眼药造成感染的发生率可高达44%。点眼药除可导致铜绿假单胞菌传播外,还会引起黄杆菌污染。曾有报道,给新生儿洗眼后发生脑膜炎;用无色杆菌污染的水洗眼和湿润暖箱造成6名早产婴儿死亡。

大量的事实充分说明,严格认真地执行消毒、灭菌、无菌操作和隔离技术,是预防医院感染的重要保证。护理人员既然是主力,在任何治疗和护理行动中都必须坚持这一观点。欧美各国多数医院管理机构都认为,没有预防感染的护士,就无法推动和贯彻防止医院感染的各种措施。因此,英国在1958年率先任命了医院感染监控护士。

随着人们对感染与护理关系的认识日益深入,各有关护理管理和护理教育部门相继把防止感染问题列入迫切的议事日程,作为护理质量控制的必要指标来抓。这既是摆在护理工作者面前的一个亟待解决的重要课题,也是全体护理人员的光荣任务和神圣职责。

综上所述,护理人员必然是医院感染管理中的主力。香港的有关机构总结了感染监控工作的经验与教训,认为一个合格的感染监控护士,应该扮演着多种重要角色:专职者(掌握病原体特征及其传播途径,并有针对性地加以有效预防和控制)、执行者(理论与实际并重,不仅掌握清洁、消毒、灭菌理论与方法,并能付诸实践,严格地执行无菌操作技术与隔离方法,有效地控制医院感染的发生)、监察者(督促全院医护人员行动一致,互相提醒)、教育者(指导卫生员、护工及探访者等非专业人员,普及有关疾病传播和预防交叉感染等知识)、发现者(高度警惕、密切观察,及时发现感染者及引起感染的潜在危险因素，并尽快予以控制）、研究者（研究医院感染的发生、发展规律，探讨针对感染的预防控制措施）和保护者（既是患者健康的保护神，又必须保护工作人员免受感染）。集 7 个角色于一身，这充分说明监控护士的重要作用，同时也描绘出监控护士所担负的职责与任务的份量。

二、加强护理管理与减少医院感染

按卫生部 1988 年建立健全医院感染管理组织的文件精神，护理部主任（或总护士长）必须是医院感染管理委员会的主要成员之一，积极参加该委员会的组织、管理、计划和决策等各项重要活动。护理部必须将感染管理委员会的各项计划、决策列为本部门的日常基础工作，并及时付诸实施和督促执行。护理部有责任教育广大护理人员提高对医院感染危害的认识，贯彻消毒、灭菌、隔离和合理使用抗生素等各项预防措施，并担负起有关防止感染的组织、领导、培训、考核、评价、科研和调查等工作。如有必要，护理系统应该主动和独立地制订出行之有效的预防措施，并建立严格的控制感染管理制度，层层落实把关，从而最大限度地避免因护理管理失误而引发医院感染。

（一）加强组织领导与健全监督检查

医院的感染管理是一个复杂的系统工程，护理管理则是该系统的重要子系统，它的运行状况会直接影响整个医院感染管理的质量与水平。为了实现预防和控制医院感染这个大目标，必须建立健全组织，并实施科学而有效的管理。护理部要在医院感染管理委员会的指导下，组织本系统中有关人员成立预防医院感染的"消毒隔离管理小组"，由护理部主任或副主任（或总护士长）担任组长，成员应包括部分科护士长和病房护士长。组成感染管理的护理指挥系统，负责制订预防医院感染的近期和远期计划，并提出相应的具体要求，明确职责与任务。无论近期或远期计划均应从实际出发，并有一定群众基础，以利实施和执行。切实可行的预防感染计划是严格护理管理的关键一步。它既是护理质量评定的标准和检查、考核、评比的依据，又是防止感染发生的保障。

护理指挥系统应当充分发挥它的组织作用，以及计划、处理和控制医院感染的职能，通过计划安排、定期检测、随时抽查或深入第一线等途径，了解情况，以此衡量和评定各科室的护理管理现状和质量，并根据所获得的各方面的信息及时处理存在的问题，或作出相应的调整，使医院感染的各项预防措施持续处于良好的运行状态。这个系统必须使组织中的成员都能发挥他们的聪明才智，为实现组织目标而共同努力奋斗，用有限的资源达到最大的预防控制感染的效果。

感染管理的护理系统还应对全院护理人员进行消毒、灭菌、无菌操作和隔离技术的教育，进行合理使用抗菌药物、正确配制和选择合适溶酶、观察用药后的反应，以及各种标本的正确留取及运送等有关预防感染的培训，并根据实际需要及时实施考核、检查、纠错等工作。要定期进行无菌操作的达标率和消毒灭菌合格率等的统计，了解护理人员被利器刺伤甚或遭受感染的情况，以及住院患者的感染发生率等，分析原因，及时向有关部门提出警示并做好宣传教育工作等。它还必须建立感染发生的报告制度，除法定传染病按规定报告外，其他医院感染均应由各病区护士长（或监控护士）上报护理部及医院感染管理专职人员，特别是发生多种耐药菌株，如 MRSA（耐甲氧西林的金黄色葡萄球菌）、VRSA（耐万古霉素的金黄色葡萄球菌）、VRE（耐万古霉素肠球菌）等感染；输血和输液反应及输血后肝炎等需要立即报告，同时应实施有效的相应隔离。一旦发生感染暴发流行，护理部的主管者应迅速到达发病现场进行调查，获得第一手资料，并同医院感染管理专职人员一起探讨原因，采取相应的对策，以及改进消毒灭菌方法和隔离措施。

在医院感染暴发流行时，必须及时调整预防感染的计划。这时感染管理的惯性运行应过渡到调度运行或控制运行状态。但是，全院统一的清洁卫生、消毒隔离、监测检查和无菌操作等各种规章制度应保持相对稳定，这一点正是制度与计划的不同之处。切实可行的计划与严格的管理制度不但可提高质量和效率，而且是使整个护理工作处于良好状态的保证。此外，护理系统还应制订统一的消毒隔离、无菌操作等护理质量检查标准和具体要求，如对肌内注射、静脉注射、留置针、呼吸机的应用、留置导尿管等操作规定统一的操作程序及质量标准，并要根据标准进行训练和强化要求，使具体操作规范化和质量标准化。每季度应进行抽查，以切实达到预防医院感染的目的。

（二）改善建筑布局与增添必要设备

医院感染管理工作的好坏与医院重点部门的建筑布局和设备的关系比较密切，所以在条件允许的情况下应根据需要适当改造或改建不适于预防感染的旧建筑，增添必要的专用设备。例如，在无菌手术室和大面积烧伤病房及大剂量化学治疗、骨髓移植病房端安装空气净化装置；医院中心供应室三区（清洁区、准清洁区与污染区）划分清楚，区与区之间有实际屏障，人流、物流由污到洁，保证不逆行，清洗污染物品逐步由手工操作过渡到机械化操作，使之达到保证清洗干净又不污染或损伤操作者；淘汰不合格的压力蒸汽灭菌器，应用预真空压力蒸汽灭菌器，保证灭菌质量；根据医院功能及灭菌要求，考虑购置环氧乙烷灭菌器，以保证畏热、怕湿仪器的灭菌质量；增加基础医疗设备，如持物钳、器械罐、剪刀、镊等基础器械的备份，以保证有充足的灭菌及周转时间，确保医疗安全。在供应室的三区内部设有足够的洗手池及清洁干燥的肥皂与毛巾，以保证工作人员及时洗手。在重点病房及注射室、ICU、儿科病房等部门的进出口旁安装洗手池，脚踏式的开关，以保证医护人员在护理患者前后，能充分地洗手而防止交叉感染。在综合医院设立传染病房时，应建立独立的护理单元，并按传染病医院要求合理布局，按传染病管理法严格管理；严格区分清洁区，准清洁区和污染区，以及加强污物、污水的无害化处理。

（三）加强教育培训与提高人员素质

提高工作质量的原动力来自教育。不断进行针对性的教育与专业培训是搞好医院感染管理的基础。因此，护理部必须从教育入手，与感染管理专职人员密切配合，根据当时的具体情况，对各级人员进行消毒、隔离技术等的培训。只有人人都了解预防医院感染的意义、具体要求和实施方法，才能使预防感染的各项计划和措施变为群众的愿望和行动，才能切实控制或防止感染的发生。

对于从事医院感染管理人员的知识结构的要求主要有两方面：其一是严密的消毒、隔离、无菌操作及其他预防或控制措施的技术方法，以及合理使用抗生素等，这可按照一定的规章制度，通过严格的专业培训来实现；其二是有关的微生物学、卫生学、流行病学等基础知识，这需要加强经常性的学习，不断拓宽知识面才能达到。其中尤其重要的是提高工作人员的专业素质，使他们掌握并熟知各种感染性疾病的先兆特征及其潜伏期，早期预测和推断交叉感染发生的可能性，并采取相应的措施。早期识别对防止感染的发生最为有效，因为患者最具有传染性威胁的时间往往是患病的最初阶段，如果能及早采取必要的措施，就能迅速控制疾病传播，收到事半功倍的效果。否则，一旦感染扩散开来，就会出现不可收拾的局面。从这个意义上来讲，医院感染预防和管理教育的对象应该不仅仅限于传染科的医护人员，而是医院的全体，只是教育的内容和程度有所选择和区别。

定期进行在职教育或轮训和考评,是促进护理常规落实的好办法。值得一提的是,实践已反复证明,有关护士长和监控护士的思想作风、业务技术和组织管理能力与医院感染的发生率有密切关系,因此医院感染的管理机构和护理指挥系统必须紧紧抓住对护理人员的教育。通常,可以通过有计划的专业培训、参观学习、经验交流及定期举办专题讨论会等形式来提高其的业务素质和管理水平。护士长和监控护士应该善于利用组织查房、消毒和隔离操作、小讲课、定期考评等途径来指导所属护理人员的工作,从而保证医院感染预防和管理的质量。对于各级护理人员(特别是新调入的)除培养护理人员严格执行各项消毒隔离制度的习惯外,还必须加强个人卫生管理。如保持工作服、工作帽、口罩及各种器具等清洁和合理使用等。

2000年卫生部下发的医院感染管理规范中也明确地规定,各级人员均要有计划地参加医院感染专业和职业道德的培训,新调入人员不少于3个学时、一般工作人员每年不少于6个学时、专职人员每年不少于15个学时的培训。

(四)强化高危人群和重点部门的感染管理

医院是各种疾病患者聚集的地方,其免疫防御功能都存在不同程度的损伤或缺陷。同时,患者在住院期间又由于接受各种诊疗措施,如气管插管、动静脉插管、留置导尿管、手术、放射治疗、化学治疗、内镜检查和介入治疗等,进一步降低了他们的防御功能。加之医院病原菌种类繁多、人员密集,增加了患者的感染机会。因此,为了控制医院感染的发生,医护人员必须对人体的正常防御能力有一定的了解,还要熟悉降低或损伤宿主免疫功能的各种因素,以便采取相应措施,提高宿主的抵抗力。同时,还应对医院感染所涉及的各类微生物,对于常见致病菌、机会致病菌的种类、形态、耐药力、致病力及对药物的敏感性等应有一个清楚的认识,以便有针对性地对有传染性的患者进行有的放矢的隔离与治疗,对环境及医疗器械进行有效的消毒、灭菌,从而降低医院感染的发生率。

老年患者由于免疫功能低下,抗感染能力减弱,尤其是有疾病并处于卧床不起的老年人,由于呼吸系统的纤毛运动和清除功能下降,咳嗽反射减弱,导致防御机能失调,易发生坠积性肺炎。而且,这类患者的尿道多有细菌附着,导管中绿脓杆菌、大肠埃希菌、肠球菌分离率高,也可能成为医院感染的起因。对于抗菌药物的应用,无论用于治疗还是用于预防,均应持慎重态度,并坚持定期做感染菌株耐药性监测,以减少耐药菌株的产生。

对住院的老年患者必须特别加强生活护理,做好患者口腔和会阴的卫生。协助患者进行增加肺活量的训练,促进排痰和胃肠功能恢复。用于呼吸道诊疗的各种器械要做到严格消毒。工作人员在护理老年患者前后均应认真洗手,保持室内环境清洁、空气新鲜,严格探视制度及消毒隔离制度。

幼儿处于生长发育阶段,免疫系统发育尚不成熟,对微生物的易感染性较高,尤其是葡萄球菌、克雷伯菌、鼠伤寒沙门菌、致病性大肠埃希菌和柯萨奇病毒等,较易在新生儿室形成并暴发流行。因此,预防医院感染要针对小儿的特点,制订护理和管理计划。加强基础护理,注意小儿的皮肤清洁及饮食卫生,更主要的是从组织活动和环境改善方面进行考虑,除严格执行各种消毒、隔离的规章制度外,还要求工作人员上班前一定要做好个人卫生。进入新生儿室要换鞋,接触新生儿前一定要洗手,并做好对环境卫生的监测。工作人员出现传染性疾病时,应及时治疗、休息,传染期应调离新生儿室,以免发生交叉感染。

ICU(重症监护病房)是医院感染的高发区,患者的明显特点是病情危重而复杂:①多数患者都是因其他危重疾病继发感染(包括耐药菌株的感染)后转入 ICU。②各种类型休克、严重的多发性创伤、多脏器功能衰竭、大出血等患者,其身心和全身营养状况均较差,抗感染能力低。严重创伤、重大手术等常导致全身应激反应,进而出现抗细菌定植能力及免疫功能下降。③多数患者较长时期使用各类抗菌药物,细菌的耐药性均较强。④强化监护所使用的各种介入性监察、治疗,如机械通气、动脉测压、血液净化、静脉高营养、留置导尿管、胃肠引流等都可能为细菌侵入机体和正常菌群移位提供有利条件。⑤患者自理能力缺乏或丧失,因而十分依赖护理人员,与护理人员频繁接触往往会增多发生交叉感染的机会。

为了做好 ICU 医院感染的预防工作,除从设计和设备上给予关注外,必须制订一系列防止感染的管理制度。此外,还应强调从业人员素质的提高,有高度责任心者才能做好 ICU 的工作,从而降低 ICU 患者医院感染的发生率。预防 ICU 医院感染的原则应是提倡非介入性监护方法,尽量减少介入性血流动力学监护的使用频率。对患者施行必要的保护性医疗措施,提高患者机体的抵抗力。特别应预防下述各类型感染。

1.预防下呼吸道感染

因为这类感染易于发生,而且对危重患者威胁较大。在具体实践中应认真做好以下各项。

(1)对昏迷及气管插管的患者,必须加强口腔护理。

(2)掌握正确的吸痰技术,以免损伤呼吸道黏膜及带入感染细菌。

(3)严格按 6 步洗手要求,应用流动水、脚踏式或感应式开关、一次性擦手纸巾,认真地洗手。根据需要定期或不定期进行手部细菌监测,切断通过手的传播途径。

(4)做好吸入性治疗器具的消毒,阻断吸入感染途径,如湿化瓶及导管要按照卫生部规范严格终末消毒,干燥保存,用时加无菌水,连续使用时每天更换无菌水;使用中的呼吸机管道系统应及时清除冷凝水,必要时定期或不定期更换、消毒。

(5)积极寻找有效手段,阻断患者的胃-口腔细菌逆向定植及误吸,不用 H_2 受体拮抗剂,慎用抗酸药,以免胃内 pH 升高,而细菌浓度增高,以致促成内源性感染的发生。可用硫糖铝保护胃黏膜,防止应激性溃疡;带有胃管的患者,应选择半卧位,并应保持胃肠通畅,若有胃液潴留,应及时吸引,防止胃液倒流而误吸;术后麻醉尚未恢复之前应使患者处于侧卧位,严格监护,若有痰液应及时吸出等措施防止误吸。

(6)做好病室的清洁卫生,及时消除积水和污物,铲除外环境生物储源,保持空气洁净及调节适宜的温湿度,定期清洗空调系统。

(7)加强基础护理,对患者进行有关预防下呼吸道感染的教育,指导患者进行深呼吸训练和有效咳嗽训练,鼓励患者活动,对不能自主活动的患者应协助其活动,定时翻身拍背,推广使用胸部物理治疗技术。

(8)监护室内尽量减少人员走动,隔离不必要人员入室,室内禁止养花,以防真菌感染。

(9)进入 ICU 的人员(包括探视人员)都要严格按制度更换清洁的外衣和鞋子,洗手,必要时戴口罩,严禁有呼吸道感染者入内。

(10)建立细菌监测、感染情况的登记上报制度,定期分析细菌的检出情况,对感染部位、菌种、菌型及耐药性、感染来源和传播途径,以及医护人员的带菌情况均应做好记录,以便制订针对性的控制措施。

2.防止血管相关性感染

危重患者往往需要进行介入性的监护、治疗或诊查,而作为医护人员必须贯彻世界卫生组织的安全注射的三条标准,即接受注射者安全、注射操作者安全、环境安全,还应特别注意下列各点。

(1)采用各种导管应有明确指征,总的讲要提倡非介入性方法,尽量减少介入性损伤。

(2)对患者实行保护性措施,提高其自身抵抗力,介入性操作容易破坏皮肤和黏膜屏障,能不用时应立即终止。

(3)置入时除了严格的无菌技术外,还应注意选择合适的导管,如口径相宜、质地柔软而光洁,以及熟练的穿刺、插管技术,从而避免发生血小板黏附及导管对腔壁的机械性损伤。

(4)加强插管部位的护理及监测,留置导管的时间不宜过长,导管入口部位保持清洁,可选用透明敷料,以便于随时监察,一旦发现局部感染或全身感染征象应立即拔除导管,并做相应的处理。

(5)搞好消毒、隔离,严格的洗手和无菌操作是预防介入性感染的最基本的重要措施。

(6)配制液体及高营养液时应在洁净环境中进行,配制抗癌药及抗菌药时应在生物洁净操作台上进行,确保患者、工作人员及环境安全。

(7)在介入性操作中使用的一次性医疗用品必须有合格证件,符合卫生部的有关要求,严防使用过期、无证产品,确保患者安全等。

3.ICU 患者感染

ICU 患者多为手术后带有切口,而本身的抵抗力又很弱,伤口愈合较慢,所以要求特别注意预防手术部位及切口感染。

(1)防止切口感染的最有效对策是严格的无菌操作,不用无抗菌能力的水冲洗切口,并对疑有感染的切口做好标本留取,及时送检。

(2)缩短患者在监护室滞留的时间。

(3)选用吸附性很强的伤口敷料,敷料一旦被液体渗透要立即更换,以杜绝细菌穿透并清除有利于细菌的渗液和避免皮肤浸渍。

(4)尽量采用封闭式重力引流。

(5)更换敷料前洗手,处理不同患者之间也要洗手,即使处理同一个患者不同部位的伤口之间也应清洁双手。

(6)保持 ICU 室内空气清洁,尽量减少人员流动,避免室内污染等。

三、护理人员感染的防护

医院的工作人员直接或间接与患者和传染性污物接触,可以从患者获得感染,也可以把所得的感染或携带的病原体传给患者,并能在患者及工作人员之间传播,甚至扩散到社会上去。因此,对工作人员进行感染管理,不仅关系到他们自身的健康,而且也有益于全院患者及其家属乃至社会。

在医院众多职工中,护理人员接触患者最多,每天需要处理各种各样的感染性体液和分泌物,可以说是处于各种病原菌包围之中,时刻受到感染的威胁,因此必须加强护理人员的自我防护与感染管理。

(一)加强对护理人员的感染管理

对护理人员感染的监测既是职业性健康服务和预防感染的重要环节,也是医院感染监控及管理系统中的重要组成部分。对护理人员应定期进行全面体格检查,建立健康状况档案,了解受感染的情况,以便采取针对性的预防措施。

在医院中许多科室和工作环节对职工具有较高的感染危险性,尤其是护理人员在调入或调离某一部门时,都应进行健康检查,查明有无感染,感染的性质,是否有免疫力等,并做好详细记录。在此基础上,进一步探讨这个部门的感染管理工作,明确改进目标,制订相应的预防感染措施。

(二)提高护理人员自我防护意识

护理人员在进行手术、注射、针刺、清洗器械等操作时,极易被锐利的器械刺伤。人体的皮肤黏膜稍有破损,在接触带病毒的血液、体液中就有被感染的危险性。国内有医院调查发现,外科及治疗室的护士在工作中约有 70% 被医疗器械损伤过,美国的一项调查报告表明,703 例的医护人员的感染与接触感染性的血液、体液有关,这其中有 95% 与利器刺伤相关。因此,处置血液和血液污染的器械时应戴手套或采用不直接接触的操作技术,谨慎地处理利器,严防利器刺伤,一旦被利器刺伤必须立即处理,挤血并冲洗伤口、清创、消毒、包扎、报告和记录、跟踪监测,尽量找到可能感染的病原种类证据,以便根据病原学的特点阻断感染。护理人员手上一旦出现伤口就不要再接触患者血液和体液。对于从事有可能被患者体液或血液溅入眼部及口腔黏膜内的操作者,应强调戴口罩及佩戴护目镜,在供应室的污染区还应佩带耳塞,穿防护衣、防护鞋等。在进行化学消毒时,应注意通风及戴手套,消毒器必须加盖,防止环境污染带来的危害。

(三)做好预防感染的宣传教育

护理人员在工作中双手极易被病原菌污染。有些护士往往只注意操作后洗手,而忽视了操作前同样需要洗手;有的护理人员本身就是病原携带者,或由于长期接触大量抗菌药物已经改变了鼻咽部的正常菌群,成为耐药细菌的储菌源。这些病原体可通过手或先污染环境和物品,继而导致患者感染。因此,护理人员必须养成良好的卫生习惯,尤其要强化洗手意识,对一切未经训练的新工作人员,应给予预防感染的基本操作技术培训,并结合各种形式(如板报、壁画、警示等)的宣传教育。

(四)强化预防感染的具体措施

患有传染性疾病的护理人员,为防止感染扩散,应在一定时期内调离直接治疗或护理患者的岗位,并在工作中做好避免交叉感染的各项措施。对从事高危操作的工作人员,如外科医师、监护病房护士以及血液透析工作人员等均应进行抗乙型肝炎的免疫接种。被抗原阳性血液污染的针头等锐利器械刺破皮肤或溅污眼部、口腔黏膜者,应立即注射高效免疫球蛋白,以防感染发生。同时,还应加强对结核病的防治,以及在传染病流行期或遭受某种传染物质污染后,及时为护理人员进行各种相应免疫接种,如乙肝疫苗、流感疫苗等。

四、严格病房管理和做好健康教育

护理人员往往是各级医院健康教育的主要力量。为了取得患者主动配合治疗和协作,对于医院所实行的每一项制度、每一项护理操作的目的与要求都应该做好必要的宣传教育。例如,管理好病房秩序、控制患者的陪护率、减少病房的人流量等各项措施,实际上都是为了控制病房内的洁净度,这对保护住院患者的医疗安全和减少感染机会都能收到良好的效果。在实践中,只要把问题说清楚,必然会得到患者的理解和配合。

护理人员向患者进行宣传教育的方式应该多种多样,如通过个别指导、集体讲解、电教、录像、展览、广播和画册等,向患者传播预防疾病及控制医院感染等知识。教会患者及其家属、探访者养成接触患者前洗手的习惯。对于需要隔离的患者,特别要讲清隔离的目的和意义,以及不随意串病房的好处。这样做不但能在一定程度上解除患者的心理负担,而且能促进他们主动自觉地配合医护人员遵守隔离、消毒等制度,使之安全而顺利地度过隔离期。

五、建立健全规章制度

医院感染管理工作的成功与否,在很大程度上取决于切合实际情况而又行之有效的规章制度。绝大多数规章制度是前人在长期实践中经过反复验证的经验和教训的总结,是客观规律的反映,可作为各项工作的准则或检查评价的依据。

通常,与医院感染的预防和管理相关的规章制度主要有清洁卫生制度、消毒隔离制度、监测制度、无菌操作制度、探视陪住制度,以及供应室的物品消毒灭菌管理制度等。尤其是对发生感染可能因素较多的科室,如手术室、产房、婴儿室、换药室、治疗室、重症监护病房和新生儿病房等要害部门的各方面规章制度,更应认真制订和严格执行,在执行过程中不断修正、充实和完善。另外,还必须重视患者入院、住院和出院 3 个阶段工作,实施相关的各项要求,以及做好疫源的随时消毒、终末消毒和预防性消毒。这样才能通过重点管理促进整体预防措施的贯彻执行,逐步达到预防工作和管理制度规范化,确保患者和医护人员的健康和安全。

六、消毒措施的贯彻与落实

消毒是预防感染传播的基本手段之一,能否防止或控制感染的扩散往往取决于消毒工作的质量。在任何一个医疗机构里,各种消毒管理规章制度的执行和各项具体消毒措施的落实,涉及诸多方面,但其中某些环节必须予以特别关注。

(一)专人负责

每一护理单元应设医院感染监控护士,在护士长和医院感染管理专职人员的领导下,负责督促检查本病区的消毒隔离制度及无菌操作的执行情况。监控护士还必须完成规定的各项消毒灭菌效果的检测工作,并按要求做好记录。在本病区发生医院感染甚或暴发流行时,监控护士要及时上报护理部及医院感染管理机构,并协助感染管理部门做好感染情况调查和分析,有针对性地提出有效的控制方案及措施。

(二)定期消毒

不论有无感染发生,各类用具都应根据具体情况和实际需要设有固定的消毒灭菌时间,不能任意更改,一旦发现感染,还应增加消毒次数。除定期消毒的用具外,对某些物品还必须做好随时消毒、预防性消毒和终末消毒。例如,餐具应每餐消毒;便器一用一消毒;患者的床单每天清洁、消毒;被、褥、枕和床垫按规定进行终末消毒等。

(三)按时检查

根据不同对象,建立定期检查制度,按需要明确规定年、季、月、周、日的检查重点(全面检查或抽查)。划定感染管理机构、护理部、科护士长和病房护士长分级检查的范围、内容和要求,做到每项制度有布置必有检查。对于大多数项目的检查,如洗手的要求、口罩的带菌情况、空气的含菌量和物体表面的污染程度等,必须按卫生部颁布的《消毒管理办法》《医院消毒技术规范》中的各项规定贯彻执行。通过定期和不定期的检查和监测,得出科学的数据,说明现状或存在的感染潜在因素,找出消毒隔离等实施过程中的薄弱环节,采取针对性的改进措施,进一步完善各项规章制度。

(四)定期监测

为了确保消毒灭菌的有效性,对某些项目应定期做好监测。例如,对消毒液的有效成分与污染程度,含氯消毒剂中有效氯的性能及各种消毒液的细菌培养等,必须按时作出分析与鉴别。由于革兰阴性菌可能在化学消毒液中存活并繁殖,因此不能用消毒液来储存无菌器械。按常规监测消毒的效果,并根据所得结果提出需要调整消毒剂的种类、浓度及使用方法等建议。对于压力蒸汽灭菌器还必须定期进行生物化学检测。病区的治疗室、换药室、手术室、婴儿室、产房和重症监护病房等重点单位,除定期监测外,根据医院感染的流行情况,必要时应随时进行空气、物表、工作人员手等环节微生物监测,并按卫计委《医院感染管理规范(试行)》《医院消毒技术规范》中的要求对测得的结果进行分析、控制。

（张赐美）

第四章 手术室护理

第一节 普外科手术的护理

普外科是外科领域中历史最长、发展较全面的学科。该学科内容广泛,是外科其他各专业学科的基础;其范围较大,除了各个专业学科,如颅脑外科、骨科、整形外科,泌尿外科等之外,其余未能包括在专科范围内的内容均属于普外科的范畴。普外科手术以腹部外科为基础,还包括了甲状腺疾病、乳腺疾病,周围血管疾病等。在实际工作中,普外科又可分出一些学科,如胃肠外科、肛肠外科、肝胆外科、胰腺外科、周围血管外科等。下面以几个经典的普外科手术为例,介绍手术的护理配合。

一、急性肠梗阻手术的护理配合

小肠分为十二指肠、空肠和回肠三部分,十二指肠起自胃幽门,与空肠交接处为十二指肠悬韧带(Treitz 韧带)所固定。回肠末端连接盲肠,并具回盲瓣。空肠和回肠全部位于腹腔内,仅通过小肠系膜附着于腹后壁。肠梗阻是指肠内容物不能正常运行、顺利通过肠道,是外科常见急腹症之一常为物理性或功能性阻塞,发病部位主要为小肠。小肠梗阻是指小肠肠腔发生机械性阻塞或小肠正常生理位置发生不可逆变化,如肠套叠、肠嵌闭和肠扭转等。绝大多数机械性肠梗阻需作外科手术治疗,缺血性肠梗阻和绞窄性肠梗阻更需及时急诊手术处理。

(一)主要手术步骤及护理配合

1.手术前准备

手术患者取仰卧位,行全身麻醉。切口周围皮肤消毒范围为:上至剑突、下至大腿上 1/3,两侧至腋中线。按照腹部正中切口手术铺巾法建立无菌区域。

2.主要手术步骤

(1)经腹正中切口开腹:22 毕翠凤大圆刀切开皮肤,电刀切开皮下组织、腹白线、腹膜,探查腹腔。

(2)分离:切开相应肠系膜,分离、切断肠系膜血管,传递血管钳 2 把钳夹血管,解剖剪剪断,慕丝线结扎或缝扎。

(3)分别切断肠管近远端:传递肠钳钳夹肠管,15 号小圆刀于两肠钳间切断,移除标本,传递碘伏棉球擦拭残端(图 4-1)。

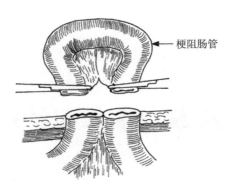

图 4-1　切断肠管

(4)行肠肠吻合:对拢肠两断端,传递圆针慕丝线连续缝合或传递管型吻合器吻合(图 4-2)。

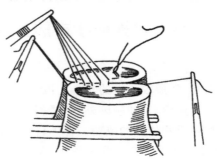

图 4-2　肠肠吻合

(5)关闭肠系膜裂隙:传递圆针慕丝线或可吸收缝线间断缝合(图 4-3)。

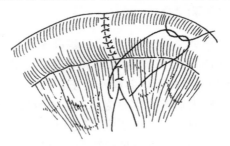

图 4-3　关闭肠系膜裂隙

(6)关闭腹腔:传递温生理盐水冲洗腹腔;放置引流管,三角针慕丝线固定;传递可吸收缝线或圆针慕丝线关腹。

(二)围术期特殊情况及处理

1.急诊手术,病情危急

手术室值班护士接到急诊手术通知单,立即安排手术间,联系相关病房做好术前准备,安排人员转运患者(病情危重的手术患者必须由手术医师陪同送至手术室)。

手术室护士按照手术要求,备齐手术器械及仪器等设备,如高频电刀、超声刀、负压吸引装置,检查仪器功能,并调试至备用状态。同时应预计可能出现的突发事件和可能需要的物品,以备不时之需。如这位患者为剖腹探查手术,除了肠道切除和吻合外,可能存在肠道破裂、腹腔污染的可能,因此必须备齐大量冲洗液体。

同时应通知手术医师及麻醉师及时到位,三方进行手术患者手术安全核查,保证在最短时间内开始手术。

2.肠道吻合的护理配合

肠道吻合器是临床常用的外科吻合装置之一,在手术使用时,主要做好以下护理配合。

(1)型号选择:应按照医师要求,根据肠腔直径和吻合位置,目测或利用测量器,选择不同型号的吻合器,目前常用的肠道吻合器型号有 25~34 号,并分直线和弯型吻合器。

(2)严格核对:手术医师要求使用 32 号直线型管型吻合器吻合肠腔,由于吻合器价格较为昂贵,为一次性高值耗材,巡回护士在打开吻合器外包装之前必须再次与手术医师认真确认吻合器的型号、规格,检查有效期及外包装完整性,均符合要求方可打开使用。

(3)配合使用:洗手护士将抵钉座组件取下交予手术医师,手术医师将抵钉座与吻合器头部分别放入将欲吻合的消化管两端,旋转吻合器手柄末端调节螺母,通过弹簧管及吻合器头部伸出的芯轴,将抵钉座连接固定于吻合器头部。医师进行击发,完成肠管钉合并切除消化管腔内多余的组织。

(4)使用后处置:吻合完成后,配合医师共同检查切下的组织切缘是否完整成环,以保证不出现吻合口瘘。吻合器使用后,按照一次性医疗废弃物标准处理,严禁任何人员将使用过的吻合器带出手术室。

二、甲状腺手术的护理配合

甲状腺是人体最大的内分泌腺体,位于甲状软骨下方,紧贴于气管两旁,由中央的峡部和左右两个侧叶构成。甲状腺由两层被膜包裹,内层被膜称甲状腺固有被膜,紧贴腺体并伸入到腺实质内;外层被膜称甲状腺外科被膜,易于剥离,两层被膜之间有甲状腺动、静脉、淋巴结、神经和甲状旁腺等,因此手术时分离甲状腺应在此两膜间进行。当单纯性甲状腺肿压迫气管、食道、喉返神经等引起临床症状,或巨大单纯甲状腺肿物影响患者生活工作,或结节性甲状腺肿有甲状腺功能亢进或恶变,或甲状腺良性肿瘤都应行甲状腺大部或部分(腺瘤小)切除,其中甲状腺腺瘤是最常见的甲状腺良性肿瘤。

(一)主要手术步骤及护理配合

1.手术前准备

手术患者取垂头仰卧位,行全身麻醉。切口周围皮肤消毒范围为:上至下唇,下至乳头连线,两侧至斜方肌前缘。

2.主要手术步骤

(1)切开皮肤、皮下组织及肌肉:传递 22 号大圆刀在胸骨切迹上两横指处切开皮下组织及颈阔肌。

(2)分离皮瓣:传递纱布,缝合在上下皮瓣处,牵引和保护皮肤;传递组织钳提起皮肤,电刀游离上、下皮瓣。

(3)暴露甲状腺:纵向打开颈白线,传递甲状腺拉钩牵开两侧颈前带状肌群,暴露甲状腺。

(4)处理甲状腺血管:传递圆针慕丝线缝扎甲状腺上动脉和上静脉、甲状腺下动脉和下静脉。

(5)处理峡部:传递血管钳或直角钳分离并钳夹峡部,传递 15 号小圆刀或解剖剪切除峡部。

(6)切下甲状腺组织:传递血管钳或蚊氏钳,沿预定切线依次钳夹,传递 15 号小圆刀切除,取下标本,切除时避免损伤喉返神经。传递慕丝线结扎残留甲状腺腺体,传递圆针慕丝线间断缝合甲状腺被膜。

(7)冲洗切口,置引流管,关切口:生理盐水冲洗,传递吸引器吸尽冲洗液并检查有无活动性出血;放置负压引流管置于甲状腺床,传递三角针慕丝线固定;传递圆针慕丝线依次缝合颈阔肌、皮下组织,三角针慕丝线缝合皮肤,或使用无损伤缝线进行皮内缝合,或使用专用皮肤吻合皮钉吻合皮肤。

(二)围术期特殊情况及处理

1.甲状腺次全切除术患者体位

甲状腺次全切除术的手术患者应放置垂头仰卧位,该体位适用于头面部及颈部手术。在手术患者全麻后,巡回护士与手术医师、麻醉师一同放置体位。放置垂头仰卧位时除了遵循体位放置一般原则外,还需注意:①在仰卧位的基础上,双肩下垫一肩垫平肩峰,抬高肩部20°,使头后仰颈部向前突出,充分暴露手术野。②颈下垫颈枕,防止颈部悬空。③头下垫头圈,头两侧置小沙袋,固定头部,避免术中移动。④双手平放于身体两侧并使用中单将其保护、固定。⑤双膝用约束带固定。

2.甲状腺手术术中发生电刀故障

术中发生高频电刀报警,电刀无法正常工作使用,巡回护士应先检查连接线各部分完整性以及电刀连接线与电刀主机、电极板连接线与电刀主机的连接处,避免连接线折断或连接部位接触不紧密的情况发生;查看电极板与手术患者身体部位贴合是否紧密,是否放置在合适部位,当进行以上处理后问题仍未解决,应更换电刀头,如仍无法正常使用,更换高频电刀主机,及时联系厂家维修。此外,当手术医师反映电刀输出功率不够,要求加大功率时,巡回护士不可盲目加大功率,造成手术患者发生电灼伤隐患;应积极寻找原因,检查电刀各连接线连接是否紧密的同时,提醒洗手护士及时清除电刀头端的焦痂,保持良好传导性能。

3.手术并发症

手术患者在拔管后突然自觉呛咳、胸闷、心悸、呼吸困难、氧饱和度下降等情况,说明很可能由于手术止血不彻底,形成了切口内血肿。应立即通知手术医师及麻醉师进行抢救,并查看手术患者情况:若伤口敷料有渗血、颈部肿胀、负压引流内有大量新鲜血液,则可初步判断为切口内出血所致,应立即备好手术器械,准备二次手术止血。手术室护士首先应配合麻醉师再次气管插管,保持呼吸道通畅;传递线剪或拆钉器,协助手术医师打开切口,清除血肿,解除对气管的压迫,寻找并结扎出血的血管或组织,如手术患者情况仍无改善,则立即行气管切开。

三、肝移植手术的护理配合

移植术是指将一个体的细胞、组织或器官用手术或其他方法,移植到自体或另一个体的某一部位。人体移植学科的发展是20世纪医学最杰出的成就之一。从最早开展的输全血,到肾、肝、心、胰腺和胰岛、肺、甲状旁腺等器官组织的移植,一直发展到心肺、心肝、胰肾联合移植和腹内多器官联合移植,移植手术的操作技术和移植效果都取得了巨大成就。

近年来,伴随外科技术、器官保存水平、免疫抑制剂运用等各医疗领域技术发展,作为移植手术中难度较高的肝移植也取得了飞速发展,成为治疗末期肝病的首选方法。目前,全世界肝移植中心已超过30个,每年平均以8 000例次为基数持续上升。标准的肝移植术式为原位肝移植,近年来创新多种术式,包括减体积性肝移植、活体部分肝移植、劈离式肝移植、背驮式原位肝移植

（图 4-4）等，其中活体肝移植是指从健康捐肝人体上切取部分肝脏作为供肝移植给患者的手术方式，其已成为众多先天性胆道闭锁患儿治疗的唯一选择。

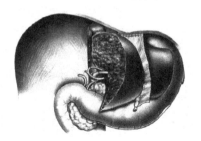

图 4-4 背驮式肝移植

（一）主要手术步骤及护理配合

1.手术前准备

（1）物品准备：准备肝移植器械、肝移植双支点自动拉钩、肝移植显微器械及常用敷料包。准备高频电刀、负压吸引装置、氩气刀、变温毯、保温箱、DSA-C 臂机、各种止血物品。

（2）患者准备：患者放置仰卧位，行全身麻醉。手术医师进行切口周围皮肤消毒，范围为上至颈，下至大腿中上 1/3，包括会阴部，两侧至腋中线。

（3）核对：手术划皮前巡回护士、手术医师和麻醉师三方进行 Time Out 核对患者身份、手术方式、术前备血情况等。

2.供体手术主要手术步骤

活体肝移植包括供体手术和受体手术两部分，供体手术通常为左半肝切除，具体操作如下。

（1）上腹部 L 形切口进腹：传递 22 号大圆刀划开皮肤；传递两把有齿镊、高频电刀配合常规进腹。

（2）安装肝移植悬吊拉钩：传递大纱布保护切口，按顺序安装悬吊拉钩。

（3）切除胆囊，进行胆道造影：传递小分离钳、无损伤镊、解剖剪游离胆囊和胆囊管，丝线结扎。传递硅胶管和抽有造影剂的 20 mL 针筒配合术中造影。

（4）解剖第一肝门：传递小分离钳、解剖剪进行游离；传递橡皮悬吊带牵引左肝动脉、门静脉左支。

（5）阻断左肝动脉、门静脉左支：传递无损伤镊、血管阻断夹进行阻断。

（6）切除肝脏实质：传递氩气刀或 CUSA 刀配合，遇到所有肝内管道结构，传递小分离钳、无损伤镊、解剖剪进行游离、钳夹、剪断，传递丝线进行结扎、缝扎或钛夹夹闭。

（7）处理左肝管：传递小分离钳进行游离；传递橡皮悬吊带牵引左肝管，穿刺造影确认左肝管位置后，传递解剖剪剪断并缝扎。

（8）游离左肝静脉：传递小分离钳、解剖剪，游离左肝静脉；传递橡皮悬吊带牵引。

（9）供肝血管离断、切除供肝：传递小分离钳、解剖剪剪断左肝动脉；传递 2 把门静脉阻断钳、解剖剪断门静脉左支；传递肝静脉阻断钳、解剖剪剪断左肝静脉。

（10）止血、关腹：传递无损伤缝针关闭血管及胆道残端；传递引流管；传递圆针慕丝线缝合肌肉和皮下组织，三角针慕丝线缝皮。

3.受体手术主要手术步骤

（1）上腹部 Mercede 切口（Mercede 切口又称"人字形"切口，先在肋缘下 2 横指做弧形切口，再做一纵形切口向上至剑突下)进腹：传递 22 号大圆刀划开皮肤；传递两把有齿镊、电刀配合常规进腹。

（2）肝周韧带及第一肝门、第二肝门的游离解剖：传递小分离钳、解剖剪、电刀进行游离解剖；遇血管分支准备结扎、缝扎或钛夹传递；传递橡皮悬吊带对肝动脉、门静脉、肝静脉进行牵引。

（3）切除病肝、准备供肝植入：传递阻断钳和血管阻断夹进行血管阻断。

（4）依次行供受体肝静脉、门静脉、肝动脉及胆道的吻合：传递无损伤镊、笔式持针器和无损伤缝针进行配合；在吻合肝动脉时，巡回护士须及时准备术中用显微镜；洗手护士传递显微镊、显微剪刀配合动脉吻合。

（5）止血，放置引流管，关腹：准备各类止血用物，传递引流管进行放置；传递碘伏与生理盐水1：10 配制的冲洗溶液及大量灭菌注射用水进行腹腔及伤口冲洗；传递圆针慕丝线关腹。

4.术后处置

巡回护士协助麻醉师妥善固定气管导管；连接腹腔引流管与集尿袋，并妥善固定，观察引流液色、质、量。仔细检查手术患者皮肤状况，尤其是骶尾部、足跟、肩胛骨、手臂肘部和枕部。监测手术患者体温，控制室温，做好保暖措施，预防术后低体温发生。巡回护士与麻醉师、手术医师一同送患者入 ICU。若手术患者为肝炎病毒携带者，则术后按一般感染手术术后处理原则进行用物和环境处理。

（二）围术期特殊情况及处理

1.肝移植手术过程中变温毯操作

（1）变温毯（以"Blanketrol Ⅱ型变温毯"为例）操作步骤如下。①手术前：检查蓄水池内水量及水位→安装耦合接头，阴阳相接→确认连接管已接好→放平水毯。②手术时：插入电源插头→打开总电源，开关处于"On"→机器自检，控制面板显示"CK STEPT"→按下"TEMPSET"开关→按上下箭头调节所需水温→按下"Manual Control"启动变温毯。

（2）使用"Blanketrol Ⅱ型变温毯"的注意事项：①蓄水池内只能使用蒸馏水，禁止使用去离子水，大部分的去离子水不是 pH 等于 7 的中性水。如果去离子水是酸性，它将导致电池效应，铜质制冷机将开始腐蚀，最终导致制冷机系统泄漏。②禁止使用酒精，因为酒精会腐蚀变温毯。③蓄水池应每月更换蒸馏水，保护蓄水池不受细菌污染。④变温毯禁止在无水条件下操作，避免该情况引起对内部组件的破坏。⑤禁止蓄水池内过分充水，当变温毯里的水流回进处于关闭状态的系统当中，过分充水可能导致溢出。⑥禁止在患者和变温毯之间放置额外的加热设备，引起皮肤损伤。⑦患者和变温毯之间的区域应该保持干燥以避免患者意外受伤。⑧使用变温毯每隔20 分钟，或者在医师的指导下，巡回护士应检查患者的体温和与变温毯接触区域的皮肤状况，同时检查变温毯里的水温，对小儿患者、温度敏感者、血管疾病患者必须更为频繁地进行检查。⑨关闭变温毯电源开关时，应待水毯内的水回流到蓄水器内（让管子和变温毯连接10 分钟以上）再拔出电源线。

2.手术过程中使用氩气刀的注意事项

每次使用前，先检查钢瓶内氩气余量。操作时一定要先开氩气再开机，先关氩气再关机。术中使用时将电刀头缩回并打开氩气，将氩气喷头对准渗血部位，按下电凝开关。注意提醒手术医师氩气刀适当的工作距离，氩气刀刀头与创面最佳工作距离一般为 1～1.5 cm，禁止将氩气刀刀头直接接触创面工作。使用时注意观察氩气刀喷射时氩弧颜色：正常为蓝色，出现发红则说明工作距离太近。选择合适喷射角度使氩气喷头与受损组织呈 45°～60°最佳。每次使用完毕后,检查钢瓶内氩气余量,当余量不足时应充足备用。

(郁莉玮)

第二节　神经外科手术的护理

神经外科作为一门独立的学科是在 19 世纪末神经病学、麻醉术、无菌术发展的基础上诞生的。神经外科是医学中最年轻、最复杂而又发展最快的一门学科。神经外科是外科学的分支,包括颅脑损伤、脑肿瘤、脑血管畸形、脊髓病变。神经外科又可分出颅底外科、脑内镜、功能神经外科等。下面以几个经典神经外科手术为例,介绍手术的护理配合。

一、颅内动脉瘤夹闭术的护理配合

颅内动脉瘤是当今人类致死、致残最常见的脑血管病。颅内动脉瘤是脑动脉上的异常膨出部分,指血管壁上浆果样的或先天性的突起,可能是血管先天性的缺陷或血管壁变性引起,通常发生在脑底动脉环的大血管分叉处。颅内动脉瘤分类:颈内动脉瘤(30%～40%)、前交通动脉瘤(30%)、大脑中动脉瘤(20%)、大脑后动脉瘤(1%)、椎基底动脉瘤(10%)。颅内动脉瘤夹闭术手术治疗的原则是将动脉瘤排除于血循环之外,使之免于再破裂,同时保持载瘤动脉的通畅,防止发生脑缺血。

(一)主要手术步骤及护理配合

1.手术前准备

手术患者行全身麻醉,手术体位为仰卧位,患侧肩下垫一小枕,头向右倾斜 30°～45°,上半身略抬高,脑外科头架固定。双眼涂金霉素眼药膏并用眼贴膜覆盖保护,双耳塞干棉球保护,以免消毒液流入眼和耳内。头部手术皮肤消毒时,应由手术区中心部向四周涂擦,包括头部及前额。消毒范围包括手术切口周围 15～20 cm 的区域。按照神经外科手术铺巾法建立无菌区域。

2.主要手术步骤

(1)铺巾:按常规皮肤消毒铺巾。

(2)切开头皮:传递 22 号大圆刀切开皮肤,传递头皮夹,夹住皮肤切口止血。

(3)皮瓣形成:以锐性分离法将皮瓣沿帽状腱膜下游离,并向后翻开皮瓣。

(4)骨瓣形成:传递骨膜剥离器剥离骨膜,暴露颅骨,选择合适的钻孔部位,安装并传递气钻或电钻进行钻孔,并用铣刀铣开骨瓣。

(5)切开硬脑膜:打开硬脑膜前传递腰穿针行脑脊液引流;传递蚊氏钳提夹,11 号尖刀切开硬脑膜一小口,传递解剖剪(又称"脑膜剪")扩大切口,圆针 0 号慕丝线悬吊。

(6)游离载瘤动脉:传递显微弹簧剪刀切开蛛网膜,神经剥离子协助轻轻剥开;传递脑压板,其下垫脑棉牵开并保护脑组织;传递小号显微吸引器、双极电凝暴露肿瘤邻近的血管及神经组织,逐步游离载瘤动脉的近端和远端、瘤颈直至整个瘤体。

(7)确认和夹闭动脉瘤:夹闭动脉瘤,根据情况选择合适长短及角度的动脉瘤夹蘸水后,与施夹钳一同传递。

(8)切口缝合:逐层关闭切口,放置引流,骨瓣覆盖原处并使用连接片和螺钉固定,传递圆针慕丝线依次缝合颞肌筋膜、帽状腱膜,缝合皮下组织,角针慕丝线缝合皮肤。

3.术后处置

为手术患者包扎伤口,戴上弹力帽,注意保护耳郭避免受压。检查受压部位皮肤,固定引流管,护送手术患者入神经外科监护室进行交接。

(二)围术期特殊情况及处理

1.急诊手术的术前准备

接到急诊手术通知单,立即选择安排特别洁净或标准洁净手术室,联系急诊室或者病房做好术前准备,安排人员转运患者(病情危重的手术患者必须由手术医师陪同送至手术室)。

(1)环境准备:手术室温度保持在 23～25 ℃,湿度保持在 40%～60%。严格根据手术间面积控制参观人员,1 台手术不得超过 3 名。

(2)特殊器械准备:显微持针器、显微弹簧剪刀、显微枪形镊、各种型号的显微吸引器、神经剥离子、各种型号动脉瘤夹及施夹钳、可调节吸引器、多普勒探头、多普勒血流测定仪。

(3)特殊物品准备:7～9"0"的血管缝线、"纤丝速即纱"止血材料和 3%罂粟碱溶液。

(4)辅助物品准备:准备带有腰穿针留置孔的手术床及两套负压吸引装置。

同时通知手术医师及麻醉医师及时到位,三方进行手术患者安全核查,保证在最短时间内开始手术。

2.腰椎穿刺术手术体位(如图 4-5)

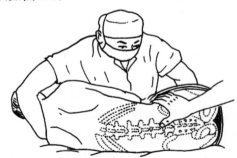

图 4-5 腰椎穿刺术

术前腰穿留置针的操作应在全麻后进行,避免刺激患者诱发动脉瘤的破裂出血。具体配合方法如下。

(1)调整体位:手术患者行全身麻醉后,巡回护士与手术医师、麻醉师一同缓慢地将手术患者翻转呈侧卧位,背齐床沿,头部和两膝尽量向胸部屈膝,腰背部向后弓起,使棘突间的椎间隙变宽,利于腰穿针进入鞘膜囊内,巡回护士站立于手术患者前面,帮助固定体位并保护手术患者以防坠床,配合麻醉师行腰穿。

(2)保护腰穿针头:完成腰穿留置引流后,立即用无菌小纱布保护腰穿针头,胶布固定,避免针芯脱落。

(3)确认腰穿留置针位置:手术医师、麻醉师共同将手术患者向床中央稍稍移动,其中一人用手轻扶腰穿针,巡回护士负责观察、确认腰穿留置针与手术床中央留置孔的位置相吻合后,共同将手术患者安置成仰卧位。

(4)术中监测:地面与手术床上留置孔的相应部位放置药碗(当腰穿针开放时可存取脑脊

液）。加强巡视和检查,并按照要求进行相应特殊检查。

3.动脉瘤手术过程中的药物管理

对于手术台上使用的各种药物,巡回护士必须与洗手护士严格核对;无菌台上的术中用药,洗手护士必须加强管理,以防混淆或错用。

(1)药物标识规范:手术台上所有的药物以及盛放药物的容器(包括注射器、药杯、药碗)必须有明确的标识,其上注明药物名称、浓度、剂量。

(2)杜绝混淆:无菌台上第一种药物未做好标识前,不可传递第二种药物至无菌台。

(3)特殊药物的配合:当需解除血管痉挛时,递显微枪形镊夹持含有 3%罂粟碱溶液的小脑棉湿敷载瘤动脉 5 分钟。

(4)严格区分放置:注射药、静脉输液、消毒液必须严格区分放置,标识清晰。外观相似或读音相近的药物必须严格区分放置。

4.颅内动脉瘤过早破裂

颅内动脉瘤破裂是手术中的危急情况,必须及时、恰当处理,主要方法包括以下几种。

(1)指压法:巡回护士或台下医师协助压迫颈动脉,手术医师在颅内暂时阻断载瘤动脉,制止出血,同时处理颅内动脉瘤。洗手护士传递两只大号吸引器,手术医师迅速清除手术视野内的血液,找到动脉瘤破口,立即用其中一只吸引器对准出血点,迅速游离和处理动脉瘤。

(2)吸引器游离法:洗手护士传递大号显微吸引器,手术医师将动脉瘤吸住后,迅速夹闭瘤颈,该法适用于瘤颈完全游离,如使用不当可引起动脉瘤破口再次扩大。

(3)压迫止血法:洗手护士根据要求传递比破口小的锥形吸收性明胶海绵,手术医师将起头端插入动脉瘤破口处,并传递小型脑棉,在其外覆盖,同时传递小型显微吸引器轻压片刻后,迅速游离动脉瘤。

(4)双极电凝法:仅适用于颅内动脉瘤破口小且边缘整齐的情况下。洗手护士准确快速传递双极电凝镊,手术医师用其夹住出血部位,启动电凝,帮助止血。

5.脑棉的使用和清点

神经外科手术风险大、难度高、手术时间长,脑棉的清点工作是神经外科手术护理的重点和难点,应按照以下方法进行。

(1)术前清点:术前洗手护士应提前洗手,保证充分的时间进行脑棉的清点和整理。由洗手护士和巡回护士两人共同清点脑棉,并记录于手术护理记录单上。清点脑棉时应特别注意,脑棉以 10 块 1 包装,每台手术以 50 块为基数。清点脑棉时需细致谨慎,应及时发现是否存在两块脑棉重叠放置的现象。此外必须检查每一块脑棉的完整性,确认每一块脑棉上带有牵引线。

(2)术中管理:传递脑棉时,需将脑棉平放于示指的指背上或手背上,光面向前,牵引线向后。术中添加脑棉也必须及时清点并记录。添加脑棉时,同样以 10 块的倍数进行添加。术中严禁手术医师破坏脑棉的形状,如修剪脑棉或撕扯脑棉。巡回护士应及时捡起手术中掉落的脑棉并放至指定位置。

(3)关闭脑膜前清点:必须确认脑棉的数量准确无误方可关闭并记录。关闭脑膜后必须再次确认脑棉的数量准确无误并记录。

二、后颅肿瘤切除手术的护理配合

后颅肿瘤是指小脑幕下的颅后窝肿瘤,常见有小脑、脑桥小脑角区、第四脑室、斜坡、脑干、枕大孔区肿瘤等。经临床和影像学检查证实的后颅肿瘤,除非有严重器质性病变不宜开颅者,一般均应手术治疗,根据手术部位常采用正中线直切口、钩状切口、倒钩形切口。此节以最典型和最常用的枕下正中切口后颅窝开颅术为例说明手术入路及手术配合。

(一)主要手术步骤及护理配合

1.术前准备

手术患者行全身麻醉,手术体位为俯卧位,上半身略抬高,头架固定。双眼涂金霉素眼药膏并用眼贴膜覆盖保护,双耳塞棉花球保护,以免消毒液流入眼和耳内。头部手术皮肤消毒时,应由手术区中心部向四周涂擦。消毒范围要包括手术切口周围15～20 cm的区域。按照神经外科手术铺巾法建立无菌区域。

2.手术步骤

(1)常规皮肤消毒铺巾。

(2)切开头皮:传递22号大圆刀切开皮肤,传递头皮夹,夹住皮肤切口止血。

(3)牵开肌层:传递骨膜剥离器分离两侧附着于枕骨的肌肉及肌腱,显露寰椎后结节和枢椎棘突,传递乳突拉钩或梳式拉钩用于牵开肌层。

(4)骨窗形成:传递气钻或电钻在枕骨鳞部钻一孔,并传递鼻甲咬骨钳扩大骨窗,向上至横窦,向下咬开枕骨大孔,必要时咬开寰椎后弓。

(5)切开并悬吊硬脑膜:传递蚊氏钳提夹,11号尖刀切开硬脑膜一小口,传递解剖剪扩大切口,圆针0号慕丝线悬吊。

(6)肿瘤切除并止血:传递取瘤钳分块切取肿瘤,传递止血纱布进行止血。

(7)清点脑棉,缝合硬脑膜。

(8)切口缝合:逐层关闭切口,放置引流,严密缝合枕下肌肉、筋膜,缝合皮下组织和皮肤。

3.术后处置

为手术患者包扎伤口,戴上弹力帽,注意保护耳郭,检查受压部位皮肤,固定引流管,护送患者入复苏室进行交接。处理术后器械及物品。

(二)围术期特殊情况及处理

1.小脑肿瘤切除术的术前准备

小脑手术部位深,手术复杂,对护理的配合要求高,因此,手术室护士应尽最大可能做好充分的手术准备。具体包括以下。

(1)环境准备:安排入特别洁净或标准洁净手术室,手术室温度保持在23～25 ℃,湿度保持在40%～60%。严格根据手术间面积控制参观人员,1台手术不得超过3名。

(2)特殊器械及物品准备:头架、气钻、显微镜、一次性显微镜套、超声刀、吸收性明胶海绵、骨蜡、电刀、"纤丝速即纱"、双极电凝、负压球、医用化学胶水、脑棉、显微弹簧剪、显微枪形剪、枪形息肉钳等。

(3)常规用品准备:术前了解手术患者病情、手术部位,根据手术患者的体型、手术体位等实际情况准备手术所需常规用品。

(4)抢救用品准备:充分估计术中可能发生的意外,提前准备好各种抢救用品。对出血比较多的手术如巨大脑膜瘤等,应事先准备两路吸引器。

2.患者俯卧位的摆放

摆放体位之前,巡回护士应做好充分的准备;将体位垫4～5个呈三角形放于手术床上,体位垫的大小选择根据手术患者的体型确定,体位垫上的布单应保持平整,无皱褶、无潮湿。

　　手术患者在患者推床上接受全身麻醉后,巡回护士脱去患者衣服,双臂放于身体两旁,用中单加以固定,防止在翻身时肩关节、肘关节扭曲受伤。然后巡回护士与手术医师、麻醉师同时将患者抬起缓慢翻转到手术床上呈俯卧位;注意其中手术医师托住患者颈肩部和腰部,巡回护士托住患者臀部和窝部,麻醉师注意避免气管插管、输液管及导尿管脱落;同时应注意保持头、颈、胸椎在同一水平上旋转。翻转成功后巡回护士根据需要调整体位垫,保证胸腹悬空不受压,四肢处于功能位,全身各个部位得到妥善固定。

　　3.术中观察

　　术中还应巡逻护士要密切观察生命体征的变化,观察四肢有无受压、静脉回流是否畅通等。注意保持静脉通路和导尿管的通畅,特别是应手术需要在手术进行中挪动患者体位或疑似患者体位有变动时必须立即检查。常规状态下每1～2小时观察1次。

　　4.超声刀的连接和使用

　　脑外科专用超声刀设备较为昂贵,使用要求高,手术室护士应正确使用,以确保其发挥最大的效能。

　　(1)超声刀使用流程(图4-6)。

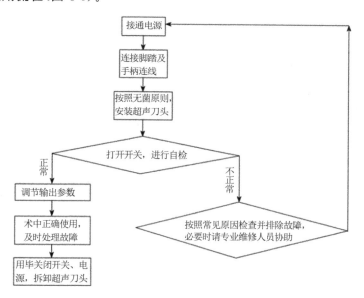

图4-6　超声刀使用流程图

　　(2)脑外科专用超声刀使用前的操作要点:①先插上电源,连接踏脚和机器,打开机器开关。检查仪器是否完好。②吸引瓶内采用一次性带止逆阀吸引袋,并连接机器。③洗手护士正确无误地衔接好超声刀手柄电线、吸引管、冲洗管并将三者合一,妥善固定,将其远端传递给辅助护士。巡回护士分别将超声刀插头、吸引管、冲洗管与机器相应插口及冲洗液连接。④巡回护士根据需要调节吸引力、超声频率、冲洗液流量至最合适的范围。

　　(3)脑外科专用超声刀仪使用时的注意事项:①超声刀头置于安全稳妥的地方,刀头不可触及任何物品。②及时擦净超声刀头上的血迹并吸取生理盐水保持吸引头通畅。③当仪器处于工作状态时,手远离转轴。

（4）脑外科专用超声刀使用后的注意事项：①脚踩踏脚开关，用超声刀头吸生理盐水 200 mL 冲洗超声刀头中的管腔，然后关闭电源开关。②超声刀头用湿纱布擦拭干净，禁止放在含酶的消毒液中，应送环氧乙烷灭菌。③收好电源电线、踏脚开关等物件，吸引袋按一次性医疗废弃物处理。④登记使用情况。

5.神经外科手术中显微镜的使用

显微镜是神经外科手术最为常用的仪器设备之一，护士应掌握正确的使用和维护保养方法，从而为患者提供安全的治疗，同时延长物品的使用寿命。

（1）使用前的注意事项：①接通电源，连接视频线至彩色监视器，打开电源开关。②根据手术部位调整好助手镜的位置，打开显微镜开关。检查显微镜的各项功能，如聚焦、调整平衡等。目镜的屈光度数，使图像清晰度与助手镜和监视器一样。③拉直显微镜臂，用无菌显微镜套将显微镜套好。

（2）使用中的注意事项：①洗手护士在手术显微镜下配合手术时，要特别注意显示屏上显示的手术操作及进展，主动与主刀医师配合。②传递器械动作幅度要小，做到轻、稳、准。做到一手递，一手接，保证医师在接后即能用。③传递脑棉时，根据需要将不同大小的脑棉传递到医师的视野内。④做各种操作时绝对不可倚靠及碰撞手术床及显微镜底座，以免影响手术区域及操作。

（3）使用后的注意事项：①关闭手术显微镜光源，打开固定器，将显微镜推离手术区。②将手术显微镜镜臂收起，缩至最短距离，注意保护镜头。③关闭总电源，收好电源线和视频线，将手术显微镜放置原位，固定底座开关。④取下手术显微镜套后，应检查手术显微镜上有无血迹，清洁擦拭干净。⑤按要求在专用登记本上记录显微镜使用状况。

（4）保养的注意事项：①手术显微镜的镜头是整个机器的心脏，非常娇贵，所以每次使用后，要用镜头专用纸清洁镜头，禁用粗糙的物品擦拭，防止出现划痕，影响镜头的清晰程度。②勿用乙醇、乙醚等有机溶剂擦拭镜身，可用软布蘸水擦拭；各个螺丝和旋钮不要拧得过紧或过松。③关闭显微镜时，要先将调节光源旋钮旋至最小，再将光源电源关闭，最后关闭显微镜电源开关，以延长灯泡的使用寿命。④随时记录手术显微镜的使用情况、性能、故障及解决方法。⑤手术显微镜应放置于干净、干燥通风的地方，注意避免碰撞。⑥显微镜通常处于平衡状态，无特殊要求，不要轻易调节。⑦专人负责检查，设专用登记本，每次使用后需登记情况并签名。⑧每 3 个月由专业人员做 1 次预防性维修和保养，每年进行 1 次安全性检查。

（郁莉玮）

第三节　泌尿外科手术的护理

一、睾丸切除术

（一）术前准备
1.器械敷料
小儿阑尾器械、剖腹单、基础敷料包、手术衣、持物钳、灯把手。

2.一次性物品

1-0 丝线、2-0 丝线、3-0 丝线、小儿阑尾针、4-0 羊肠线、手套、电刀手柄、吸引器连接管、吸引器头、敷贴。

(二)手术体位

水平仰卧位。

(三)麻醉方法

硬膜外麻醉。

(四)手术配合

(1)常规消毒铺巾。

(2)切口:术前已确诊为睾丸肿瘤,行同侧腹股沟斜切口;非睾丸肿瘤者行阴囊外上部切口;双侧非睾丸肿瘤切除者采用阴囊正中切口。如未明确睾丸病变性质者,采用阴囊高位切口。

(3)分离精索:如为睾丸肿瘤,经腹股沟切口。依次切开皮肤、皮下及腹外斜肌腱膜,牵开腹内斜肌,分离精索,直至腹股沟内环附近,于内环略下方先分离、结扎切除输精管,再用血管钳钳夹并切断精索血管,用 1-0 丝线于近端结扎,7×17 圆针、2-0 丝线缝扎。

(4)切除睾丸:将精索远端向上牵拉,用手指沿远端精索伸入阴囊内,于睾丸壁层鞘膜外进行分离,将阴囊内容物拉出切口之外,于睾丸底部钳夹,切断并结扎睾丸韧带。

(5)引流缝合:彻底止血后,于阴囊底部另做一小切口,放入橡皮片引流,再缝合切口。用 2-0 丝线间断缝合腹外斜肌腱膜,3-0 丝线缝合切口。阴囊正中切口用 4-0 肠线缝合。

(五)手术配合注意事项

(1)手术前严格执行查对制度,认真做好患者的心理护理。

(2)手术结束后将阴囊托起,或加压包扎,以防阴囊内出血血肿形成。

二、阴茎下曲矫正及尿道成形术

(一)术前准备

1.器械敷料

小儿阑尾器械、尿道成形专用器械、剖腹单、基础敷料包、手术衣、持物钳、灯把手。

2.一次性物品

1-0 丝线、2-0 丝线、3-0 丝线、2-0 羊肠线、5-0 可吸收线、小儿缝合针、50 mL 注射器、电刀手柄、吸引器连接管、手套、敷贴、6# 或 8# Foley 导尿管、引流袋、膀胱造瘘管或膀胱穿刺套装(14# Foley导尿管)。

(二)手术体位

水平仰卧位。

(三)麻醉方法

硬膜外麻醉或气管内插管全身麻醉。

(四)手术配合

(1)常规消毒铺巾。

(2)自尿道外口插入 6# 或 8# Foley 导尿管,50 mL 注射器向膀胱内注入生理盐水使膀胱充盈。

(3)于耻骨联合上 2 cm 处行膀胱穿刺造瘘,置入膀胱造瘘管,6×14 角针 2-0 丝线固定。如果用膀胱穿刺套装,直接置入 14# Foley 导尿管,打气囊固定即可。

(4)用 1-0 丝线牵引包皮于龟头侧,取阴茎腹侧正中切口,绕过尿道外口延至阴茎头,将阴茎腹侧皮肤向外侧分离,彻底切除尿道周围的瘢痕组织,充分伸直阴茎。

(5)修剪尿道外口组织至正常宽度。

(6)取阴囊正中带蒂皮瓣长约 3 cm、宽约 1 cm,注意保护皮瓣血运,上翻于阴茎,皮瓣呈对边吻合,用 5-0 可吸收线连续缝合,成形的新尿道与原尿道外口间断吻合。于冠状沟环切包皮,游离阴茎皮肤。包皮正中戳孔,转移至腹侧,包埋成形尿道。5-0 可吸收线缝合阴囊、阴茎皮肤及包皮,包扎切口。

(五)手术配合注意事项

(1)患儿体位宜妥善固定,注意保护皮肤防止损伤。

(2)手术前做好患者的心理护理。

(3)备好各种用物。确保各仪器处于功能位。

三、腹腔镜精索静脉高位结扎术

(一)术前准备

1.器械敷料

腹腔镜胆囊器械、腹腔镜器械(10 mm 电子镜、10 mm Trocar 1 个、5 mm Trocar 2 个、气腹针 1 个、分离钳 2 把、剪刀 1 把、二氧化碳管 1 套)、剖腹单、基础敷料包、手术衣、持物钳。

2.一次性物品

1-0 丝线、3-0 丝线、腹腔镜缝针、敷贴、手套、5 mL 注射器。

3.仪器

腹腔镜、气腹机。

(二)麻醉方法

气管插管全身麻醉。

(三)手术体位

水平仰卧位。

(四)手术配合

(1)常规消毒铺巾。

(2)脐下缘穿刺 1 个 10 mm Trocar 观察通道,直视下于左、右两侧麦氏点各穿刺 1 个 5 mm Trocar。

(3)镜下观察内环口及输精管位置后,于腹股沟外环头侧,精索静脉上方剪开或撕开后腹膜 1～2 cm。

(4)牵拉患侧睾丸,可见精索静脉随之移动,游离精索静脉后在其上下端 1-0 丝线双重结扎,腹膜后切口可不予缝合。

(5)关闭气腹,缝合穿刺口,敷贴粘贴切口。

(五)手术配合注意事项

(1)术前认真访视患者,做好患者的心理护理。

(2)术中严格执行查对制度。

(3)术前应备齐用物,确保各种仪器处于功能位。

四、腹腔镜鞘状突高位结扎术

(一)术前准备
1.器械敷料

腹腔镜胆囊器械、腹腔镜器械(3 mm 镜子、5 mm Trocar 2 个、气腹针 1 个、分离钳 1 把、穿刺针 1 个、二氧化碳管 1 套)、剖腹单、基础敷料包、手术衣、持物钳。

2.一次性物品

1-0 丝线、手套、敷贴、5 mL 注射器。

3.仪器

腹腔镜、气腹机。

(二)麻醉方法
静脉复合麻醉。

(三)手术体位
水平仰卧位,臀部垫高。

(四)手术配合
(1)常规消毒铺巾。

(2)于脐孔上缘、左侧腹直肌外缘平脐水平,切开皮肤 3 mm,穿刺建立操作通道。

(3)置入腹腔镜探查腹腔,可见患侧鞘状突呈喇叭口状,腹膜突入腹股沟管。

(4)于患侧内环口体表投影处切开皮肤 2 mm,刺入带线穿刺针。在操作钳的辅助下,于腹膜外缝合鞘状突内侧半圈,刺破腹膜进入腹腔,分离钳拉住缝线,留线拔针,缝线两端留在体外。再次将带线穿刺针刺入缝合外侧半圈后,把第二根线内侧线端插入第一根线线圈内,拔出穿刺针。然后抽出第一根线时将第二根线带出。将鞘膜囊内气体或液体挤回腹腔,皮下打结,完成鞘状突的荷包缝合。

(5)关闭气腹,包扎切口。

(五)手术配合注意事项
(1)术中注意小儿气腹压力。保持呼吸通畅。

(2)其余同阴茎下曲矫正术。

五、腹腔镜肾上腺肿瘤剜除术

(一)术前准备
1.器械敷料

腹腔镜肾上腺器械、腹腔镜器械(气腹针 1 个、10 mm Trocar 1 个、5 mm Trocar 3 个、10 mm电子镜、分离钳 2 把、剪刀 1 把、扇形拉钩 1 把、普通钛夹及施夹器 1 把、冲洗吸引器 1 套、电凝线及电凝钩 1 套、超声刀刀头及手柄 1 套)开胸单、基础敷料包、手术衣。

2.一次性物品

1-0 丝线、2-0 丝线、3-0 丝线、手套、手术薄膜、敷贴、潘氏引流管、吸引器连接管。

3.仪器

腹腔镜、气腹机、超声刀。

（二）麻醉方法

气管插管全身麻醉。

（三）手术体位

经腹腔入路常采用 70°侧卧位，经腹膜后入路多采取 90°侧卧位。

（四）手术配合——腹膜后肾上腺切除术

1.Trocar 位置

放置第一只 10 mm Trocar 于患侧腋中线髂嵴上 2 cm 处，作为观察镜通道。腹膜后间隙建立后，在腹腔镜直视下于腋前线及腋后线肋缘下 1～2 cm 处，穿刺置入两只 5 mm Trocar 作为腹腔镜操作通道。

2.腰大肌显露

将腹腔镜镜头指向背侧，稍加分离即可清晰地显露腰大肌。

3.肾上腺的显露

肾筋膜前叶与融合筋膜之间、肾筋膜后叶与侧椎筋膜之间、腰方肌与腰大肌前方均为无血管平面。以电钩或吸引器于无血管三角区向头侧分离，可直达肾脂肪囊上极。于肾脂肪囊内做钝性分离，即可显露肾上腺外侧支。

4.肾上腺的游离

解剖肾上腺外侧上角，电凝锐性分离肾上腺侧面、下面、前面，完全游离肾上腺。

5.确认和结扎肾上腺静脉

于左肾上腺下内方左肾静脉及肾上腺之间可分离出左中央静脉，右肾上腺静脉位于右肾上腺及腔静脉之间，同样可选择结扎或钛夹夹闭肾上腺静脉。

6.肾上腺切除及取出

解剖分离肾上腺的上面和后面，最后完整切除肾上腺或腺瘤。标本通过第一穿刺孔或体表小切口取出。

（五）手术配合注意事项

（1）仪器设备应于手术前妥善放置在适当位置，并调整好参数，以利手术顺利进行。

（2）术中严格执行查对制度。密切观察病情。保持静脉通路通畅。

（3）体位摆放要以充分暴露手术野、使患者舒适为原则，固定要牢固，腰桥对准手术部位。

（4）各种导光纤维用后擦拭干净盘好，不可打折成角。

（5）镜子等精密仪器应轻拿轻放，避免震动。

（6）缝合切口前将腰桥摇平，以减轻腰部张力。

（7）腹腔镜器械应严格按照内镜消毒规范认真刷洗消毒。

六、腹腔镜肾囊肿去顶减压术

（一）术前准备

1.器械敷料

腹腔镜肾囊肿器械、腹腔镜器械（气腹针 1 个、10 mm Trocar 1 个、5 mm Trocar 2 个、10 mm电子镜、分离钳 2 把、剪刀 1 把、冲洗吸引器 1 套、电凝线及电凝钩 1 套、超声刀刀头及手柄 1 套）开胸单、基础敷料包、盆、手术衣。

2.一次性物品

1-0 丝线、2-0 丝线、3-0 丝线、手套、敷贴、潘氏引流管、5 mL 注射器。

(二)麻醉方法

气管插管全身麻醉。

(三)手术体位

经腹腔途径常采用 70°侧卧,而经腹膜后入路多采取 90°侧卧位。

(四)手术配合

1.经腹腹腔镜肾囊肿去顶减压术

(1)Trocar 位置:于患侧锁骨中线脐水平下 4 cm 处建立第一只 Trocar,作为观察镜通道。在腹腔镜的直视下于锁骨中线外侧 2 cm 肋缘下 2 cm 及 5 cm 处穿刺置入两只 Trocar 作为操作套管。

(2)切开侧腹膜:于结肠脾曲外侧缘以电钩切开侧腹膜,使结肠充分下移,稍加分离则可暴露肾脂肪囊。

(3)肾囊肿显露:根据局部的隆起初步判定囊肿位置,切开肾周筋膜及脂肪囊,暴露肾脏。沿肾被膜分离找到肾囊肿并逐步分离至囊肿完全显露。

(4)囊肿去顶:用电钩于囊肿中心切一小切口,吸出积液。用抓钳提起囊壁,在距肾皮质 0.5 cm 处剪除囊壁。将腹腔镜伸入囊内,观察囊内情况,如有囊内间隔或复合囊肿,在明确与肾盂无相通后,可行切除或再次去顶减压。以电凝棒将残留囊壁电灼,以防止复发。

(5)止血:电凝残留囊壁边缘,创面冲洗后彻底止血,放置引流管,清点用物,缝合切口。

2.腹膜后腹腔镜肾囊肿去顶减压术

(1)Trocar 位置:放置第一只 Trocar 于患侧腋中线髂嵴上 2 cm 处,作为观察镜通道。腹膜后间隙建立后,在腹腔镜的直视下于腋前线及腋后线肋缘下 2 cm 处穿刺置入两只 Trocar 作为腹腔镜操作通道。

(2)腰大肌显露:在腹膜后间隙稍加分离即可清晰地显露腰大肌。

(3)肾囊肿的显露:以电钩通过肾筋膜后叶与侧锥筋膜之间无血管平面向头侧分离,直至肾脂肪囊清晰显露。切开肾脂肪囊后,沿肾被膜分离即可找到肾囊肿并逐步分离至囊肿完全显露。

(4)囊肿去顶:用电钩切开囊肿中心,吸出积液。剪除囊壁后将腹腔镜伸入囊内,观察囊内情况,以电凝棒电灼残留囊壁黏膜以防止复发。

(5)止血:电凝残留囊壁边缘,创面彻底止血,放置引流管,清点用物,缝合切口。

(五)手术配合注意事项

同腹腔镜肾上腺肿瘤剜除术。

七、肾切除术

(一)术前准备

1.器械敷料

剖腹器械、肾切除专用器械、开胸单、手术衣、基础敷料包、盆。

2.一次性物品

1-0 丝线、2-0 丝线、3-0 丝线、剖腹针、电刀手柄、吸引器连接管、手套、敷贴、手术薄膜、潘氏引流管、引流袋。

(二)手术体位

90°侧卧位。

(三)麻醉方法

气管插管全身麻醉。

(四)手术配合

(1)常规消毒铺巾。

(2)于腰部肋缘下切开,自肋脊角开始,斜行向下至髂嵴上方两横指处为止。

(3)切开皮肤、皮下组织、电刀止血、两块纱布垫保护切口两侧,洗手换刀。

(4)拉钩撑开切口,暴露腰部肌层,切开背阔肌、腹外斜肌,用弯血管钳止血,1-0丝线结扎。用腹腔拉钩暴露切口,切开腰筋膜及腹横肌深达肾周围脂肪囊。

(5)腹腔自动拉钩撑开,推开腹膜,切开肾周围脂肪囊,以手指剥离周围脂肪、筋膜及粘连,切勿撕破肾包膜囊,完全游离肾脏至肾蒂部。

(6)分离输尿管,剥开周围粘连至输尿管下段,用大弯血管钳夹住、切断输尿管,残端用丝线双重结扎。

(7)肾脏及上段输尿管全部游离后,用三把肾蒂钳夹住肾蒂血管,仔细检查后离断肾蒂。8×20圆针、1-0丝线缝扎肾蒂血管,松去钳子,再重复缝扎1次。

(8)肾蒂结扎后,仔细检查,如无出血,即可冲洗切口,放置引流管。

(9)清点器械、敷料、常规缝合切口。以10×28圆针、1-0丝线缝合腰背筋膜及肌肉,3-0丝线缝合皮下,10×28角针、3-0丝线缝皮。

(10)纱布覆盖切口,敷贴固定,引流管连接引流袋。

(五)手术配合注意事项

(1)术前认真检查肾蒂钳,保证功能良好。

(2)其余同腹腔镜肾上腺肿瘤剜除术。

八、肾部分切除术

(一)术前准备

1.器械敷料

剖腹器械、肾切除专用器械、开胸单、基础敷料包、手术衣、盆。

2.一次性物品

1-0丝线、2-0丝线、3-0丝线、电刀手柄、吸引器连接管、手套、敷贴、手术薄膜、剖腹缝针、潘氏引流管、引流袋。

(二)麻醉方法

气管插管全身麻醉。

(三)手术体位

90°侧卧位。

(四)手术配合

(1)常规消毒铺巾。

(2)做标准肾脏切口或腰部斜切口。

(3)手指钝性游离肾脏,周围粘连多时,注意勿撕破肾包膜。暴露病变区域,分离肾门周围组织直至肾门充分暴露。

（4）分离上段输尿管及肾蒂周围组织，露出肾蒂血管，用肾蒂钳夹住肾蒂，暂时阻断血液循环，减少术中出血，记录阻断时间，定时开放。

（5）根据需切除的区域，确定刀切平面，用长刀柄、小圆刀片，环形或纵行切开病变区的肾包膜。用黏膜剥离子推下肾包膜，切除肾脏病变部分。

（6）肾结石患者应注意预防结石遗留，可用手轻轻探查肾盂，但勿使肾盂裂伤。

（7）放开肾蒂钳，仔细观察有无出血，注意肾脏颜色。肾脏若全部游离，需用 6×14 圆针、2-0 丝线间断缝合肾包膜几针，固定肾脏。

（8）清理切口，清点器械、敷料，放置负压引流管，逐层关闭切口。

（五）手术配合注意事项

（1）及时记录肾脏阻断时间，每 30 分钟放松 1 次，必要时应提醒手术者，以免阻断时间过长，引起肾脏坏死。

（2）余同肾切除术。

九、腹腔镜单纯性肾切除术

（一）术前准备

1.器械敷料

腹腔镜肾器械、腹腔镜器械（气腹针 1 个、12 mm Trocar 1 个、10 mm Trocar 1 个、5 mm Trocar 2 个、10 mm 电子镜、分离钳 2 把、剪刀 1 把、扇形拉钩 1 把、普通钛夹及施夹器 1 把、冲洗吸引器 1 套、电凝线及电凝钩 1 套、超声刀刀头及手柄 1 套、后腹膜腔囊扩张气囊、12 mm hemolock夹钳）开胸单、手术衣、基础敷料包、盆。

2.一次性物品

1-0 丝线、2-0 丝线、3-0 丝线、电刀手柄、吸引器连接管、手套、敷贴、手术薄膜、剖腹缝针、潘氏引流管、引流袋、50 mL 注射器。

3.仪器

腹腔镜、气腹机、超声刀。

（二）手术体位

经腹腔入路常采用 70°侧卧位，经腹膜后入路多采取 90°侧卧位。

（三）麻醉方法

气管插管全身麻醉。

（四）手术配合

1.经腹腹腔镜肾切除术

（1）Trocar 的位置：观察通道多建立于患侧髂前上棘上方二横指处。气腹建立后，直视下于患侧锁骨中线外侧 2～3 cm，脐上 2 cm 处穿刺 5 mm Trocar 作为操作通道。需镜下打结或牵开脏器时可于腋前线适当位置置入第四个 Trocar 辅助。

（2）切开后腹膜：于升（降）结肠反折处切开后腹膜，右侧从盲肠部向上切开至肝水平，左侧从髂总血管处切开至脾脏下缘，钝性分离腹膜，使结肠充分下坠，显露 Gerota 筋膜。

（3）输尿管游离：输尿管常位于性腺静脉深面，在肾下极内侧稍加分离即可显露，小心地将右输尿管游离出来。

(4)肾脏前方的游离:切开 Gerota 筋膜并解剖显露肾上极,柔和分离,将肾上腺与肾脏分离开,小心仔细向下分离达肾脏的前面。

(5)肾蒂的解剖和处理:仔细分离肾静脉的分支后分别以钛夹夹闭或结扎。以抓钳、吸引器或电钩等器械完成对肾蒂的解剖分离。肾蒂离断时应先动脉再静脉,肾动脉可以以 3 个Hemolock夹夹闭后切断,肾动脉近端留置 2 个 Hemolock 夹。

(6)肾脏的切除:向后侧逐步解剖分离肾蒂残端,向上后方抬起肾脏以充分游离肾脏后方,直接在肾被膜表面操作,完成对整个肾脏的游离。用钛夹夹住或丝线结扎输尿管,在钛夹间切断输尿管,完成肾脏的切除。

(7)标本取出:将切除的标本放入标本袋内,可采用2、3 穿刺孔间小切口将标本取出。

2.腹膜后腹腔镜肾切除术

(1)Trocar 的位置:观察通道多建立于患侧腋中线髂前上棘上方二横指处。采用球囊扩张或直接扩张法建立腹膜后腔隙。气腹建立后,直视下于患侧腋前线及腋后线肋缘下 3 cm 处穿刺5 mm Trocar 作为操作通道。需镜下打结时可于腋中线肋缘下置入第四个 Trocar 辅助。

(2)输尿管的显露及游离:腹腔镜进入后腹膜腔后,可清楚地看到腰大肌,通过肾筋膜后叶与侧锥筋膜之间无血管平面向腰大肌内侧稍向深处分离,即可显露输尿管,钝性分离输尿管周围组织使输尿管游离。

(3)游离肾蒂并处理:沿输尿管内缘向上游离即可到达肾盂和肾蒂。首先游离暴露出肾动脉并以钛夹夹闭或结扎。肾静脉常位于肾动脉下方,离断肾动脉后可游离肾静脉,而后分别游离切断肾上腺静脉等其他小分支。肾静脉可经结扎后或以切割缝合器离断。

(4)肾脏的游离:消除血运的肾脏将变软、变小,所以在 Gerota 筋膜下可轻易地将整个肾脏游离。

(5)切断输尿管:用钛夹夹闭输尿管,切断输尿管,完成肾脏的切除。

(6)标本取出:将切除的标本放入标本袋内可采用2、3 穿刺孔间小切口将标本取出,放置引流管。

(五)手术配合注意事项

同腹腔镜肾上腺肿瘤剜除术。

十、腹腔镜根治性肾切除术

(一)术前准备

同腹腔镜单纯性肾切除术。

(二)麻醉方法

气管插管全身麻醉。

(三)手术体位

经腹腔入路常采用 70°侧卧位,经腹膜后入路多采取 90°侧卧位。

(四)手术配合

1.Trocar 的位置

观察通道多建立于患侧腋中线髂前上棘上方二横指处。采用球囊扩张或直接扩张法建立腹膜后腔隙。气腹建立后,直视下于患侧腋前线及腋后线肋缘下 3 cm 处穿刺 5 mm Trocar 作为操作通道。需镜下打结时可于腋中线肋缘下置入第四个 Trocar 辅助。

2.输尿管的显露及游离

明确判定腰大肌后,在肾下极 Gerota 筋膜外,通过前述的肾筋膜后叶无血管区向腰大肌内侧稍向深处分离,即可显露输尿管,并使之游离。

3.肾蒂显露及游离

肾蒂血管游离必须在 Gerota 筋膜外进行,同时应注意肾门淋巴结情况,尽力做到整块切除。肾蒂离断仍要遵循先动脉再静脉的原则,避免术中肿瘤血行播散。动静脉的离断方法与单纯性肾切除相同。

4.切断输尿管

将输尿管尽量向远侧游离后,以钛夹夹闭或丝线结扎输尿管并切断输尿管。

5.肾脏的游离切除

由于在 Gerota 筋膜外为疏松结缔组织构成的无血管区,以电凝钩将整个肾脏及肾脂肪囊游离,完成肾脏的切除。游离顺序多为肾脏背侧、上极、腹侧至下极。

6.淋巴结清扫

彻底清扫肾门周围淋巴结。

7.标本取出

将切除的肾脏、肾周脂肪及肾门淋巴结放入标本袋内,采用 2、3 穿刺孔间小切口将标本完整取出。

(五)手术配合注意事项

同腹腔镜单纯性肾切除术。

十一、输尿管切开取石术

(一)术前准备

1.器械敷料

剖腹器械包、膀胱专用器械、剖腹单、基础敷料包、手术衣。

2.一次性物品

手套、1-0 丝线、2-0 丝线、3-0 丝线、手术薄膜、敷贴、潘氏引流管、8# 普通尿管、双 J 管(F6、F7)、导丝、液状石蜡、5-0 可吸收线、20 mL 注射器。

(二)麻醉方法

硬膜外麻醉或腰麻。

(三)手术体位

输尿管上段取石术的体位同肾切除术,中段及下段取石术取水平仰卧位,患侧可稍垫高。

(四)手术配合

1.显露上段输尿管

(1)切口:上起第 12 肋间或略下,下至髂前上棘内上方。

(2)切开肌层:切开腹外斜肌、腹内斜肌及腹横肌。在切断腹横肌时,注意避免损伤肋下神经、血管、髂腹下神经和髂腹股沟神经。

(3)显露输尿管:进入腹膜后间隙之后,可见输尿管位于腹膜后的腰大肌之前,精索内动、静脉(或卵巢动、静脉)横越输尿管,应加保护,避免损伤。

2.显露中段输尿管

(1)切口:上起髂嵴中点上方两横指,顺腹外斜肌至腹直肌外缘。

(2)切开肌层:切开腹外斜肌、腹内斜肌及腹横肌,进入腹膜后间隙。

(3)显露输尿管:将腹膜及腹腔内容物向内拉开,此处输尿管常与腹膜粘连,易与腹膜一起被拉开而不易找到。精索内(卵巢)血管在此段输尿管的外下侧跨过髂动、静脉。

3.显露下段输尿管

(1)切口:上起髂前上棘内侧约 2 cm 处,向下向腹中线做弧形切口,至耻骨联合上 1 cm 处。

(2)切开肌层:沿肌纹切开腹外斜肌,切断腹内斜肌及腹横肌,再横行切断联合肌腱,必要时可切开腹直肌前鞘。肌肉切开后,在切口下角可看到腹壁下动、静脉,应避免损伤。必要时也可将其结扎、切断,以利手术进行。

(3)显露输尿管:在输尿管下段,女性有子宫动、静脉,男性有输精管和精索内动、静脉跨越,分离时应注意保护。

4.明确结石部位

用手指沿输尿管触摸,常可摸到一处鼓起的硬性团块,即为结石嵌顿之处。如不能明确,应随时参考 X 线片,然后钝性分离该段输尿管周围组织。

5.切开输尿管取石

在结石上、下端各用一纱布带牵拉输尿管,以防结石滑走。在输尿管周围放纱布垫,以防切开输尿管时脓液或尿液外溢污染周围组织。纵行切开结石处的输尿管,用弯止血钳或镊子取出结石。

6.探查

用吸引器吸尽外溢的尿液。经输尿管切口插入输尿管导管,上至肾盂、下至膀胱,探查输尿管有无结石、狭窄或其他原因造成的梗阻。

7.缝合输尿管

用 5-0 可吸收线间断缝合输尿管 2～3 针。缝线仅可穿过外层和肌层,避免穿过黏膜,取出切口周围的保护纱布垫,将周围的脂肪组织覆盖输尿管缝合处,用 1～2 针可吸收线固定脂肪组织。

8.缝合切口

检查伤口无出血及异物存留,在输尿管切口旁置引流管。将手术台放平,逐层缝合肌肉、皮下组织及皮肤。

(五)手术配合注意事项

(1)取出结石要妥善保管。

(2)余同腹腔镜肾上腺肿瘤剜除术 1～3 条。

十二、后腹腔镜输尿管切开取石术

(一)术前准备

1.器械敷料

腹腔镜输尿管器械包、腹腔镜器械(气腹针 1 个、10 mm Trocar 1 个、5 mm Trocar 3 个、10 mm 电子镜、分离钳 2 把、剪刀 1 把、扇形拉钩 1 把、持针器 1 把、冲洗吸引器 1 套、电凝线及电凝钩 1 套、超声刀刀头及手柄 1 套)开胸单、基础敷料包、盆、手术衣。

2.一次性物品

手套、1-0丝线、2-0丝线、3-0丝线、手术薄膜、敷贴、潘氏引流管、8#普通尿管、双J管（F6、F7）、双J管导丝、输尿管导管、后腹腔扩张气囊、液状石蜡、5-0可吸收线、20 mL注射器。

3.仪器

腹腔镜、气腹机、超声刀。

（二）麻醉方法

气管插管全身麻醉。

（三）手术体位

同腹腔镜肾癌切除术。

（四）手术配合

（1）于髂嵴上方置入第一个Trocar。建立后腹腔、充入二氧化碳，压力为1.6～1.9 kPa。直视下置入其他Trocar，腹腔镜探查手术野，了解有无活动性出血和腹膜损伤。根据术前定位，在结石段输尿管相应平面切开肾周筋膜，在脂肪囊内寻找输尿管。

（2）游离输尿管：在结石上方用钳子轻夹输尿管，防止结石滑至肾盂。用腹腔镜精细剪刀在结石段输尿管上方全层剪开输尿管壁，松动并取出结石。探查输尿管内有无残余结石及其他病变，并做相应处理。

（3）置入双J管：经穿刺套管将双J管前端置入后腹腔，拔出套管针重新置入，将双J管尾端置于套管外，经输尿管切口将双J管插入输尿管内。

（4）用5-0可吸收线全层缝合输尿管切口。检查手术野无活动性出血，腹膜后留置潘氏引流管，经腋中线切口引出体外。放出后腹腔内气体，常规缝合切口。

（五）手术配合注意事项

（1）妥善保管取出的结石。

（2）余同腹腔镜肾上腺肿瘤剜除术。

十三、后腹腔镜输尿管癌根治术

（一）术前准备

同腹腔镜肾癌切除术，另备电切器械一套（12°膀胱镜、封闭鞘、可旋转外管鞘、内管鞘、被动式工作把手）、电切环、艾力克。

（二）麻醉方法

气管插管全身麻醉。

（三）手术体位

先截石位，电切输尿管口，再改健侧90°侧卧位。

（四）手术配合

1.取截石位

探查整个膀胱，确定有无肿瘤及其他病变，对患侧输尿管口进行电切，围绕管口电切一周，切至脂肪层。

2.改健侧90°侧卧位

手术步骤同腹腔镜根治性肾切除术。

(五)手术配合注意事项

(1)术中设置电切功率 90 W,电凝功率 70 W,球状电极电凝功率 100 W。

(2)同腹腔镜根治性肾切除术。

十四、膀胱切开取石术

(一)术前准备

1.器械敷料

剖腹器械、膀胱专用器械、剖腹单、基础敷料包、盆、手术衣、持物钳。

2.一次性物品

1-0 丝线、2-0 丝线、3-0 丝线、剖腹针、手套、电刀手柄、手术薄膜、敷贴、菌状引流管、潘氏引流管、液状石蜡、2-0 肠线(或 2-0 可吸收线)、20 mL 注射器。

(二)麻醉方法

硬膜外麻醉。

(三)手术体位

水平仰卧位,骶尾部垫高。

(四)手术配合

(1)术前留置尿管,注入生理盐水 200～300 mL 充盈膀胱并用血管钳夹闭导尿管。

(2)切口:耻骨上正中切口。

(3)切开膀胱:用纱布推开腹膜后,将膀胱壁四角用 4 把组织钳夹住提起,切开膀胱,显露结石。

(4)取出结石:取石钳取出结石。仔细探查膀胱,确认无结石残留。

(5)膀胱造瘘:2-0 肠线(或 2-0 可吸收线)全层缝合膀胱,置菌状引流管行膀胱造瘘。膀胱前间隙置潘氏引流管。

(6)清点器械敷料,关腹。

(五)手术配合注意事项

(1)术中密切观察患者生命体征的变化。

(2)保持静脉通路通畅。术中防止电烫伤。

(3)缝合膀胱前要清点器械敷料。

(4)取出结石要妥善保管。

十五、膀胱部分切除术

(一)术前准备

1.器械敷料

剖腹器械、膀胱专用器械、剖腹单、基础敷料包、盆、手术衣。

2.一次性物品

1-0 丝线、2-0 丝线、3-0 丝线、剖腹针、手套、手术薄膜、敷贴、22# 菌状引流管、潘氏引流管、液状石蜡、2-0 肠线(或 2-0 可吸收线)、20 mL 注射器、无菌导尿包。

(二)麻醉方法

硬膜外麻醉。

（三）手术体位

水平仰卧位。

（四）手术配合

（1）术前留置导尿管，注入生理盐水 200～300 mL 充盈膀胱，并用血管钳夹闭导尿管。

（2）切口：耻骨上正中切口。

（3）切开膀胱：用纱布推开腹膜后，将膀胱壁四角用 4 把组织钳夹住提起，然后切开膀胱，显露肿瘤。

（4）切除病变：用高频电刀或组织剪在距肿瘤边缘 2 cm 处，将以肿瘤为核心的膀胱壁做部分切除。粘连的腹膜一并切除。如果肿瘤位于输尿管口，应将输尿管口连同下端输尿管一并切除，将输尿管重新吻合于膀胱壁无肿瘤部位。

（5）止血：病变部膀胱壁切除后，如有活动出血，即予缝扎或电凝止血。

（6）冲洗膀胱：用灭菌蒸馏水冲洗，以破坏残存肿瘤细胞。

（7）膀胱造瘘：2-0 肠线全层缝合膀胱，膀胱内置 22# 菌状引流管行膀胱造瘘。膀胱前间隙置潘氏引流管。

（8）清点器械敷料，关腹。

（五）手术配合注意事项

同膀胱切开取石 1～3 条。

十六、全膀胱切除术

（一）术前准备

1.器械敷料

剖腹器械、膀胱专用器械、剖腹单、基础敷料包、盆、手术衣。

2.一次性物品

1-0 丝线、2-0 丝线、3-0 丝线、剖腹针、手套、电刀手柄、3L 手术薄膜、敷贴、菌状引流管、潘氏引流管、8# 普通尿管、F6 输尿管导管、双 J 管（F6、F7）、双 J 管导丝、液状石蜡、2-0 肠线、5-0 可吸收线、20 mL 注射器。

（二）麻醉方法

气管插管全身麻醉。

（三）手术体位

水平仰卧位，骶尾部垫高。

（四）手术配合

1.切口

下腹正中切口或弧形横切口。

2.探查腹腔

切开前腹膜，探查肝脏及腹膜后和盆腔淋巴结有无转移，如肝脏无转移，可行手术。盆腔以上淋巴结如有肿大，应首先将高位的肿大淋巴结送冰冻切片检查，明确有无转移；有转移者不宜手术。

3.切断输尿管

在盆腔边缘切开后腹膜，游离两侧输尿管至膀胱入口处，远端结扎及缝扎，留待与膀胱一并切除。近端内插入输尿管导管,用丝线固定导管,将其放入橡皮手套内以免尿液污染创口。

4.分离膀胱

继续将膀胱顶部和后部腹膜剥离,当腹膜与膀胱壁粘连,疑有局部浸润时,应在距粘连部边缘 2 cm 以上处环形剪开腹膜,使粘连部腹膜保留在膀胱壁上,留待一并切除。然后,从后腹膜侧切口将腹膜向侧壁分离,分别切断、1-0 丝线结扎闭塞的脐动脉和输精管。沿两侧输精管下段向内、向下分离,直至膀胱底部。将膀胱上动脉切断和结扎。将髂总动脉分叉处以下的淋巴结与输精管一起向下分离。钝性分离膀胱和前列腺,直至前列腺顶部。分离前列腺和直肠之间的 Denovillier筋膜时,注意防止损伤直肠前壁。将耻骨前列腺韧带分离切断,结扎其间的阴茎背深静脉。

5.切断尿道

将尿道内导尿管拔出,尿道用长钳钳夹后切断,将近端向上翻起,远端用 2-0 肠线缝扎。

6.局部清理

将膀胱及前列腺侧韧带和供应膀胱及前列腺的膀胱下动脉切断、结扎。将前列腺、精囊、膀胱及局部淋巴结(髂血管附近、股神经之内及腹主动脉分叉之下的淋巴结)一并取出。

7.乙状结肠或回肠代膀胱

双侧输尿管乙状结肠用 5-0 可吸收线吻合或回肠膀胱吻合,内置 F6 双 J 管。肠管端端吻合。

8.腹壁造瘘

代膀胱腹壁造瘘。如不行肠代膀胱,将双侧输尿管直接用 5-0 可吸收线行腹壁造瘘。

9.引流缝合

在膀胱窝置潘氏引流管,切口逐层缝合。

(五)手术配合注意事项

(1)术中严格无菌操作,接触肠道器械应单独放置。

(2)手术时间较长,术中加强患者的皮肤护理。

(3)保持通畅的静脉通路,术中加强病情观察。

(4)术前备好各种引流管。

十七、腹腔镜根治性全膀胱切除术

(一)术前准备

1.器械敷料

腹腔镜膀胱器械包、腹腔镜器械(气腹针 1 个、10 mm Trocar 1 个、5 mm Trocar 4 个、10 mm电子镜、分离钳 2 把、剪刀 1 把、扇形拉钩 1 把、普通钛夹及施夹器 1 把、冲洗吸引器 1 套、电凝线及电凝钩 1 套、超声刀刀头及手柄 1 套、血管结扎束手柄 1 套)剖腹单、基础敷料包、手术衣。

2.一次性物品

电刀手柄、吸引器连接管、5-0 可吸收线、手套、1-0 丝线、2-0 丝线、3-0 丝线、手术薄膜、敷贴、普通引流管、潘氏引流管、8# 普通尿管、单 J 管(F6,F7)、单 J 管导丝、液状石蜡、5-0 肠线、20 mL注射器等。

3.仪器

腹腔镜、高频电刀、超声刀、血管结扎束。

（二）麻醉方法

气管插管全身麻醉。

（三）手术体位

30°头低足高卧位，臀部垫高。

（四）手术配合

（1）建立人工气腹，气腹压力在 1.6～1.9 kPa，置入观察镜及操作器械。

（2）进入腹腔后，沿着膀胱直肠陷凹腹膜返折处横向打开腹膜，分离腹膜找到输精管，仔细分离后用 1-0 丝线结扎离断输精管。

（3）提起输精管，在膀胱背侧游离出精囊。在精囊下方分离横行剪开狄氏筋膜，暴露直肠前脂肪组织，在前列腺后方分离至前列腺尖部。

（4）借助输精管与输尿管交叉的解剖关系，提起输精管在其后外方分离出输尿管，至近膀胱入口处，远端结扎后离断输尿管。

（5）在耻骨后间隙的疏松结缔组织中分离出膀胱前壁，直至盆内筋膜返折处和耻骨前列腺韧带，用电凝钩依次打开。

（6）用 2-0 可吸收线在前列腺尖部两侧缝扎阴茎背静脉复合体后切断，进一步游离至前列腺尖部。

（7）超声刀结合单、双极电凝或血管结扎束切断膀胱前列腺侧韧带，其内包括膀胱上动脉、膀胱下动脉等血管，电凝彻底止血。处理前列腺侧韧带，以创造操作空间。

（8）提起膀胱，紧贴前列腺尖部离断膜部尿道，用 2-0 可吸收线缝合尿道断端。

（9）沿髂总血管及髂外血管至腹股沟内环处将血管周围的淋巴脂肪组织切除，应仔细电凝，防止创面广泛渗血。

（10）扩大脐下观察镜 Trocar 孔，小切口长为 4～6 cm，将切除的膀胱连同清扫的淋巴脂肪组织取出。

（11）留置盆腔内引流管。

（五）手术配合注意事项

（1）体位摆放要以充分暴露手术野、使患者舒适为原则。

（2）腹腔镜器械应严格按照内镜清洗消毒规范认真刷洗消毒。

（3）余同腹腔镜肾上腺肿瘤剜除 1～3 条。

十八、腹腔镜前列腺癌根治术

（一）术前准备

1.器械敷料

腹腔镜前列腺器械、腹腔镜器械（0° 10 mm 电子镜、气腹针、10 mm Trocar 1 个、5 mm Trocar 4 个、分离钳 2 把、剪刀 1 把、扇形拉钩 1 把、转换器 1 个、普通钛夹及施夹器各 1 个、超声刀头及手柄 1 套、电凝线及电凝钩 1 套）、剖腹单、基础敷料包、手术衣、盆。

2.一次性物品

1-0 丝线、2-0 丝线、3-0 丝线、腹腔镜针、吸引器管、手套、手术薄膜、敷贴、潘氏引流管、液状石蜡、5 mL 注射器、20 mL 注射器、PDS 缝线、2-0 可吸收线、22#硅胶 Foley 导尿管。

3.仪器

腹腔镜、超声刀、双极电凝或血管结扎束、气腹机。

（二）麻醉方法

气管插管全身麻醉。

（三）手术体位

30°头低足高位，臀部垫高。

（四）手术配合

(1)建立操作通道：一般采用 5 部位穿刺法，脐下置入直径为 10 mm 观察镜 Trocar，4 个器械操作 Trocar 分别置入左、右麦氏点，腹直肌两侧外缘平髂嵴水平，必要时可在耻骨联合上两横指处置入另一个 5 mm Trocar。

(2)麻醉成功后，在脐下刺入气腹针，建立人工气腹，气腹压力 1.6~1.9 kPa。

(3)置入观察镜后，在腹腔镜监视下，分别置入器械操作 Trocar。

(4)横向打开膀胱直肠陷窝最下方的腹膜返折处，找到输精管，在精囊后方向下游离。

(5)提起两侧输精管，在精囊后平面分离前列腺后间隙，可见紧张的狄氏筋膜并切开，分离直肠前列腺间隙至前列腺尖部。

(6)在耻骨后间隙分离，电凝切开盆内筋膜返折处和耻骨前列腺韧带。

(7)2-0 可吸收线在前列腺尖部两侧缝扎阴茎背静脉复合体后切断，进一步游离至前列腺尖部。

(8)剪刀在前列腺膀胱交接处剪开膀胱颈，将尿管提起，仔细剪开膀胱颈后壁，将游离的精囊和输精管残端提出，暴露出前列腺后间隙。

(9)超声刀凝断前列腺后壁两侧的血管束，钝性分离前列腺后壁，注意保留前列腺后外侧的海绵体神经血管束。

(10)进一步游离前列腺尖部，用剪刀整齐剪断。用 2-0 可吸收线在膀胱和尿道之间吻合，先在 5~7 点做连续缝合，置入 22#硅胶 Foley 导尿管，然后依次在 1 点、11 点两处间断缝合打结。

(11)前列腺特异抗原>10 ng/mL 的患者行盆腔淋巴结清扫术。

(12)将切除的标本装入自制的标本袋，从脐下扩大的 Trocar 切口取出。从一侧的麦氏点 Trocar 口放置耻骨后引流管。

（五）手术配合注意事项

(1)腹腔镜器械刷洗应严格按照内镜消毒规范认真刷洗。

(2)余同腹腔镜肾上腺肿瘤剜除 1~5 条。

十九、经尿道膀胱肿瘤电切术

（一）术前准备

1.器械敷料

电切器械、27#电切镜 1 套(12°镜子、封闭鞘、可旋转外管鞘、内管鞘、被动式工作把手、电切环)、剖腹单、基础敷料包、手术衣、持物钳。

2.一次性物品

手套、无菌保护套、一次性灌注连接管、3 L 手术薄膜、20 mL 注射器、22#三腔硅胶尿管，无菌液状石蜡。

3.电切灌注液

5%的甘露醇液。等离子电切,使用灌注液为0.9%的生理盐水注射液。

4.仪器

摄像显示系统、冷光源、奥林巴斯电刀。

(二)手术体位

截石位,臀部超过床沿5 cm。

(三)麻醉方法

硬膜外麻醉或气管插管全身麻醉。

(四)手术配合

(1)建立静脉通路,麻醉成功后摆截石位。电刀负极板紧密粘贴在患者腿部,调节好电刀的功率,脚踏板置于术者的右侧。连接好专用接水槽。

(2)常规消毒铺巾。电切器械安装后涂无菌液状石蜡备用。

(3)正确连接电切镜各导线。灌注连接管同时连接两袋灌注液,将灌注液调整至适宜高度,保证一定的压力。

(4)置入电切镜,探查膀胱的情况,寻找肿瘤并认真观察输尿管口的位置。

(5)观察清楚后行经尿道膀胱肿瘤电切术,将肿瘤完全切除,深达深肌层,范围超过肿瘤2 cm。

(6)肿瘤切除干净后,用艾力克冲洗,保留好标本。

(7)检查有无出血后置三腔硅胶尿管。送患者回病房交接。

(五)手术配合注意事项

(1)电切过程中应嘱咐患者不能随意活动,控制咳嗽,以免发生膀胱穿孔。

(2)术中如出现闭孔反射,应辅助按压同侧下肢。必要时备好局麻药,做闭孔神经封闭用。

(3)使用电刀时应注意防止电烫伤。

(4)经尿道前列腺电切综合征是经尿道前列腺电切术最危险的并发症,严重者可引起死亡。应严密观察病情,及时发现处理经尿道前列腺电切综合征。

(5)术中随时观察并调节电切功率大小,一般功率为100 W,电凝功率为80 W,球状电极电凝功率为100 W。等离子电切功率为280 W,电凝功率为80 W,球状电极电凝功率为150 W。

(6)术中及时更换电切液,保持术野的清晰。

(7)各种导光纤维使用时及术后处理,不可打折成角。

(8)镜子等精密仪器应彻底清洗,轻拿轻放,避免震动。

(9)妥善保留好标本送病理检验。

二十、经尿道前列腺电切术

(一)术前准备

同经尿道膀胱肿瘤电切术。

(二)手术体位

同经尿道膀胱肿瘤电切术。

（三）麻醉方法

同经尿道膀胱肿瘤电切术。

（四）手术配合

（1）建立静脉通路，麻醉成功后摆截石位。电刀负极板紧密粘贴在患者腿部，调节好电刀的功率，脚踏板置于术者的右侧。连接好专用接水槽。

（2）常规消毒铺巾，电切器械安装后涂无菌液状石蜡备用。

（3）正确连接电切镜各种导线。灌注连接管同时连接两袋灌注液，将灌注液调整至适宜高度，保证一定的压力。

（4）提起阴茎经尿道缓慢置入电切镜，首先观察膀胱的情况，注意有无憩室、肿瘤和结石，观察三角区和左右输尿管口位置与增大腺体的关系。观察尿道内口形态、前列腺、尿道长度、精阜、侧叶与精阜的关系。

（5）观察清楚后进行经尿道前列腺电切术，电切的过程中要保持灌注液的持续灌注，以保证术野的清晰。灌注液的温度为 30～35 ℃，因低温灌注液对心血管系统的影响很大，加温后可减少心血管并发症。

（6）密切观察病情，警惕经尿道前列腺电切综合征的发生。

（7）腺体切除后用艾力克吸出切除的组织。然后观察是否有出血并彻底止血，检查排尿控制情况。

（8）留置导尿管与无菌尿袋相接，收集切除的组织送病理。

（9）协助患者穿好衣裤后送回病房。

（五）手术配合注意事项

（1）前列腺电切的患者多为老年患者，因此应做好心理护理、皮肤护理。术前详细了解有无心血管及其他系统的疾病。

（2）余同经尿道膀胱肿瘤电切术。

二十一、输尿管镜气压弹道碎石术

（一）术前准备

1.器械敷料

电切器械，基础敷料包、手术衣、持物钳。

2.一次性物品

手套、液状石蜡、16# Foley 导尿管、3L 脑科手术薄膜、无菌保护套、20 mL 注射器、F5 双 J 管、3 L 生理盐水。

3.仪器

摄像及显示系统、冷光源、WOLF 输尿管镜、瑞士产 EMS 第三代气压弹道联合超声碎石机、压力灌注泵、空气压缩机、输尿管镜异物钳、直径 1 mm 气压弹道探针、弹道连接帽、回弹帽、斑马导丝。

（二）麻醉方法

硬膜外麻醉或静脉复合麻醉。

（三）手术体位

截石位。

(四)手术配合

(1)常规消毒铺巾。检查并正确连接各仪器,调节好功率,连接注水泵。

(2)输尿管镜置入膀胱后,患侧输尿管口置入斑马导丝,在其引导下将输尿管镜缓慢的置入输尿管内。

(3)行输尿管镜检查,发现结石行弹道碎石,持物钳取出结石。

(4)输尿管内留置双J管。

(5)退出输尿管镜,留置导尿管。护送患者回病房。

(五)手术配合注意事项

(1)卧位摆放时注意避免腓总神经受压损伤。

(2)嘱硬膜外麻醉患者术中不能随意活动,控制咳嗽等,以免发生输尿管的损伤。

(3)碎石过程中减慢水流速度,将体位调整为头高足低位,以免结石被冲入肾盂内。

(4)输尿管镜及异物钳等精密仪器做好维护及保养。

二十二、经皮肾镜气压弹道联合超声碎石术

(一)术前准备

1.器械敷料

经皮肾镜器械、电切器械包、基础敷料包、手术衣、持物钳。

2.一次性物品

1-0 丝线、10×28 角针、手套、液状石蜡、无菌引流袋、3L 脑科手术薄膜、无菌保护套、16#Foley导尿管、20#T形管、F5双J管、F7输尿管导管、3 L生理盐水。

3.仪器

摄像及显示系统、冷光源、WOLF输尿管镜、经皮肾镜、瑞士产EMS第三代气压弹道联合超声碎石机、水压灌注泵、B超机、空气压缩机、直径3 mm的中空超声探针、直径2 mm气压弹道探针、筋膜扩张器、穿刺针、F16剥皮鞘、套叠式金属扩张器、斑马导丝。

(二)麻醉方法

全身麻醉,特殊情况下采用局麻。

(三)手术体位

截石位和俯卧位,或取90°侧卧位。

(四)手术配合

(1)在上肢建立通畅的静脉通路,配合做好心电监护和气管插管全身麻醉。摆好截石位。通过尿道,在输尿管镜下行患侧输尿管逆行置F7输尿管导管。目的是术中注水形成人工肾积水以利于穿刺,并防止肾结石堵塞输尿管,留置Foley导尿管。

(2)取俯卧位,肾区腹侧用软枕垫高30°,胸部放置一软枕,头脚稍低,双手自然放于头侧,头下垫一软头圈并偏向一侧,定时将头转向另一侧防止面部器官受压损伤。

(3)常规消毒铺巾后,在患者肾区粘贴3个脑科手术薄膜。

(4)检查摄像系统和光源系统,迅速接好各种导线及导水管。碎石采用EMS Ⅲ代气压弹道超声碎石机。气压弹道能量设为100%,频率设为12 Hz,超声能量设为70%,占空比设为70%。随时调节灌洗液的流量和水压,流量和压力太小,常会造成肾镜视野不清,影响器械操作;流量和压力过大,会造成结石被灌洗液冲走,使其位置不易固定,不利于取石,并增加水中毒的概率。

（5）灌洗液的连接：将 3 L 生理盐水灌洗液悬挂于输液架上，用无菌冲洗管一端连接灌洗液，经过水压灌注泵，另一端连接于肾镜的进水阀门开关上。

（6）使用 4.5 MHz 的 B 超穿刺探头检查，穿刺点一般选择在 12 肋下或 11 肋间、肩胛下角线至腋后线范围。B 超引导下沿穿刺线将 17.5 G 穿刺针置入肾盏后组，拔出针芯，助手向留置的输尿管导管内注入无菌生理盐水，形成"人工肾积液"，见尿液溢出。如无尿液溢出，则自针鞘向肾内注水，如推注无阻力并在 B 超监视下见液体进入肾盏，说明针鞘远端位于肾盏内；如推注有阻力则应在 B 超监测下调整穿刺针的深度。自针鞘置入斑马导丝，退出针鞘。首先用筋膜扩张器扩张至 F16，保留导丝和 F16 剥皮鞘，输尿管镜观察是否位于肾盏内。如未进入肾盏，则将输尿管镜沿导丝置入肾盏内，再将剥皮鞘沿输尿管镜推入肾盏。然后将套叠式金属扩张器安装至 F16，通过导丝置入肾盏，退出剥皮鞘，套叠式扩张至 F22。沿扩张器将肾镜外鞘推入肾盏，保留导丝和肾镜外鞘，拔出套叠式扩张器，置入经皮肾镜。寻找结石，行经皮肾镜气压弹道联合超声碎石术。一般首先用直径 3 mm 的中空的超声探针边粉碎结石边将碎石吸出体外。如结石硬度较高，则改用直径 2 mm 气压弹道探针将结石碎成小块，再用超声碎石系统将结石进一步粉碎吸出。最后顺行向输尿管内置入 F5 双 J 管，留置 20# T 形管行肾造瘘。退出镜鞘，10×28 角针 1-0 丝线缝扎固定造瘘管。

（7）手术结束，关闭显示器、冷光源、摄像机、B 超机、水压灌注泵、空气压缩机、气压弹道联合超声碎石机，拔出电源。妥善放置各种导线及冲洗管。术后搬动患者过床时，注意造瘘管的移位及脱落以免造成出血。患者麻醉清醒后将其安全送回病房。

（五）手术配合注意事项

（1）涂红霉素眼膏，保护眼角膜。全身麻醉患者全身肌肉松弛，摆放体位时保护好各关节，以免发生脱位。俯卧位时注意面部的保护，避免长时间受压，应将头部置于软头圈上，并定期更换方向。

（2）患者的保温：非手术区加盖小棉被；灌注液加温至 30～35 ℃。

（3）为了保证术野的清晰，术中应保证生理盐水的连续灌注。

（4）术中注意患者体位的舒适与安全。及时观察尿液及灌注液的颜色，出血多时遵医嘱用止血药或中止手术。密切观察患者呼吸、脉搏、血压、心电图、血氧饱和度、灌洗液的出入量等，及时观察患者有无稀释性低钠血症的征象。

（5）弹道与超声功率的设置：弹道的能量输出为 100%，使用连续冲击波模式；超声的能量输出为 70%，占空比为 70%。

（6）使用超声吸引时，一定要保持吸引有效，以确保超声碎石的效果与超声探针的保护。

（7）仪器的保护：肾镜使用时应轻拿轻放，用后擦干上油；超声手柄与探针连接要紧密，以保证超声的有效传递；空气加压泵用后将余气放净，以免残留空气中的水分对仪器产生损伤；各导线用后擦净盘好放置，勿折弯。

（8）器械与管道使用前应严格灭菌。用后刷洗干净，管腔内保持干燥。

（9）术中搬动患者要注意各种引流管的保护，以免脱出。

（杨　燕）

第四节 骨科手术的护理

由于交通意外、工业和建筑业事故、运动损伤的增多以及人口老龄化,各种自然灾害等因素,导致高危、复杂的创伤越来越多。如果伤者得不到及时、有效的处理和治疗,将导致患者的终身残疾,甚至死亡,这给患者本人、家庭、社会带来沉重的负担。骨科在解剖学、生物力学和生物材料学研究的基础上,对手术方式、内固定材料不断进行新的尝试;近年来国内外信息、学术交流频繁;同时,高清晰度的 X 线片、CT、MRI 在骨科领域被广泛应用,使得骨科手术技术不断更新、变化、提高。下面介绍两例常见骨科手术的护理配合。

一、髋关节置换手术的护理配合

股骨颈骨折、髋关节脱位、髋臼骨折、股骨头骺滑脱等髋关节骨折的病例中,最常见的并发症为创伤导致的血供中断,导致股骨头缺血性坏死。股骨头缺血性坏死进一步发展,会出现软骨下骨折、股骨头塌陷,最终导致严重的骨性关节炎。患者丧失生活和劳动能力。全髋关节置换术用于治疗股骨头缺血性坏死晚期继发严重的髋关节性关节炎患者,临床取得积极的效果,目前已成为治疗晚期股骨头坏死的标准方法。

(一)主要手术步骤及护理配合

1.手术前准备

手术患者取 90°侧卧位(图 4-7),行全身麻醉或椎管内麻醉。切口周围皮肤消毒范围为:上至剑突、下过膝关节,两侧过身体中线。按照髋关节手术铺巾法建立无菌区域。

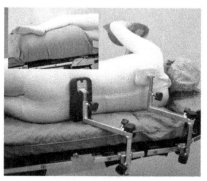

图 4-7 体位摆放

2.手术主要步骤

(1)显露关节囊:髋关节外侧切口(图 4-8),传递 22 号大圆刀切开皮肤,电刀止血,切开臀中肌,臀外侧肌(图 4-9),显露关节囊外侧(图 4-10)。

(2)打开关节囊(图 4-11):电刀切开,传递有齿血管钳钳夹,切除关节囊。传递 S 形拉钩和 HOMAN 拉钩牵开,充分暴露髋关节并暴露髋臼。

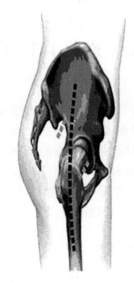

图 4-8　髋关节外侧切口

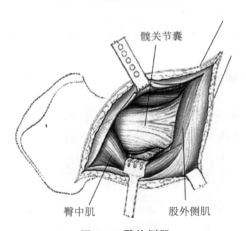

图 4-9　臀外侧肌

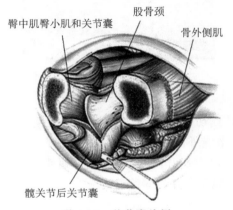

图 4-10　关节囊外侧

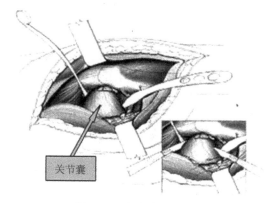

图 4-11 关节囊示意图

(3)取出股骨头:股骨颈与大转子移行部用电锯离断股骨颈,用取头器取出股骨头,取下的股骨头用生理盐水纱布包裹保存,以备植骨。

(4)髋臼置换。①削磨髋臼:将合适的髋臼磨与动力钻连接好递与术者,髋臼锉使用顺序为由小到大;削磨髋臼至髋臼壁周围露出健康骨松质为止,冲洗打磨的骨屑并吸引干净,使用蘑菇形吸引可有效防止骨屑堵塞吸引管路。②安装髋臼杯假体:选择与最后一次髋臼锉型号相同的髋臼杯,将髋臼杯安装底盘与螺纹内接杆连接,完成整体相连;将髋臼杯置于已锉好的髋臼中心,用 45°调整角度,将髋臼杯旋入至髋臼杯顶部使其完全接触;关闭髋臼杯底部三个窗口,用打入器将与髋臼杯型号一致的聚乙烯臼衬轻扣入内,并检查臼衬以确保其牢固性。

(5)股骨假体柄置换。①扩髓:内收外旋患肢,用 HOMAN 拉钩暴露股骨近端,用开髓器贴近股骨后方骨皮质开髓;将髓腔锉与滑动锤连接,用滑动锤打入髓腔锉,直至髓腔锉与骨皮质完全接触。在整个扩髓过程中,使用髓腔锉原则为由小到大,逐渐递增地进行使用。②安装假体柄:用轴向打入器将假体试柄打入股骨干髓腔内;安装合适的试头;复位器复位;确定假体柄、假体头的型号后逐一取出假体试头、假体试柄;冲洗髓腔并擦干。③安装假体:将与试柄型号相同的假体打入髓腔(方法同安装试柄、试头),假体进入后进行患肢复位,检查关节紧张度和活动范围。注意在置换陶瓷头的假体时必须使用有塑料垫的打入器,以免打入时损坏陶瓷头。④缝合伤口:缝合伤口前可根据实际情况在关节腔内和深筋膜浅层放引流管;然后对关节囊、肌肉层、皮下组织、皮肤等进行逐层缝合。

3.术后处置

为患者擦净伤口周围血迹并包扎伤口;检查皮肤受压情况,固定引流管,护送患者入复苏室进行交接。处理术后器械及物品。

(二)围术期特殊情况及处理

1.对全髋置换的手术患者进行风险评估

股骨头缺血性坏死的疾病有一个渐进的演变过程,患者大多为高龄老人,又有功能障碍或卧床史,术中可能出现各种并发症,甚至心跳呼吸骤停。所以要对患者进行风险评估,评估重点内容如下:①有无皮肤完整性受损的风险。②有无下肢静脉血栓形成的风险。③有无坠床的风险。④有无假体脱位的风险。

2.**防止髋关节手术部位错误**

髋关节为人体左右侧对称部位,易发生手术部位错误的事故。故在全髋关节置换手术前必须严格实施手术部位确认,具体措施如下。

(1)手术图谱:术前主刀医师根据影像诊断与患者及其家属共同确认手术部位,并在图谱的相应部位做好标识,让患者及家属再次确认后,在图谱的下方签名。

(2)标识部位:术前谈话时,在手术图谱确认后,主刀医师用记号笔在患者对应侧的手术部位画上标识。

(3)术前核对:巡回护士与主刀医师、麻醉师共同将手术图谱与患者肢体上手术部位标记进行核对,同时,让可以配合的手术患者口述手术部位。任何环节核对时如有不符,先暂停手术,必须核对无误后再行手术。

3.对外来器械进行管理

用于髋关节置换的特殊工具和器械由医疗器械生产厂家提供,不归属于医院,属于外来器械。如果对于外来器械疏于管理,必将造成手术患者术后感染等一系列严重的并发症,这对于手术患者和术者都无疑是"一场灾难"。因此,外来器械送入手术室后,必须严格按照外来器械使用流程进行管理,包括外来器械的准入、接受、清洗、包装、灭菌和取回。每一环节都应严格按照相关流程执行。

4.预防髋关节假体脱位

手术团队人员掌握正确的搬运方法是杜绝意外发生的关键。按常规搬运方法搬运全髋关节置换术后的手术患者,会因为搬运不当造成手术患者的假体脱位。

(1)团队分工:麻醉师负责头部,保证气管插管的通畅;手术医师负责下肢;巡回护士负责维持引流管路,防止滑脱;工勤人员负责平移手术患者至推床。

(2)要求:手术患者身体呈水平位移动,双腿分开同肩宽,双脚外展呈"外八字"。避免搬运时手术患者脚尖相对,造成假体脱位。

二、下肢骨折内固定手术的护理配合

骨折的患者往往有外伤史,详细了解患者受伤的时间、地点、受伤的力点、受伤的方式(如高空坠落、机器碾压、车祸撞击、运动损伤、跌倒等)、直接还是间接致伤、闭合性还是开放性伤口及伤口污染程度等可以协助诊断,对采取合适的治疗方法起着决定性作用。患者无论发生在骨、骨骺板或关节等处的骨折,都包含骨皮质、骨小梁的中断,同时伴有不同程度的骨膜、韧带、肌腱、肌肉、血管、神经、关节囊的损伤。骨折的诊断主要依据病史、损伤的临床表现、特有体征、X线片。在诊断骨折的同时要及时发现多发伤、合并伤等,避免漏诊。

(一)主要手术步骤及护理配合

1.手术前准备

(1)体位与铺单:患者采取全身麻醉,仰卧位,消毒范围为伤侧肢体,一般上下各超过一个关节,按下肢常规铺巾后实施手术。

(2)创面冲洗:为防止感染,必须对创面进行重新冲洗,常规采用以下消毒液体:①0.9%生理盐水:20 000~50 000 mL,冲洗的液体量视创面的洁净度而定,不可使用低渗或高渗的液体冲洗,以免引起创面组织细胞的水肿或脱水。②过氧化氢(H_2O_2):软组织、肌肉层用 H_2O_2 冲洗,使 H_2O_2 与肌层及软组织充分接触,以杀灭厌氧菌。③灭菌皂液:去除创面上的油污。

(3)使用电动空气止血仪:正确放置气囊袖带,并操作电动空气止血仪,压迫并暂时性阻断肢体血流,达到最大限度制止创面出血并提供清晰无血流的手术视野,同时防止电动空气止血仪使用不当造成手术患者的损伤。

2.主要手术步骤

(1)暴露胫骨干:传递 22 号大圆刀切开皮肤,电刀切开皮下组织、深筋膜,暴露胫骨干。

(2)骨折端复位:清理骨折端血凝块,暴露外侧骨折端;点式复位钳 2 把提起骨折处两端,对齐进行骨折端复位。

(3)骨折内固定。①选择器械:备齐钢板固定需要的所有特殊器械。②选择钢板:选择合适钢板,折弯成合适的角度。③固定钢板:斜面骨折处上采用拉力螺钉起固定作用,依次采用钻孔、测深、螺丝钉转孔、上螺丝固定几个步骤。④固定钢板:依相同方法上螺钉固定钢板。⑤缝合伤口:冲洗伤口,放置引流,然后对肌肉层、皮下组织、皮肤等进行逐层缝合。

3.术后处置

为手术患者擦净伤口周围血迹并包扎伤口;检查皮肤受压情况,固定引流管,送回病房并进行交接。处理术后器械及物品。

(二)围术期特殊情况及处理

1.用空气止血仪减少伤口出血

空气止血仪具有良好的止血效能,如伤口依旧出血不止,则应按照上述规定,检查仪器的使用方法是否正确、运转是否正常等。

(1)袖带是否漏气:因为一旦漏气,空气止血仪的压力就会下降,止血仪将肢体浅表的静脉,但深层的动脉未被压迫,这样导致患者手术部位的出血要比不上止血带时更多。此时,应该更换空气止血仪的袖带,重新调节压力、计算时间。

(2)开放性创伤时袖带是否正确使用:开放性创伤的肢体在使用空气止血带前一般不用橡胶弹力驱血带,因此手术开始划皮后切口会有少量出血,这是正常的。为了减少出血,可先抬高肢体,使肢体静脉血回流后再使用空气止血带。

2.术中电钻发生故障的原因

电钻发生故障的原因较多,手术室护士可采取以下方法进行排除,必要时更换电池或电钻,以便手术顺利进行。

(1)电池故障:①电池未及时充电或充电不完全。②电池使用期限已到,未及时更换以至于无法再充电。③电池灭菌方法错误造成电池损坏。

(2)电钻故障:①钻头内的血迹未及时清理,灭菌后形成血凝块,增加电钻做功的阻力,降低钻速。②操作不当,误碰到保险锁扣,电钻停止转动。③电钻与电池的接触不好。

3.有效防止螺旋钻头意外折断

手术医师在使用电钻为固定钢板的螺钉钻孔时,可能会出现螺旋钻头断于患者体内的情况,这不仅会损伤手术患者,也浪费手术器材。为防止此类事件,洗手护士应该做到以下几点。

(1)术前完成钻头的检查:①钻头的锋利程度。②钻头本身是否有裂缝或损坏。③钻头是否发生弯曲变形。

(2)使用套筒:使用钻头钻孔时必须带套筒,防止钻头与手术患者的骨皮质成角而发生断裂。

(3)防止电钻摩擦生热:使用电钻钻孔时,洗手护士应及时注水,以降低钻头与骨摩擦产生的热量,这样既可有效防止钻头断裂,又可降低钻孔处骨的热源性损伤。

（杨　燕）

第五节　眼科手术的护理

一、泪囊摘除术

(一)术前准备

1.器械敷料

眼科器械包、泪囊专用器械、眼敷料包、手术衣、持物钳、灯把手。

2.一次性物品

4-0 丝线、5-0 或 7-0 丝线、眼科缝针、手套、5 mL 注射器 2 个(5 号、7 号针头各 1 个)、20 mL 注射器 1 个。

(二)麻醉方法

局部浸润麻醉。

(三)手术体位

水平仰卧位。

(四)手术配合

(1)于内眦鼻侧 3 mm、内眦韧带平面上 3 mm 处,做平行于泪前嵴、长 15～20 mm 的弧形切口。

(2)钝性分离皮下组织及眼轮匝肌,置入泪囊撑开器,暴露内前嵴。

(3)完全或部分剪开泪囊前的泪筋膜,剪断内眦腱。

(4)骨膜剥离器分离泪筋膜和泪囊壁。

(5)将泪囊自泪囊窝骨壁分离,血管钳夹压泪总管,尽可能远离泪囊剪断。

(6)检查摘除的泪囊是否完整,如有泪囊组织残留于泪囊窝,应用刮匙刮尽。3％碘酊烧灼鼻泪管内、泪总管断端及泪囊窝空腔。

(7)探针探入鼻泪管,直达下鼻道。

(8)5-0 丝线缝合内眦韧带,7-0 丝线依次间断缝合皮下组织和皮肤。

(9)纱布块、绷带单眼加压包扎。

(五)手术配合注意事项

(1)术中要保护好内眦动静脉,避免损伤。

(2)泪囊窝内残留组织必须刮净,以免泪囊炎复发。

二、泪囊鼻腔吻合术

(一)术前准备

1.器械敷料

眼科器械包、泪囊鼻腔吻合器械、眼敷料包、手术衣、持物钳、灯把手。

2.一次性物品

4-0 丝线、5-0 或 7-0 丝线、眼科缝针、手套、5 mL 注射器 2 个(5 号、7 号针头各 1 个)、20 mL

注射器 1 个、吸引器连接管。

3.仪器

电钻。

（二）麻醉方法

局部浸润麻醉。

（三）手术体位

水平仰卧位。

（四）手术配合

（1）泪小管注入少量亚甲蓝。

（2）于内眦内 3～4 mm、内上 4 mm 向外下做弧形切口，长 1.8～2 cm，并放入扩张器。

（3）紧靠泪前嵴切开骨膜，用小剥离器沿泪囊窝骨壁由前向后分离泪囊，注意勿穿破泪囊。

（4）于泪囊窝骨壁较薄处凿孔，小咬骨钳扩大造孔至 15 mm×20 mm，注意勿损伤泪囊及鼻黏膜。

（5）于泪囊及相应的鼻黏膜处各做一"1"字形切开，使成前后两页，分别用细线将前、后页缝合。

（6）间断缝合皮下组织和皮肤，包扎伤口。

（五）手术配合注意事项

（1）局部皮肤消毒时注意勿使消毒液进入眼内，避免损伤角膜。

（2）随时调整光源。

（3）准备好亚甲蓝及注射针头。

（4）准备丁卡因加肾上腺素棉片，切开鼻黏膜后止血用。

（5）切口包扎不宜加压，以免使吻合口前叶受压，与后页粘连，造成手术失败。

三、泪小管泪囊吻合术

（一）术前准备

1.器械敷料

眼科器械包、眼外伤器械、猪尾巴钩 2 个、泪小管扩张器 1 个、眼敷料包、手术衣、持物钳、灯把手。

2.一次性物品

4×10 三角针、3×8 圆针、5-0 或 7-0 丝线、7-0 或 8-0 Prolene 线、5 mL 注射器 2 个（5 号、7 号针头各 1 个）、20 mL 注射器 1 个、手套、泪小管吻合管 1 根。

（二）麻醉方法

局部浸润麻醉、眶下及滑车下神经阻滞麻醉。

（三）手术体位

水平仰卧位。

（四）手术配合

（1）于内眦鼻侧 4～5 mm、内眦韧带上方约 4 mm 处，向下做一稍弯向颞侧之弧状纵向皮肤切口，切开皮下，牵开器牵开切口，蚊式钳和剪刀分离皮下组织，暴露剪断内眦韧带。

（2）镊子、剪刀沿前泪嵴、眼轮匝肌走向分离肌纤维，暴露泪隔，手术刀切开泪隔，直至泪囊前壁完全暴露。

（3）泪道探针从泪点探入，探至泪小管阻塞部位，手术刀紧贴探针头垂直切断泪小管，再切开泪囊，切成"T"形瓣翻转，7-0丝线将泪小管断端下部与其瓣对端吻合，泪小管断端上部与泪囊瓣的对侧缘吻合。

（4）细塑料管由上至下穿入泪小管，经泪囊鼻泪管，最后从鼻前庭引出。

（5）5-0或1-0丝线依次缝合泪隔、内眦韧带及皮肤。

（6）注射消炎药，涂红霉素眼膏，包扎伤口。

（五）手术配合注意事项

（1）局部皮肤消毒时注意勿使消毒液进入眼内，避免损伤角膜。

（2）随时调整光源。

四、睫状体冷凝术

（一）术前准备

1.器械敷料

眼科器械包、网脱器械、睫状体冷凝笔、眼敷料包、手术衣、持物钳、灯把手。

2.一次性物品

手套、5 mL注射器2个（5号、7号针头各1个）、20 mL注射器1个。

3.仪器

冷凝仪、制冷源、计时器。

（二）麻醉方法

球后阻滞麻醉。

（三）手术体位

水平仰卧位。

（四）手术配合

（1）冷凝器处于备用状态，备好20°检眼镜。

（2）开睑器开睑，用固定镊向冷冻部位对侧牵引眼球，暴露冷凝部位。

（3）冷冻头定位，吸干球结膜表面的液体，将冷冻头紧压冷凝部位开始计时，根据时间关闭开关。

（五）手术配合注意事项

（1）术前应调好并试用冷冻系统，保证功能正常。

（2）每一冷冻点冷冻时间要持续40～60秒。

（3）冷冻范围通常为两个象限，每个象限做2～4个冷冻点。

（4）应适当控制室温。

五、巩膜外垫压冷凝环扎术

（一）术前准备

1.器械敷料

眼科器械包、网脱器械、冷凝笔、眼敷料包、手术衣、持物钳。

2.一次性物品

1-0 丝线、4-0 丝线、7-0 丝线、4-0 无损伤线、眼科缝针、手套、5 mL 注射器 2 个(5 号、7 号针头各 1 个)、1 mL 注射器 1 个、20 mL 注射器 1 个、硅胶海绵、环扎带、套袖、眼科护皮膜。

3.仪器

冷凝仪、检眼镜。

(二)麻醉方法

球后或球周阻滞麻醉。

(三)手术体位

水平仰卧位。

(四)手术配合

(1)开睑器开睑。

(2)暴露手术野,置直肌的牵引线。

(3)裂孔定位,巩膜外冷凝。

(4)巩膜预置缝线,置外加压物和环扎带。

(5)视情况视网膜下放液。

(6)检查眼底,注意眼压及有无视网膜中央动脉搏动。

(7)缝合球结膜,单眼包扎。

(五)手术配合注意事项

(1)环扎带为 62～65 mm,切勿因视网膜下放液后眼球变软而过度缩短环扎带。

(2)如眼压仍低,可做眼内气体填充。

(3)注意调节室内光线。

六、眶内肿瘤摘除术

(一)术前准备

1.器械敷料

眼科器械包、眶肿瘤器械、眼敷料包、手术衣、持物钳。

2.一次性物品

7-0 丝线、眼科缝针、手套、5 mL 注射器 2 个(5 号、7 号针头各 1 个)、1 mL 注射器 1 个、20 mL 注射器 1 个、眼科手术薄膜、电刀手柄、吸引器连接管。

(二)手术体位

水平仰卧位。

(三)麻醉方法

局部浸润麻醉或气管插管全身麻醉。

(四)手术配合

(1)经皮肤切口入眶。

(2)分离皮下组织及眼轮匝肌,暴露眶缘骨膜。

(3)沿外上眶缘切开骨膜,再沿眶缘用骨膜剥离器分离眶内骨膜。

(4)探知肿瘤确切位置,分离肿瘤并完整摘除。

(5)庆大霉素生理盐水冲洗眶内血块并抽吸干净。

(6)依次缝合骨膜、皮下组织及皮肤切口,结膜囊涂抗生素眼药膏。

(五)手术配合注意事项

(1)术中注意调节灯光。

(2)备好庆大霉素生理盐水用于冲洗。

七、眼眶外伤缝合术

(一)术前准备

1.器械敷料

眼科器械包、眼外伤器械、眼敷料包、手术衣、持物钳、灯把手。

2.一次性物品

5-0或7-0丝线、4×10三角针、手套、5 mL注射器2个(5号、7号针头各1个)、20 mL注射器1个。

(二)麻醉方法

局部浸润麻醉。

(三)手术体位

水平仰卧位。

(四)手术配合

1.睑板睑结膜移行瓣修补术

(1)修整创面呈矩形:沿矩形创面两侧向后做垂直切口,将其后部的睑板睑结膜切断,切口向穹隆结膜做适当伸延。分离睑板面的眼轮匝肌,形成睑板睑结膜移行瓣。

(2)将睑板睑结膜瓣向睑缘部推进,注意对齐睑缘,并与两侧睑缘断端缝合,睑结膜面的睑板创缘做间断缝合。

(3)术后包扎伤口。

2.移位睑板睑结膜瓣修补术

(1)整修创面呈矩形:于邻近的正常睑板组织的后1/2处,做宽度与缺损创面相等同的睑板睑结膜瓣,分离睑板睑结膜瓣。

(2)将睑板睑结膜瓣移位至缺损创面的睑缘部分,对齐睑缘,并与两侧睑缘断端缝合,睑结膜面的睑板及结膜创缘做间断缝合。

(3)术后包扎伤口。

3.对侧眼睑舌形睑板移行瓣修补术

(1)修整下睑部分睑板缺损创面使其呈矩形。并将两侧睑缘唇间劈开为前后两层。上睑对应部位的睑缘也做唇间劈开,使呈前后两层。和下睑缺损的两侧缘相对应的上睑后层均垂直切断睑板睑结膜,达穹隆部。切除其睑缘部位的上皮组织,使呈舌形睑板睑结膜移行瓣。

(2)对舌形睑板移行瓣向下推移,插入下睑缺损处。舌形睑板移行瓣远端与下睑深部软组织缝合。舌形睑板移行瓣远端与下睑深部软组织缝合。舌形睑板移行瓣两侧与上下睑两侧睑板创缘做埋藏缝合。特别注意睑缘部位的睑板对齐缝合。前层眼睑缺损,做移行皮瓣修复。

(3)术后包扎伤口。

4.眼睑前层缺损的修复术

(1)眼睑前层三角形缺损的修补:①将眼睑前层组织缺损整修成三角形缺损创面。于肿物部位两侧做睑缘唇间劈开,将眼睑劈为前、后两层。②潜行分离两侧创缘四周的皮下组织与眼轮匝肌,使之充分松动,然后拉拢分层缝合。③表面盖纱布后,绷带包扎。

(2)眼睑前层矩形缺损的修复(移行皮瓣修复术):①肿物切除后,将缺损创面整修成矩形。如缺损创面在眼睑中央部,向两侧做一定范围的睑缘唇间劈开,范围大小根据缺损范围决定。于肿物下缘做平行睑缘的另一切口,切开皮肤与眼轮匝肌。眼轮匝肌与睑板间做潜行分离,使呈条状皮瓣。②将两侧皮瓣向创面拉拢,覆盖缺损创面,间断缝合。③如切口远端在皮瓣拉拢缝合后出现猫耳现象,则于上下切口远端向外各切除一三角形皮肤,使之平展,间断缝合。④如缺损创面位于鼻侧,则移行皮瓣选择创面颞侧。⑤如缺损创面较为窄长,虽两侧各做一移行皮瓣也难于拉拢缝合。可于窄长的矩形皮瓣下方做一移行皮瓣。⑥术后包扎伤口。

(3)移位皮瓣修复术修复下睑颞侧前层创面:①整修创面后,于缺损创面的颞侧向下或向上做移位皮瓣,其宽度与长度应较实际缺损创面为大,一般要大1/4～1/3,注意移位皮瓣的蒂部与长度的比最好不超过1∶2.5。分离移位皮瓣下方的皮下组织,可以在移位皮瓣下带有脂肪组织。充分分离创面四周皮下组织。②完善止血。将易位皮瓣转位覆盖缺损创面,间断缝合。易位皮瓣的缺损创面拉拢缝合。③术后包扎伤口。

(五)手术配合注意事项

(1)做好术前访视,缓解患者紧张情绪。

(2)术前备好用物,必要时提前与医师联系,了解手术特殊用物。

(3)根据手术部位随时调节灯光。

八、提上睑肌缩短和前徙术

(一)术前准备

1.器械敷料

眼科器械包、睑下垂器械、眼敷料包、手术衣、持物钳。

2.一次性物品

5-0可吸收线、7-0丝线、眼科缝针、5-0无损伤线、手套、5 mL注射器2个(5号、7号针头各1个)、20 mL注射器1个。

(二)麻醉方法

表面麻醉、局部浸润麻醉。

(三)手术体位

水平仰卧位。

(四)手术配合

(1)常采用皮肤结膜联合切口,用亚甲蓝或甲紫在相当于上睑皱褶处做皮肤切口标志。

(2)在穹隆部结膜下与Muller肌之间注入麻醉药,在睑板上缘1～2 mm处用刀平行睑板上缘切开结膜,分离结膜到上穹隆顶部。局部皮肤和皮下注入麻醉药,然后做皮肤切口。

(3)暴露并分离提上睑肌。

(4)7-0丝线或者可吸收线缝合结膜,线端从结膜囊引出,尖端外露10 mm,并放置于结膜囊内。

(5)提上睑肌缩短:睑板中部与提上睑肌相接处即为要缩短的肌肉长度。在拟定缩短处稍后1～2 mm、在提上睑肌肌瓣中央和睑板的中上1/3处做褥式缝合,系上活结,撤除器械让患者起身坐起向前平视,检查眼睑上提高度。如高度合适,重新铺巾暴露切口,松开活结,并在该缝线内外侧各做一组同样缝线,缝线系上活结,让患者再坐起,检查上睑提高的高度、睑缘外形及弧度是否理想、有无畸形。如效果满意分别结扎缝线,将多余提上睑肌剪除。

(6)缝合皮肤,结膜囊内涂抗生素眼膏,盖消毒纱布包扎。

(五)手术配合注意事项

(1)手术尽量在局麻下进行,术毕可立即检验手术效果,全麻下手术容易发生误差,以至两眼不对称。

(2)术中严格无菌操作,怀疑物品有污染时立即更换,以防止感染。

九、眼球摘除术

(一)术前准备

1.器械敷料

眼科器械包、眼外伤器械、泪囊器械、眼敷料包、手术衣、持物钳、灯把手。

2.一次性物品

7-0丝线、眼科缝针、手套、绷带、油纱、5 mL注射器2个(5号、7号针头各1个)、20 mL注射器1个、眼科手术薄膜。

(二)麻醉方法

表面麻醉、球后或球周阻滞麻醉。

(三)手术体位

水平仰卧位。

(四)手术配合

(1)常规消毒铺巾,用开睑器开睑。

(2)沿角膜缘360°环形剪开球结膜。

(3)暴露眼外肌,在相邻直肌之间用剪刀分离筋膜与巩膜。

(4)剪断四条直肌和上斜肌、下斜肌。

(5)眼球半脱臼。

(6)探查视神经,用视神经剪尽量贴眶尖处剪断视神经。

(7)摘除眼球检查眼体是否完整,眼球取出后迅速用湿热纱布填塞眶内压迫止血。

(8)7-0丝线缝合眼外肌。

(9)7-0丝线水平连续缝合球结膜创缘,结膜囊内填入油纱条,单眼垫消毒纱布,绷带加压包扎。

(五)手术配合注意事项

(1)严格执行无菌技术操作。

(2)摘除眼球前准备好热盐水纱布,取出眼球后迅速填塞眼眶,防止出血。

(3)术中注意观察,患者如有躁动,应及时安慰,取得合作,防止影响术者操作,损伤组织。

(4)摘除眼球送病理。

十、球内异物取出术

(一)术前准备
1.器械敷料

眼科器械包、眼外伤器械、电磁铁、眼敷料包、手术衣、持物钳。

2.一次性物品

10-0 无损伤线、手套、5 mL 注射器 2 个(5 号、7 号针头各 1 个)20 mL 注射器 1 个、眼科手术薄膜。

(二)麻醉方法
表面麻醉、球后或球周阻滞麻醉。

(三)手术体位
水平仰卧位。

(四)手术配合
(1)消毒铺巾。

(2)开睑器开眼睑。

(3)距角巩膜缘 4～5 mm 睫状体平坦部做纵行切口。

(4)如有磁性的金属异物在玻璃体内,用吸铁棒接近睫状体平补切口将异物吸出。如是非金属异物或玻璃体腔深部异物,需玻璃体切割手术。

(5)缝合巩膜及结膜。

(6)半球后注射抗生素及类固醇皮质激素,红霉素眼膏涂眼,纱布包扎伤口。

(五)手术配合注意事项
(1)眼球穿通伤多为污染手术,需备好抗生素反复冲洗伤口和脱出眼球外的组织,预防感染。

(2)注意保存异物。

十一、虹膜外伤缝合术

(一)术前准备
1.器械敷料

眼科器械包、眼外伤器械、眼敷料包、手术衣、持物钳、灯把手。

2.一次性物品

10-0 尼龙线、手套、5 mL 注射器 2 个(5 号、7 号针头各 1 个)、20 mL 注射器 1 个、眼科手术薄膜。

3.仪器

显微镜。

(二)麻醉方法
表面浸润麻醉、球后或球周阻滞麻醉。

(三)手术体位
水平仰卧位。

(四)手术配合

1.McCannel 虹膜根部离断修复术

(1)在虹膜根部离断的方向做直肌牵引固定眼球。距角膜缘 10 mm 切开球结膜,用 10-0 尼龙线上的铲型针对应在离断外 1/3 交界处,从角膜缘后 0.5 mm 处与虹膜平行刺入巩膜,针尖向前伸到游离端的根部虹膜后面,距断缘 0.5 mm 垂直向角膜方向转针并从周边角膜穿出。

(2)用同样的方法穿好第 2 根或第 3 根缝线。在离断中央部做一 2 mm 水平巩膜穿刺。

(3)伸入虹膜钩,从虹膜与角膜之间拉出缝线至切口外。

(4)在巩膜外将缝线收紧并结扎。

(5)离断的虹膜根部将被牵引至前房角,剪去多余的缝线,结膜不必缝合。术后表面盖纱布后,绷带包扎。

2.经切口缝合术

相对于虹膜根部离断处的角膜缘处做一水平切口,长度略小于离断区。经离断区做局部玻璃体切除,冲洗前方出血,待能清晰看到虹膜根部后,平镊夹住虹膜根部向切口外拉出少许,10-0 尼龙线穿过根部约 0.5 mm,然后再从切口后唇内侧巩膜瓣下穿过,打结使线结留在切口内。根据离断的大小决定是否需增加缝线,一般间隔 2~3 mm,间断缝合主切口达水密状态,以免虹膜从漏口脱出。术后表面盖纱布后,绷带包扎。

3.放射状虹膜切开缝合术

(1)Machenson 缝合法:在靠近切口处的周边虹膜断缘内 0.5 mm 穿入 10-0 尼龙线并从对侧断缘内 0.5 mm 处穿出,将缝线拉出切口外,轻轻打结,保留原线做牵引线。向切口外拉出 2~3 mm 虹膜,靠近瞳孔缘再做一针相似的断缘缝合,最内一针位于瞳孔缘,线结位于虹膜表面,恢复虹膜,缝合角巩膜切口。

(2)经角膜缝合术:与虹膜断缘所在子午线垂直方向,相距 6~8 mm 各做一个 1 mm 的全层角膜穿刺口,前房注入少许黏弹剂,用半径 8~12 mm 的弧形针 10-0 尼龙线,从右侧切口穿入,在虹膜断缘约 0.5 mm 处两侧穿过再从左侧切口穿出。针从左侧切口返回经虹膜前表面跨过,从右侧穿刺口穿出,收紧 10-0 尼龙线,将虹膜缝合缘拉至切口外打结,剪去多余的线头,用虹膜恢复器或黏弹剂将位于切口的虹膜推入前房,根据断缘宽度决定是否再做第 2~3 针缝合。位于睑裂区者,可缝合 2~3 针,位于上方者缝 1~2 针。术后表面盖纱布后,绷带包扎。

(五)手术配合注意事项

(1)缝线尽量靠近瞳孔缘,可得到一较圆形的瞳孔形状。

(2)缝合组织不宜太窄,以免撕裂虹膜。

(3)角膜穿刺口不宜太小,以免针尖从原切口旁的角膜组织穿过。如果遇到此情况,可从 12 点切口拉出缝线打结。

(4)严密缝合切口,以免切口漏导致虹膜切口嵌顿。

(5)确认虹膜完全复原,无切口嵌顿时方可结束手术。

(6)若虹膜较软,可用一平针头从对侧切口伸入,抵住虹膜,以免变形和撕裂。

(7)注意防止损伤晶状体,针尖朝上,后房注入黏弹剂。

(8)已萎缩的虹膜,应尽量在原位缝合和打结,以免撕裂虹膜造成出血。

(9)线结留在虹膜前表面,防止摩擦损伤晶状体。

十二、前房穿刺术

(一)术前准备

1.器械敷料

眼科器械包、眼外伤器械、眼敷料包、手术衣、持物钳。

2.一次性物品

1 mL 注射器 1 个、手套、眼科手术薄膜。

3.仪器

显微镜。

(二)麻醉方法

表面浸润麻醉。

(三)手术体位

水平仰卧位。

(四)手术配合

(1)开睑器开眼睑。

(2)固定镊在穿刺点对侧角膜缘固定眼球。

(3)1 mL 注射器抽取房水,注入空气、生理盐水或黏弹剂,穿刺口要小,以免房水流失。

(4)用穿刺刀或 7 号针在透明角膜缘内 1 mm 行前房穿刺。

(5)涂抗生素眼膏,单眼包扎(如为前房积血可双眼包扎)。

(五)手术配合注意事项

(1)穿刺时针的斜面应朝向角膜,速度一定要缓慢,以免突然前房变浅,针尖划伤虹膜。

(2)前房内注射速度不宜太快,以免前房过深,虹膜晶状体隔急剧后移,损伤虹膜根部或使晶状体悬韧带断裂。

十三、虹膜周边切除术

(一)术前准备

1.器械敷料

眼科器械包、青光眼器械、眼敷料包、手术衣、持物钳。

2.一次性物品

15°刀 1 把、10-0 尼龙线、手套、5 mL 注射器 2 个(5 号、7 号针头各 1 个)、20 mL 注射器 1 个、眼科手术薄膜。

3.仪器

显微镜。

(二)麻醉方法

表面浸润麻醉、球后或球周阻滞麻醉。

(三)手术体位

水平仰卧位。

(四)手术配合

(1)上直肌固定缝线,在颞上或上方距角膜缘 6 mm 外平行角膜缘,将结膜和 Tenon 剪开,并向前剥离到角膜缘。

（2）在角膜缘前界后约 1 mm 外，划开巩膜，做一与角膜缘平行的垂直切口，长约 3 mm。刀片剥离浅层巩膜，制作巩膜瓣至角膜缘。

（3）角膜缘穿刺放液，切除巩膜瓣下 1 mm×2 mm 巩膜，切口穿通后房水流出时，虹膜随之脱出，用虹膜剪平行角膜缘将虹膜切除。

（4）在角膜缘表面用虹膜恢复器向角膜中央轻轻按摩，将虹膜轻轻恢复至瞳孔呈圆形。

（5）缝合角膜瓣。

（6）结膜下注射抗生素及皮质激素。

（五）手术配合注意事项

（1）做好心理护理，缓解其紧张情绪。

（2）术中严格无菌操作。

十四、羊膜移植术

（一）术前准备

1.器械敷料

眼科器械包、眼外伤器械、眼敷料包、手术衣、持物钳、灯把手。

2.一次性物品

10-0 尼龙线、手套、5 mL 注射器 2 个（5 号、7 号针头各 1 个）、20 mL 注射器 1 个、眼科手术薄膜。

3.仪器

显微镜。

（二）麻醉方法

表面浸润麻醉、球后或球周阻滞麻醉。

（三）手术体位

水平仰卧位。

（四）手术配合

（1）消毒，铺巾。

（2）开睑器开睑。

（3）圆刀片刮除病变角膜上皮及坏死的组织，生理盐水冲洗结膜囊。

（4）取羊膜平铺于眼表，上皮面向上。

（5）10-0 尼龙线沿角巩膜缘环形连续缝合 1 周，角巩膜缘外 3～5 mm 间断缝合 1 周。

（6）角巩膜剪剪除周边多余羊膜组织。

（7）斜视钩驱赶羊膜下积液。

（8）术后涂眼膏，包眼。

（五）手术配合注意事项

（1）羊膜妥善保存在冰箱内，温度 4 ℃。

（2）羊膜的基膜使用前用生理盐水充分冲洗干净，放入庆大霉素溶液中浸泡 10 分钟备用，防止丢失，避免污染。

十五、角膜移植术

（一）术前准备

1.器械敷料

眼科器械包、角膜移植器械、眼敷料包、手术衣、持物钳、灯把手。

2.一次性物品

10-0 尼龙线、5-0 涤纶编织线、黏弹剂、BSS 液、5 mL 注射器 2 个（5 号、7 号针头各 1 个）、1 mL 注射器 1 个、20 mL 注射器 1 个、眼科手术薄膜、手套。

3.仪器

显微镜。

（二）麻醉方法

表面浸润麻醉、球后或球周阻滞麻醉、眼轮匝肌浸润麻醉。

（三）手术体位

水平仰卧位。

（四）手术配合

（1）将供眼用 0.025％点而康消毒，庆大霉素、林可霉素＋生理盐水浸泡 30 分钟，生理盐水冲洗，处理好备用。

（2）开睑器撑开眼睑，生理盐水冲洗结膜囊。

（3）缝线固定上下直肌，缝角膜环。

（4）根据角膜病灶大小选择合适直径的环钻，钻切角膜至 2/3 厚度；选择比植床直径大 0.25～0.5 mm 角膜环钻钻取角膜植片，湿放保存备用。

（5）15°刀自一侧环钻切口切透角膜，然后依次向前房注入卡米可林和黏弹剂。

（6）角膜剪沿环钻切口剪下病变角膜。

（7）BSS 液冲洗前房（真菌感染性角膜病选用庆大霉素和氟康唑溶液），清除前房渗出，注入黏弹剂。

（8）将角膜植片原位转入植床，10-0 尼龙线间断缝合至水密状态。

（9）BSS 液充起前房，维持正常眼压，用无齿线镊将线结拖入植床角膜基质。

（10）抗生素（真菌性感染患者选用氟康唑 2 mg）球结膜下注射。

（11）无菌纱布包盖术眼。

（五）手术配合注意事项

（1）注意供眼消毒处理。

（2）植入角膜植片后及时将冲洗用生理盐水、抗生素溶液等更换为 BSS 液，以防误将生理盐水、抗生素注入前房，损伤角膜内皮细胞。

（3）注意真菌性感染患者禁用激素，结膜下注射药物为庆大霉素和氟康唑。

十六、胬肉切除术

（一）术前准备

1.器械敷料

眼科器械包、眼外伤器械、眼敷料包、手术衣、持物钳、灯把手。

2.一次性物品

10-0 尼龙线、手套、5 mL 注射器 2 个(5 号、7 号针头各 1 个)、1 mL 注射器 1 个、20 mL 注射器 1 个、眼科手术薄膜。

3.仪器

显微镜。

(二)麻醉方法

表面浸润麻醉、局部浸润麻醉。

(三)手术体位

水平仰卧位。

(四)手术配合

(1)开睑器撑开眼睑,有齿显微镊夹住胬肉头部,15 号一次性刀片沿胬肉头部外方 0.5 mm 的透明角膜做一浅层的划切,沿此界限做角膜浅层分离,将胬肉头部包括在内,分离至角膜缘部。

(2)沿胬肉的上下侧将球结膜剪开,切口约 5 mm 长,将胬肉和巩膜分开。助手用镊子提起胬肉头部的结膜组织,术者一手持镊子夹住胬肉下的组织,另一手持剪刀将结膜与病变组织分开,直至半月皱襞并剪除。

(3)切除胬肉头部,颈部及 2 mm 体部,将球结膜切口的边缘铺平,并用线将其固定在距角膜缘外 4 mm 处的浅层巩膜上,结膜囊内涂红霉素眼膏。

(五)手术配合注意事项

做角膜浅层剥离时,务必将胬肉组织切除干净,但注意不可穿通角膜。

十七、白内障囊外摘除＋人工晶状体植入术

(一)术前准备

1.器械敷料

眼科器械包、超乳器械、眼敷料包、手术衣、持物钳。

2.一次性物品

10-0 尼龙线、BSS 液、黏弹剂、人工晶状体、一次性刀(隧道刀、15°穿刺刀)、5 mL 注射器 2 个(5 号、7 号针头各 1 个)、1 mL 注射器 1 个、20 mL 注射器 1 个、眼科手术薄膜、手套。

3.仪器

显微镜。

(二)麻醉方法

表面浸润麻醉、球周或球后阻滞麻醉。

(三)手术体位

水平仰卧位。

(四)手术配合

(1)开睑器撑开眼睑。

(2)做结膜瓣及上直肌缝线。

(3)隧道刀在 12 点角巩膜缘做隧道切口,15°穿刺刀于中央穿刺入前房。

(4)黏弹剂注入前房,环形撕囊或开罐式截囊水分离,接前房针头。

(5)前房用 15°穿刺刀扩大角膜切口至适当大小,晶状体匙和斜视钩联合娩出晶状体核,虹

膜恢复器送回拖出虹膜组织,10-0尼龙线缝合部分切口。

(6)注吸针头吸出残留皮质。

(7)前房注入黏弹剂,人工晶状体镊夹持人工晶状体植入晶状体囊袋,晶状体调位钩调整人工晶状体位置。

(8)虹膜恢复器恢复虹膜,10-0尼龙线缝合角巩膜缘切口至前房水密状态,缝合结膜瓣。

(9)结膜下注射抗生素及类固醇皮质激素。

(五)手术配合注意事项

(1)严格查对晶状体型号。

(2)严格确认水分离及前房灌注所用液体均为BSS液。

十八、玻璃体切割术

(一)术前准备

1.器械敷料

眼科器械包、玻璃体切割器械、眼敷料包、手术衣、持物钳。

2.一次性物品

7-0可吸收线、玻璃体切割管、玻璃体切割头、气液交换管、电凝线、导光纤维、激光线、角膜接触镜、输血器、三通、眼科手术薄膜、脑科手术薄膜、20 mL针管2个、5 mL针管2个(5号、7号针头各1个)、手套、BSS液(加入肾上腺素0.5 mL)、备硅油或惰性气体。

3.仪器

显微镜、玻切机、氮气、激光机。

(二)麻醉方法

球后阻滞或球周阻滞麻醉。

(三)手术体位

水平仰卧位。

(四)手术配合

(1)常规消毒铺巾,利多卡因和布比卡因(1∶1)球后麻醉。

(2)切开结膜,暴露手术野,巩膜表面电凝止血。

(3)MVR刀颞下距角膜缘3.5 mm巩膜处穿刺,将灌注头与输血器和三通相连,排尽空气,将灌注头插入巩膜穿刺处,缝线结扎固定。开启冷光源,确认灌注头位于玻璃体腔内,然后打开灌注开关。

(4)用7-0可吸收线固定角膜接触镜固定环。

(5)用穿刺刀在颞上和鼻上两个象限角膜缘后3.5 mm做巩膜切口。

(6)根据需要放角膜接触镜,准备导光纤维及切割头,开始眼内操作,气液交换、激光、惰性气体或硅油和冷凝始终处于待用状态。

(7)用7-0可吸收线闭合巩膜和结膜切口。

(8)结膜下注射抗生素及类固醇皮质激素。

(五)手术配合注意事项

(1)角膜接触镜要随时用蒸馏水擦拭干净,勿用生理盐水以免镜面干燥后析出盐结晶,影响透明度,应用专用擦镜纸,不能用纱布,防止镜面磨损。

(2)术中密切注意灌注液的情况,根据眼压调节灌注液的高度。灌注液滴完要及时更换,不能有气体进入。

(3)停止使用激光时应调节到备用状态,以防止术者误踩脚踏开关,损伤视网膜。

(4)术后认真仔细冲洗玻切管、头等各种管道及导线,排尽玻璃体切割机与氮气连接管内残留的气体,使压力降至零。

(5)术中严格执行无菌操作。

十九、晶状体超声乳化与人工晶状体植入术

(一)术前准备

1.器械敷料

眼科器械包、超乳器械、超乳管道、眼敷料包、手术衣、持物钳。

2.一次性物品

眼科手术薄膜、1 mL针管1个、5 mL针管2个(5号、7号针头各1个)、20 mL针管2个、输血器、手套、保护套、BSS液(加入肾上腺素0.5 mL)、一次性穿刺刀(隧道刀、15°穿刺刀)、黏弹剂、人工晶状体。

3.仪器

显微镜、超声乳化仪。

(二)麻醉方式

表面浸润麻醉、球周或球后阻滞麻醉。

(三)手术体位

水平仰卧位。

(四)手术配合

(1)常规消毒铺巾。

(2)在巡回护士的协助下连接BSS液、输血器、超乳管道及遥控器,并固定于无菌器械车上,进行机器测试。治疗杯内接取BSS液术中备用。

(3)利多卡因、布比卡因混合注射麻醉(1∶1),贴手术薄膜,眼科剪刀剪开手术薄膜暴露术野;置开睑器,BSS液冲洗角膜,行透明角膜切口。

(4)前房穿刺刀在上方角膜缘做1穿刺口入前房,注射黏弹剂充起前房。

(5)撕囊镊环形撕囊,BSS液水分离晶状体核。

(6)传递超乳柄,使晶状体核乳化并予以吸出。

(7)安装注吸柄及注吸头递于术者吸出皮质。

(8)前房注入黏弹剂,根据患者情况选择合适的人工晶状体,晶状体推注器植入人工晶状体。

(9)注吸头冲洗前房内残余黏弹剂。

(10)抗生素及类固醇皮质激素球结膜下注射,无菌纱布包扎术眼。

(五)手术配合注意事项

(1)注意保护显微器械,灭菌后的超乳柄要自然冷却。

(2)术后超乳柄及超乳头,注吸柄及注吸头、超乳管道用蒸馏水冲洗干净并排空。

(3)术中密切注意灌注液的情况,根据前房的情况调节灌注高度,在灌注液用完前提醒术者,

并及时予以更换,注意不能有气体进入。

(4)严格核对人工晶状体的类型及屈光度和有效期。

(杨　燕)

第六节　耳鼻喉科手术的护理

一、耳前瘘管切除术

(一)术前准备

1.器械敷料

乳突器械包、鼓膜修补专用器械、探钩 2 个、乳突敷料、手术衣、灯把手、持物钳。

2.一次性物品

手套、电刀手柄、吸引器管、4×10 圆针、5×12 角针、3-0 丝线、小敷贴。

(二)麻醉方法

对成年人及能配合的儿童多采用局部浸润麻醉,不配合的小儿多采用气管插管全身麻醉。

(三)手术体位

侧头仰卧位。

(四)手术配合

(1)常规耳部消毒铺巾。

(2)以瘘口为中心,于耳轮脚平行做梭形切口,切口与皮纹方向一致,尽量不采用横切口。切口处感染的皮肤多因长时间的慢性炎症而菲薄、腐脆不能缝合,故须随瘘管一并切除。

(3)将探针插入瘘管内,探查瘘管,取出探针注入少许 2%亚甲蓝或 1%甲紫等作为引导,或单纯以探针做引导。

(4)蚊式钳夹持瘘管口,将瘘管与周围组织锐性分离,剥离至盲端,将瘘管及分支一并切除。

(5)分离过程中勿将瘘管撕裂或切断。必须彻底刮除感染区的坏死及肉芽组织。

(6)瘘管侵入软骨时应将局部软骨一并切除,以防瘘管残留。

(7)瘘管切除后,局部用盐水及抗菌药物冲洗,以防感染,尤其应注意防止软骨感染。

(8)术腔较深,不能彻底封闭者易造成积液和感染,应放橡皮条引流,可将橡皮条放至无效腔最低位。

(9)4×10 圆针缝合组织,5×12 角针缝皮,安尔碘消毒局部皮肤后,绷带包扎。

二、鼓膜修补术

(一)术前准备

1.器械敷料

乳突器械包、乳突专用器械、鼓膜修补专用器械、乳突敷料、手术衣、持物钳、灯把手。

2.一次性物品

3-0 丝线、乳突缝针、手套、电刀手柄、吸引器连接管、显微镜套、5 mL 注射器、20 mL 注射器、吸收性明胶海绵、碘仿纱条。

3.仪器

显微镜、工作站、耳钻。

(二)麻醉方法

成人一般采用局部浸润麻醉,儿童及不合作者采用气管插管全身麻醉。

(三)手术体位

仰卧,头偏向对侧,术耳向上,头下垫头圈。

(四)手术配合

(1)常规消毒铺巾。

(2)用圆刀、小组织剪、耳内镊子切取软骨膜骨衣、筋膜、皮肤等移植片,置于弯盘内保存,5×12角针、3-0丝线缝合供区皮肤切口。

(3)耳镜扩张外耳道,圆刀切开耳内皮肤、皮下组织。

(4)中耳剥离器剥离耳道皮肤及骨性外耳道后壁,用镊子、精细剪刀修剪移植皮片。

(5)用乳突牵开器牵开切口,耳尖镊子、直针及膝状针处理听骨,枪状镊子夹持吸收性明胶海绵填充固定。

(6)用枪状镊子、中耳剥离器及鼓膜铺平器安放移植片,耳枪状镊子夹持放置吸收性明胶海绵。

(7)用枪状镊子、中耳剥离器将耳道皮片复位,碘仿纱条填塞外耳道。

(8)用75%乙醇消毒切口皮肤,4×10角针、3-0丝线缝合切口。

(9)覆盖包扎伤口。

(五)手术配合注意事项

(1)面神经暴露时注意有无面肌抽动以防损伤面神经。

(2)患者出现恶心、呕吐时,及时清除呕吐物。

(3)注意观察有无眼震及眼震方向与程度。

三、鼓室成形术

(一)术前准备

1.器械敷料

乳突器械包、乳突专用器械、鼓膜修补专用器械、乳突敷料、手术衣、持物钳、灯把手。

2.一次性物品

3-0丝线、乳突缝针、手套、电刀手柄、吸引器连接管、显微镜套、5 mL、20 mL注射器、吸收性明胶海绵、碘仿纱条。

3.仪器

显微镜、工作站、耳钻。

(二)麻醉方法

成人一般采用局部浸润麻醉,儿童及不合作者采用气管插管全身麻醉。

(三)手术体位

水平仰卧,头偏向对侧,术耳在上,头下垫头圈。

(四)手术配合

(1)常规消毒铺巾。

(2)2%盐酸利多卡因行局部注射。

(3)若有鼓膜穿孔,用小圆刀、有齿镊子切除骨衣、筋膜、皮肤等移植片。用耳镜扩张外耳道。

(4)用小圆刀于耳内切开皮肤、皮下组织。

(5)用剥离器剥离耳道皮肤及骨性耳道壁,修补皮片,用乳突牵开器牵开切口。

(6)分离外耳道皮片,进入中耳。

(7)关闭无影灯,显微镜下用直角钩刀及中耳黏膜刀处理。

(8)耳钻凿除骨壁,暴露听小骨,用内耳直针、钩针探查听骨链。

(9)用正中掀开器,镰状刀及中耳黏膜刀分离黏膜及病变组织,中耳组织咬钳、中耳组织剪及中耳刮匙清除病灶。

(10)处理听骨,枪状镊子夹持吸收性明胶海绵填充固定。

(11)枪状镊、中耳剥离器及鼓膜铺平器安放移植片,放置吸收性明胶海绵。

(12)枪状镊、中耳剥离器将耳道皮片复位,碘仿纱条填塞外耳道。

(13)用75%乙醇消毒切口皮肤,4×10角针、3-0丝线缝合切口。

(14)覆盖包扎伤口。

(五)手术配合注意事项

同鼓膜修补术。

四、乳突根治术

(一)术前准备

1.器械敷料

乳突器械包、乳突专用器械、鼓膜修补专用器械、乳突敷料、手术衣、持物钳、灯把手。

2.一次性物品

3-0丝线、乳突缝针、手套、电刀手柄、吸引器连接管、显微镜套、5 mL注射器、20 mL注射器、吸收性明胶海绵、碘仿纱条。

3.仪器

显微镜、工作站、耳钻。

(二)麻醉方法

成人一般采用局部浸润麻醉,儿童及不合作者采用气管插管全身麻醉。

(三)手术体位

仰卧位,头偏向对侧,术耳在上,头下垫头圈。

(四)手术配合

(1)常规消毒铺巾,一般多采用耳内切口或耳后切口。耳内切口时,在外耳道软骨和骨交界处,距外耳道口1 cm做弧形切口,然后向上至耳轮脚前逐层切开皮肤和软组织直达骨膜。

(2)分离外耳道软组织,暴露乳突骨质及外耳道后壁,放入乳突牵开器。

(3)用耳钻自外向内除去骨质直至鼓窦,扩大使上鼓室完全开放,也可将外耳道皮肤剥离自上鼓室外侧壁进入并开放鼓窦。

(4)鼓窦及上鼓室开放后,可根据病变范围除去病变组织。

(5)掀开外耳道后壁皮肤,暴露鼓室。在显微镜下清除鼓室病变组织,注意勿损伤面神经。

(6)去除外耳道后壁骨质,削低面神经嵴使外耳道、乳突腔、鼓室相通,将外耳道皮瓣自 12 点切开,覆盖乳突腔,不足部分取中厚皮片移植腔内。

(7)腔内填塞碘仿纱条,6×14 角针、3-0 丝线缝合,切口用酒精纱布覆盖加压包扎。

(五)手术配合注意事项

(1)暴露面神经时注意有无面肌抽动,以防损伤面神经。

(2)患者恶心、呕吐时,及时清除呕吐物。

(3)注意观察有无眼震。

五、电子耳蜗植入术

(一)术前准备

1.器械敷料

乳突器械包、中耳器械、耳蜗植入专用器械、手术衣、盆、持物钳、灯把手。

2.一次性物品

3-0 可吸收线、手套、脑科双极镊子、吸引器连接管、耳钻、透明质酸钠、亚甲蓝、5 mL 注射器、20 mL 注射器、骨蜡、显微镜套、眼科粘贴巾、脑科粘贴巾、绷带。

3.仪器

显微镜、耳科工作站、耳钻。

(二)麻醉方法

气管插管全身麻醉。

(三)手术体位

侧头仰卧位。

(四)手术配合

(1)常规消毒铺巾。

(2)耳后弧形切口。

(3)剥离软组织及骨膜,显露乳突,开放乳突腔。

(4)磨薄外耳道后壁,用电钻打开并暴露面神经隐窝。

(5)在乳突腔后方皮质部按电极线圈直径,磨一深约 2 mm 的骨槽以容纳电子耳蜗,靠近乳突侧做一 2～3 mm 宽的隧道用以植入相关电极。

(6)打开面隐窝,圆窗前上方打孔,透明质酸钠冲洗。

(7)埋藏电极:电极线圈放入圆形骨槽内,电极导线经后鼓室送入鼓阶内,回路电极可插入同侧颞肌内或咽鼓管内,并用筋膜固定电极。

(8)固定线圈。

(9)埋藏完成后,用双极电凝充分止血。

(10)逐层缝合皮肤并包扎。

(11)测试。

(五)手术配合注意事项

(1)术前探视患者,了解手术特殊方案及患者情况。

(2)术前备好用物,保证显微镜、耳钻等功能正常。

(3)电子耳蜗价格昂贵,术中应轻拿轻放,注意保护勿损坏及污染。

(4)电子耳蜗植入后,若发生局部出血,需用双极电凝止血,单极电凝有可能造成耳灼伤。

六、乙状窦后进路舌咽神经＋前庭神经＋三叉神经切断术

(一)术前准备

1.器械敷料

开颅器械包、耳科电钻、乳突专用器械、双关节牵开器、后颅凹牵开器、银夹、开颅敷料包、基础敷料包、鼻内镜(00、300 镜子)、手术衣、盆、持物钳、灯把手。

2.一次性物品

1-0、2-0、3-0 号丝线、开颅缝针、手套、电刀手柄、吸引器管、脑科双极镊子、骨蜡、脑科粘贴巾、头皮夹、保护套、甘露醇、耳脑胶、5 mL 注射器、20 mL 注射器、0.1％盐酸肾上腺素。

(二)麻醉方法

气管插管全身麻醉。

(三)手术体位

70°侧卧位。

(四)手术配合

(1)耳后直切口,长 5～6 cm,分离皮瓣暴露后颅凹骨板。

(2)用骨凿凿开后颅凹骨板,用咬骨钳扩大骨窗,直径约 3 cm。

(3)弧形切开硬脑膜,翻至后下方,暴露小脑。

(4)小脑表面放棉片保护,用脑压板轻压小脑,放入内镜,探查桥小脑角。

(5)先找到内耳门(面听神经束),向上找到三叉神经,向下找到颈静脉孔(舌咽、迷走、副神经束)。

(6)根据不同疾病分别切断相应神经或行血管减压术。

(7)用生理盐水冲洗术腔,缝合脑膜,用骨渣填充骨窗,耳脑胶固定,逐层缝合切口,加压包扎。

(五)手术配合注意事项

(1)颅内手术需严格无菌操作。

(2)固定好体位,充分暴露手术野。

(3)保证各仪器(内镜、耳钻)功能良好。

七、鼻翼肿物切除术

(一)术前准备

1.器械敷料

乳突器械包、唇裂专用器械、大洞巾、基础敷料包、手术衣、持物钳、灯把手。

2.一次性物品

4-0 丝线、缝合针、手套、电刀手柄、吸引器连接管、吸引器头、小伤口敷贴、1％普鲁卡因或2％利多卡因、5 mL 注射器。

(二)麻醉方法

局部浸润麻醉。

（三）手术体位

水平仰卧位。

（四）手术配合

(1)常规消毒铺巾。

(2)1％普鲁卡因或2％利多卡因局部浸润麻醉。将肿物处的皮肤切开，电刀分离肿物局部组织，将肿物沿一个方向扭转，将残余组织拧成小蒂后切断。必要时电刀止血。

(3)4-0丝线或可吸收线缝合局部缺口。

（五）手术配合注意事项

(1)保持电刀吸引器处于功能位。

(2)切下的肿物妥善放置，以送病理检查。

八、鼻前庭囊肿切除术

（一）术前准备

1.器械敷料

乳突器械包、上颌窦专用器械、乳突敷料、手术衣、持物钳、灯把手。

2.一次性物品

3-0丝线、乳突缝针、手套、吸引器连接管。

（二）麻醉方法

成人一般采用局部浸润麻醉，儿童及不合作者采用气管插管全身麻醉。

（三）手术体位

水平仰卧位。

（四）手术配合

(1)常规消毒铺巾后，局部麻醉。

(2)沿唇龈沟用圆刀片做一横切口，用甲状腺拉钩拉开，蚊式钳朝梨状孔方向分离软组织，暴露囊壁后，仔细分离并完整切除。

(3)检查无出血后，用6×14角针、3-0丝线缝合手术切口。

(4)加压包扎切口。

（五）手术配合注意事项

(1)局麻患者在麻醉前应查对过敏试验。

(2)术中叮嘱局麻患者配合手术，以防误伤正常组织。

九、鼻中隔黏膜下切除术

（一）术前准备

1.器械敷料

鼻中隔器械包、持物钳。

2.一次性物品

4-0丝线、5×12角针、手套、吸引器连接管、5 mL注射器、丁卡因麻黄碱溶液、2％普鲁卡因肾上腺素注射液、止血材料。

(二)麻醉方法——局部麻醉

(1)鼻腔黏膜表面麻醉,用丁卡因麻黄碱棉片或纱条置入鼻腔,反复 2～3 次。

(2)切口处注入 2% 普鲁卡因肾上腺素注射液 2 mL。

(三)手术体位

半坐卧位。

(四)手术配合

(1)患者取半坐卧位,常规消毒铺巾。

(2)用鼻中隔撑开器撑开左侧鼻孔,小圆刀片在鼻中隔左侧面、鼻内孔处,即鼻前庭皮肤与黏膜交界处,做一略呈弧形切口,用鼻黏膜切开刀切开黏-软骨膜和鼻腔底部的黏-骨膜。

(3)用剥离器分离两侧黏-软骨膜及黏-骨膜,包括鼻中隔面及鼻腔底面,在分离中如遇出血,可用丁卡因麻黄碱纱布条填塞鼻腔或吸引器吸引。

(4)切除鼻中隔软骨:用鼻中隔撑开器撑开左侧鼻腔,用鼻中隔旋转刀将鼻中隔软骨大部分切除,切除的软骨暂时保留,以备两侧软组织破损时将此软骨片削平后夹于其间,防止鼻中隔穿孔。

(5)切除鼻中隔骨部偏曲部分:用鼻中隔咬骨钳分次咬除偏曲的筛骨垂直板及犁骨,再用鱼尾凿凿击偏曲的上颌骨鼻嵴,如有出血,可先用纱条压迫止血,再将两侧鼻中隔黏-骨膜及黏-软骨膜复位、贴拢。

(6)切口缝合:一般选用 5×12 角针、4-0 丝线缝合鼻前庭皮肤切口 1～2 针。缝毕,用双腔气囊或膨胀海绵压迫止血。

(7)鼻中隔切除后若继续存在下鼻甲肥大,应对一侧代偿性肥大的下鼻甲行部分切除或下鼻甲黏-骨膜下切除术。

(五)手术配合注意事项

(1)术中应保持吸引器通畅,保证足够的负压吸力。

(2)密切观察患者病情变化,时常询问患者的感觉等。

(3)术毕应放平手术床,让患者平卧休息片刻后再送回病房。

(4)术前应准备好骨蜡、双腔气囊、膨胀海绵等,以备术中选择应用。

(5)鼻中隔偏曲常合并一侧下鼻甲肥大,根据手术需要做好术中准备配合。

十、鼻骨骨折整复术

(一)术前准备

1.器械敷料

鼻中隔器械包、手术衣、持物钳。

2.一次性物品

手套、吸引器连接管、丁卡因麻黄碱溶液、双腔气囊或膨胀海绵。

(二)麻醉方法

局部浸润麻醉。

(三)手术体位

水平仰卧位。

(四)手术配合

(1)常规消毒铺巾。

(2)丁卡因麻黄碱棉片行鼻腔黏膜表面麻醉。

(3)骨撬伸入鼻腔至骨折部下后方,向前、上轻轻用力抬起鼻骨,另一手拇指和示指在鼻外协助复位。

(4)鼻腔填塞双腔气囊或膨胀海绵。

(五)手术配合注意事项

术前严格查对,了解麻药是否过敏。

十一、鼻内镜手术

(一)术前准备

1.器械敷料

乳突器械包、鼻息肉专用器械、0°、30°或70°镜子、大洞巾、基础敷料包、手术衣、持物钳。

2.一次性物品

手套、吸引器连接管、保护套、双腔气囊或膨胀海绵、热生理盐水、丁卡因麻黄碱溶液、0.1%盐酸肾上腺素。

3.仪器

鼻内镜。

(二)麻醉方法

局部浸润麻醉或气管插管全身麻醉。

(三)手术体位

仰卧位,头部抬高15°。

(四)手术配合

(1)常规消毒铺巾。

(2)丁卡因麻黄碱溶液50 mL加肾上腺素1~3 mg备用(根据血压酌情加肾上腺素),镜子套上保护套并连接好,将热盐水倒入放有纱布的小碗内(用于清洁镜子并防止镜面产生雾气影响视野)。①额窦手术:额筛窦囊肿鼻内引流术,多用于额筛窦囊肿已扩展至中鼻道,引起中鼻道膨出或中鼻甲与中鼻道全部膨出者。鼻内用丁卡因麻黄碱溶液棉片行鼻甲及中鼻道及鼻腔黏膜表面麻醉,必要时辅以基础麻醉;0°或30°内镜插入鼻腔直视中鼻甲和中鼻道前膨隆部位,穿刺针自膨隆处先行穿刺,如抽出为囊液或脓性囊液,即此处为囊肿下壁;拔出穿刺针,如有囊液涌出,吸引器尽可能吸出后,自穿刺处将囊肿底壁打开,筛窦咬骨钳尽量扩大至不再闭锁。内镜伸入腔内,以鼻中隔剥离器尽量将囊壁剥离。如果窦后壁有骨质缺损,剥离时应注意防止硬脑膜破裂而造成脑脊液漏;引流口处填塞双腔气囊或膨胀海绵。②鼻内蝶窦探查手术:适用于蝶窦囊肿、蝶窦真菌病、慢性蝶窦炎和蝶窦内占位性病变的探查手术。鼻腔施以表面麻醉,达鼻腔深部及后鼻孔附近,并辅以基础麻醉;内镜插入鼻腔直抵后鼻孔处,斜向上方相当于上鼻甲的后端处找到蝶窦自然开口;如自然开口不易找到或已闭锁,可于后鼻孔上方1~1.5 cm处,近鼻中隔后缘上方,剥去黏膜,打开蝶窦前壁,尽量向内下方开放蝶窦前壁。如为囊肿,可将囊壁剥离取出。如为真菌则吸净菌痂,并定期用治真菌的药物冲洗窦腔。如蝶窦内有新生物占位,可做活体组织检查;窦腔引流口边缘放置吸收性明胶海绵,鼻腔内填双腔气囊或膨胀海绵压迫止血。

(3)内镜鼻内筛窦手术:适用于慢性筛窦炎、中鼻甲肥大息肉样变、中鼻道引流不畅经药物治疗未改善者。另外鼻顶部息肉多次手术后复发者、原发于筛窦的囊肿、乳头状瘤、慢性筛窦炎影响蝶窦、额窦及上颌窦的通气引流。操作:①鼻腔施以表面麻醉,必要时加基础麻醉。②0°或30°内镜下将中鼻道内或嗅沟上的息肉全部摘除,使中鼻道完全暴露。③咬破筛泡,进入前组筛窦,将间隔打开,逐渐向外、向下、向后方扩大。咬除后组筛窦小房及清理腔内病变组织,直达蝶窦前壁。随后在导向内镜下用翘头筛窦钳向前、向上、向外咬除前组筛窦气房。用刮匙将术腔间隔及残存黏膜刮除干净。手术也可自中鼻道进入筛房,自前向后逐渐刮除筛窦。中鼻甲息肉变明显时,可将其部分切除以改善中鼻道的通气引流。④对伴有慢性额窦炎者,切除筛窦后清理中鼻道前端相当于鼻额管开口处,并扩大鼻额管。⑤对有慢性蝶窦炎者,内镜直视下开放蝶窦,清理窦内病变,改善通气引流。

(4)上颌窦手术。①中鼻道切开术:用0°或30°内镜插入中鼻道内,寻找上颌窦的自然开口,以倒向开口的切割打孔器向前方扩大,将中鼻道外侧壁打开,进入上颌窦,以改善上颌窦的通气引流。②双进路法上颌窦活检术即由尖牙窝和经下鼻道联合进路做上颌窦活检术。先从下鼻道施以表面麻醉,将上颌窦穿刺针自下鼻道插入上颌窦内,抽出管芯,内镜观察窦内病变所在部位;尖牙窝处黏膜下做局部浸润麻醉,切开黏膜,上颌窦前壁用电钻钻一小孔,从小孔内伸入活检钳,在内镜直视下咬取病变组织送病理检查;手术结束后唇龈切开处缝合2针,退出鼻内导管针后用吸收性明胶海绵填入下鼻道内防止出血,如出血较多,鼻腔填塞双腔气囊或膨胀海绵压迫止血。

(5)鼻中隔黏膜下切除术:适用于孤立性鼻中隔嵴突或距状突、局限性鼻中隔。操作:①用0°或30°内镜插入中鼻道内,在嵴突、距状突处做一弧形切口,切开黏膜软骨膜和黏膜骨膜。②分离器分离黏膜软骨膜和黏膜骨膜暴露嵴突或距状突。③直咬骨钳或小平凿去除嵴突或距状突,将黏膜复位。④鼻腔填塞双腔气囊或膨胀海绵。

(五)手术配合注意事项

(1)术中需管理好镜子,轻拿轻放,避免震动,妥善放置,避免损伤。

(2)因呼吸影响,镜子容易起雾不清,应备好热盐水。

十二、导航下鼻内镜手术

(一)术前准备

1.器械敷料包

同鼻内镜手术用物。

2.一次性物品

同鼻内镜手术用物。

3.仪器

导航仪、导航头架、参考架、定位笔、鼻内镜。

(二)麻醉方法

气管插管全身麻醉。

(三)手术体位

水平仰卧位。

(四)手术配合

(1)导航仪连接好,将其调至功能位。

(2)常规消毒铺巾。

(3)协助手术医师将头架固定好,头架上安装参考架,连接导航仪上吸引器及脚踏开关。

(4)用定位笔进行定位。

(5)根据病变具体部位,在内镜下实施手术。

(6)同鼻内镜手术。

(五)手术配合注意事项

(1)系统了解影像导航下鼻内镜手术的要求和程序。

(2)导航系统配准的准确性决定术中操作的准确度。注意配准期间勿动。

(3)余同鼻内镜手术。

十三、导航鼻内镜下脑脊液鼻漏修补术

(一)术前准备

1.器械敷料

乳突器械包、鼻内镜专用器械、乳突敷料手术衣,持物钳。

2.一次性物品

手套、吸引器连接管、20 mL注射器、保护套、鼻腔止血材料(膨胀海绵或双腔气囊)。

3.仪器

导航仪、鼻内镜。

(二)麻醉方法

气管插管全身麻醉。

(三)手术体位

仰卧位,头部抬高15°。

(四)手术配合

(1)导航仪连接好,调至功能位。

(2)常规消毒铺巾。

(3)协助手术医师将头架固定好,头架上安装参考架,连接探针及脚踏开关。

(4)用探针进行配准定位。

(5)内镜下将浸有丁卡因麻黄碱溶液棉片行鼻腔黏膜麻醉。

(6)用探针、吸引器等定位装置进行病灶定位,了解病灶位置、毗邻的解剖关系、病灶范围等进行适时引导。

(7)脑脊液漏来源于筛顶者,采用常规由前向后方式开放筛窦,必要时彻底清除筛窦蜂房,包括筛顶的黏膜。

(8)若脑脊液来自蝶窦,可根据鼻腔宽敞与否采用经筛窦或直接经鼻腔开放蝶窦。

(9)寻找漏孔:若发现骨折线,较易找到漏孔,必要时压双侧颈静脉,促使脑脊液流出,找到漏孔。

(10)根据漏孔的大小,采用不同方法修补。

(五)手术配合注意事项

(1)注意眼睛涂眼药膏保护角膜。

(2)保持吸引器通畅。

(3)导航系统配准的准确性决定术中操作的准确度。注意配准期间勿移动头架。

(4)导航仪器价格昂贵,操作人员需经培训后方可使用。用后及时登记,仪器固定放置,定期保养,保证导航仪功能完好。

十四、导航鼻内镜下视神经减压术

(一)术前准备
1.器械敷料
同前。
2.一次性物品
同前。

(二)麻醉方法
气管插管全身麻醉。

(三)手术体位
仰卧位,头部抬高 15°。

(四)手术配合
(1)连接导航仪,调至功能位。

(2)常规消毒铺巾。

(3)协助手术医师,固定头架,安装参考架,连接探针及脚踏开关。

(4)用探针进行配准定位。

(5)内镜下用浸有丁卡因麻黄碱溶液棉片行鼻腔黏膜麻醉。

(6)用探针、吸引器等定位装置进行病灶定位,了解病灶位置、毗邻的解剖关系、病灶范围等进行实时引导。

(7)用常规方法开放全部中后组筛房,清除筛房破碎和窦内陈旧性积血,检查筛顶、低样板、蝶窦前壁有无骨折线或骨破坏,尤其在视神经管隆凸,此处是常发生骨折的部位。

(8)探察视神经管:彻底开放后组筛窦,充分显露蝶窦前壁,充分止血,用刮匙或小镰状钩剔除视神经管隆凸的骨质。开放视神经隆凸后可见视神经为灰白色。

(9)开放蝶窦:以开放视神经管隆凸为标记,用吸引器吸干净窦内积血或血块。鼻内镜下仔细观察蝶窦外侧壁,寻找骨折部位,判定骨折性质和程度,处理方法视骨折情况而定。

(10)粉碎性骨折:用小镰状钩沿开放的视神经管隆凸依次向内取除碎骨片。

(11)线性骨折:用鼻内镜电钻方法,先开放视神经管隆凸并去除蝶窦前壁,再用电钻磨薄视神经管的内壁。

(12)视神经管开放以后,可有少量脑脊液流出。仔细止血,鼻腔可填塞止血材料。

(五)手术配合注意事项
同导航下鼻内镜下脑脊液鼻漏修补术。

十五、上颌窦根治术

(一)术前准备
1.器械敷料
乳突器械、上颌窦零件、乳突敷料、手术衣、持物钳、灯把手。

2.一次性物品

6×14 圆针、3-0 线、手套、电刀手柄、吸引器连接管、吸引器头、四头带。

(二)麻醉方法

气管插管全身麻醉。

(三)手术体位

水平仰卧位。

(四)手术配合

(1)经口气管插管,常规消毒,铺无菌手术巾。

(2)于唇龈沟上 0.5 cm,从第一磨牙至侧切牙行弧形向上切口。

(3)切开黏膜,钝性分离暴露上颌窦前壁骨面,沿骨面由下至上分离,直至眶下神经孔。

(4)骨凿凿开尖牙窝,咬骨钳扩大开口约 2 cm×1.5 cm,由上颌窦前壁开窗口边缘向窦内四壁分离黏膜,直至中鼻道开口处,仅剩下少许窦口黏膜附着,咬切钳小心扭转取出分离的黏膜,注意勿撕扯中鼻道黏膜。

(5)窦内病变清除干净后,于上颌窦内壁下方前部最隆起处凿开骨壁,咬骨钳扩大开口约 1 cm×2 cm,注意勿损伤下鼻道外侧壁黏膜,于开窗口的前、上及后缘切开下鼻道外侧壁黏膜,形成黏膜瓣,并拉入窦内,覆盖开窗口下缘,使上颌窦与鼻腔相同。

(6)吸出上颌窦内血块,碘仿纱条填塞上颌窦,尾端经上颌窦内壁开窗口留至鼻腔,膨胀海绵填塞鼻腔。3-0 线圆针缝合唇龈沟切口 3 针,术毕。

(五)注意事项

(1)颜面皮肤消毒时,勿使消毒液进入眼内。

(2)骨出血时,准备骨蜡止血。

十六、颈外入路茎突截短术

(一)术前准备

1.器械敷料

乳突器械包、茎突专用器械、大洞巾、基础敷料包、手术衣、持物钳、灯把手。

2.一次性物品

3-0 丝线、缝合针、手套、电刀手柄、吸引器连接管、小伤口敷贴、5 mL 注射器、1%普鲁卡因或 2%利多卡因注射液。

(二)麻醉方法

局部浸润麻醉。

(三)手术体位

侧头仰卧位。

(四)手术配合

(1)常规消毒铺巾。

(2)下颌角后沿胸锁乳突肌前缘做一斜行切口。

(3)血管钳钝性分离颈深筋膜,向后牵开胸锁乳突肌,经胸锁乳突肌前缘用血管钳钝性分离茎突周围附着的筋膜与肌肉。如有出血点用电刀电凝止血,暴露出茎突。

(4)电刀切断茎突舌骨韧带,血管钳钳夹茎突末端后,咬骨钳尽可能多地将其暴露部分切除。

(5)用 6×14 圆针 3-0 丝线缝合筋膜,6×14 角针、3-0 丝线缝合皮肤。

(6)伤口敷贴包扎伤口。

(五)手术配合注意事项

同鼻翼肿物切除术。

十七、颈外动脉结扎术

(一)术前准备

1.器械敷料

阑尾器械包、大洞巾、基础敷料包、手术衣、持物钳、灯把手。

2.一次性物品

2-0、3-0 丝线、缝合针、手套、电刀手柄、吸引器连接管、吸引器头、伤口敷贴、5 mL 注射器、1%普鲁卡因或 2%利多卡因。

(二)麻醉方式

局部浸润麻醉。

(三)手术体位

侧头仰卧位,肩下垫一软枕。

(四)手术配合

(1)常规消毒铺巾。

(2)自下颌角的平面起,向下沿胸锁乳突肌前缘做一长 4～6 cm 的切口。

(3)切开皮肤、皮下、颈阔肌和颈筋膜,将胸锁乳突肌拉向外后方,显露面静脉和舌静脉干,必要时切断两静脉,再用 3-0 丝线结扎。将切口上部的二腹肌和舌下神经向上方牵开,分离出舌骨大角下方的动脉鞘,暴露颈外动脉。

(4)游离颈外动脉周径,在甲状腺上动脉和舌动脉之间用 2-0 丝线结扎颈外动脉。

(5)止血,盐水冲洗伤口,缝合包扎伤口。

(五)注意事项

(1)结扎颈外动脉不可在甲状腺上动脉的下方结扎,以免术后形成血肿,闭锁颈内动脉或造成甲状腺供血不足。

(2)勿损伤周围神经,血管及其他组织。

十八、扁桃体剥离术

(一)术前准备

1.器械敷料

扁桃体器械包、手术衣、持物钳、灯把手。

2.一次性物品

2-0 丝线、缝合针、手套、吸引器连接管、吸引器头、5 mL 注射器、1%丁卡因、1%普鲁卡因或 2%利多卡因、0.1%盐酸肾上腺素。

(二)麻醉方法

局部浸润麻醉。

(三)手术体位

半坐卧位。

(四)手术配合

(1)术前 1‰丁卡因喷雾咽腔后,常规消毒铺巾,注射局麻药。

(2)顺腭咽弓向下用镰状刀切开黏膜至扁桃体下端。

(3)剥离器充分剥离扁桃体。

(4)圈套器套住扁桃体下端收紧截断。

(5)扁桃体切除后,棉球压迫扁桃体窝或 7×17 圆针、2-0 丝线缝扎止血。

(6)同法进行对侧手术。

(7)观察无出血,送患者至病房。

(五)手术配合注意事项

(1)术后叮嘱患者咽喉部勿用力,以防出血。

(2)同鼻翼肿物切除术。

十九、腭咽成形术+舌骨悬吊术

(一)术前准备

1.器械敷料

增殖体器械包、乳突器械包、手摇钻、大洞巾、基础敷料、手术衣、灯把手、持物钳。

2.一次性物品

2-0 丝线、1#丝线、缝合针、10×28 圆针、手套、电刀手柄、吸引器连接管、吸引器头、伤口敷贴。

(二)麻醉方法

气管插管全身麻醉。

(三)手术体位

水平仰卧位,肩部垫一软垫。

(四)手术配合

1.腭咽成形术

(1)常规消毒铺巾,从软腭的中线开始,上提腭垂时腭垂根部的皱褶处做一黏膜切口,切口向两边延伸至舌根部,离软腭游离缘 1～2 cm。

(2)剪除腭咽弓和腭舌弓之间的黏膜和黏膜下组织,修剪腭咽弓边缘的黏膜组织,注意保留黏膜下的肌肉组织。

(3)咽弓向前外侧牵拉用 7×17 圆针、2-0 丝线与腭舌肌缝合关闭扁桃体窝,在腭垂基底部将其截除。

(4)雍垂腭黏膜做 V 形切口以保留足够的黏膜瓣,将黏膜瓣向外翻转与软腭口腔侧黏膜切缘间断缝合。

2.舌骨悬吊术

(1)颈前正中沿舌骨水平横行切开皮肤及皮下组织,暴露舌骨并分离舌骨上下肌群,用 10×28 圆针、1#丝线 2 根分别于舌骨正中两侧各约 1 cm 处,自舌骨下缘穿入,上缘穿出备用。

(2)下颌骨下缘水平正中横行切开皮肤及皮下组织,分离下颌骨,暴露其前、上、下缘,用手摇钻自正中处自上而下钻一骨孔。

(3)将绕过舌骨下缘的备用线一同穿入 10×28 圆针的针孔,自舌骨上肌群内穿至下颌骨切口处,再从下至上穿出下颌骨骨孔。

(4)穿出下颌骨骨孔的线端拉紧、打结,将舌骨上吊约 1 cm。

(5)清理切口,止血,缝合皮下组织及皮肤。

(五)手术配合注意事项

同鼻翼肿物切除术。

二十、支撑喉镜下声带息肉摘除术

(一)术前准备

1.器械敷料

气管异物器械包、声带息肉专用器械、持物钳、0°镜子。

2.一次性物品

手套、吸引器连接管。

3.仪器

喉镜。

(二)麻醉方法

气管插管全身麻醉。

(三)手术体位

水平仰卧位。

(四)手术配合

(1)常规消毒铺巾。

(2)支撑喉镜挑起会厌,暴露并固定好声带。

(3)内镜下用息肉钳钳取声带部位的息肉,也可根据息肉基底的宽窄,用息肉剪刀剪除或息肉小刀切掉声带息肉,注意使其残余黏膜可以上下对合,有利于声带创缘愈合。

(4)撤除喉镜,观察有无出血。

(五)手术配合注意事项

(1)放入支撑喉镜时,注意保护患者的牙齿。

(2)同鼻翼肿物切除术。

二十一、气管、支气管异物取出术

(一)术前准备

1.器械敷料

气管异物器械包、气管切开器械包、气管异物钳、鳄鱼嘴钳、持物钳。

2.一次性物品

手套。

3.仪器

支气管镜。

(二)麻醉方法

成人用 1‰ 丁卡因黏膜表面麻醉,小儿还需静脉复合全身麻醉。

(三)手术体位

垂头仰卧位,肩部与手术床头平齐,头颈下垂。

(四)手术配合

(1)接到申请后立即接患者至耳鼻喉专用手术间。

(2)立即给患者吸氧,迅速建立静脉通路,同时备好一切手术用物。

(3)患者取垂头仰卧位,肩与床头平齐,头下垂,轻压双肩,第一助手坐在手术台右侧,用手托住患者下垂的头部,使口腔、咽、喉、气管保持在同一轴线上。

(4)连接好吸引器、冷光源及支气管镜,将支气管镜插入会厌后方于咽喉后壁的缝隙之间,挑起会厌暴露声门。

(5)将异物钳插入气管内,在直视下或支气管镜监视屏上观察异物所在,钳子夹紧取出异物。

(6)仔细观察有无遗留的异物及声门周围有无损伤,吸净气管内痰液。

(7)立即取出支气管镜,将患者放置水平仰卧位,吸氧直至病情稳定。

(8)将取下的异物带回病房转交家属。

(五)手术配合注意事项

(1)术前 4～6 小时必须禁食。

(2)备齐用物,尤其要保证手术器械功能完好,应备两套冷光源,保证足够的负压吸引。

(3)术中严密观察患者病情变化,一旦发生异常立即停止操作。

(4)注意保持正确头位,并随气管镜的进入而改变,使喉、气管、支气管镜成直线。

(5)随时吸净蓄积的痰液,动作要轻柔,勿损伤声门。

(6)过大异物或有严重呼吸困难者,要立即行气管切开术。

二十二、食管异物取出术

(一)术前准备

1.器械敷料

气管异物器械包、气管切开包、异物钳、鳄鱼嘴钳、持物钳、手术衣。

2.一次性物品

手套、吸引器连接管。

3.仪器

食管镜。

(二)麻醉方法

成年人采用黏膜表面麻醉(1‰ 丁卡因喷雾 2～3 次)。小儿或老年人、成年人巨大异物不易取出者采用全身麻醉。

(三)手术体位

垂头仰卧位。

(四)手术配合

(1)接到申请后立即接患者至耳鼻喉专用手术间。同时备好一切手术用物。

(2)立即给患者吸氧,迅速建立静脉通路。

(3)患者取垂头仰卧位,头尽量后仰。

(4)连接好吸引器、冷光源,将食管镜插入食管入口(局麻患者可嘱其做吞咽动作,有助于进镜)。

(5)直视下观察到异物后,了解其位置及形状,用异物钳取出。

(6)异物取出后将患者平卧,持续吸氧。

(7)将异物带回病房转交家属。

(五)手术配合注意事项

(1)术中要随时观察病情变化,如有呼吸困难,应立即停止操作。

(2)应选择粗细合适的食管镜,操作要轻柔,取异物时不能暴力牵拉,以免损伤食管肌层。

(3)术中应持续吸氧,随时吸净痰液。

二十三、气管切开术

(一)术前准备

1.器械敷料

气管切开包、大洞巾、基础敷料包、手术衣、持物钳、灯把手。

2.一次性物品

2-0 丝线、缝合针、手套、吸引器连接管。

(二)麻醉方法

局部浸润麻醉。

(三)手术体位

垂头仰卧位。

(四)手术配合

(1)常规消毒铺巾。

(2)颈部直切口,于颈前正中切开皮肤及皮下组织,拉钩牵开。

(3)分离两侧带状肌至气管前筋膜,显露气管前壁。

(4)第 2~4 气管环,用 $11^{\#}$ 尖刀片插入气管间筋膜,切开 2~3 个气管环。

(5)切开后立即放入气管扩张器或弯血管钳将气管撑开,把带管芯的气管套管沿扩张器插入气管内,取出管芯。

(6)气管套管通畅后将两侧布带绕颈打结固定。

(7)检查切口无出血后 8×20 角针将套管上方的切口缝合。

(五)手术配合注意事项

(1)始终保持头部处于正中及后仰位。

(2)观察呼吸情况,保持呼吸平稳。

二十四、气管切开下气管肿瘤切除术

(一)术前准备

1.器械敷料

气管切开包、喉器械包、喉单、手术衣、基础敷料、盆、持物钳、灯把手。

2.一次性物品

2-0 丝线、3-0 丝线、4-0 丝线、乳突针、手套、电刀手柄、吸引器连接管、吸引器头、电刀清洁片、敷贴。

（二）麻醉方法

气管插管全身麻醉。

（三）手术体位

垂头仰卧位。

（四）手术配合

1.局麻下行气管切开术

（1）皮肤切口同气管切开。

（2）分离气管前筋膜，在肿瘤下方低位切开气管。

（3）插入带套囊气管插管，气囊充气防止血液向下灌入气管，注意避免损伤无名动脉。

（4）暂时缝合关闭切口及固定气管插管。

2.全麻下行气管肿瘤切除术

（1）切开皮肤及气管前筋膜。

（2）在气管插管上方纵行切开气管，暴露肿瘤。

（3）肿瘤用电刀切除或用刮匙沿气管长轴方向刮除。

（4）基底部用电刀止血或清除残余肿瘤。

（5）肿瘤切除后，在气管切开位置插入气管套管。

（6）5×12 圆针、4-0 丝线全层间断缝合其余气管切口。

（7）依次缝合颈前带状肌、皮下组织和皮肤。

（五）手术配合注意事项

（1）静脉通路最好建立在上肢，并确保其通畅。

（2）气管切开时应注意丁卡因的用量。

（3）气管切开时要配合麻醉师插管。

（4）保证吸引器的通畅。

二十五、喉部分切除术

（一）术前准备

1.器械敷料

喉器械包、基础敷料包、喉单、手术衣、盆、持物钳、灯把手。

2.一次性物品

2-0 丝线、3-0 丝线、4-0 丝线、乳突缝针、手套、吸引器连接管、电刀手柄、普通尿管（8 号，12 号）、负压吸引球、碘仿纱条。

（二）麻醉方法

气管插管全身麻醉。

（三）手术体位

垂头仰卧位。

(四)手术配合

(1)先行气管切开术,接气管插管与麻醉机连接(见气管切开术)。

(2)常规消毒铺巾,自舌骨向下至胸骨处做一颈中线切口,切开皮肤、皮下组织,直达甲状软骨、环状软骨,并分离舌骨下诸肌,切断甲状腺峡部,暴露气管上段,丝线结扎或电灼止血。

(3)切开甲状软骨。

(4)暴露喉腔,检查癌肿范围,根据情况决定手术方式。

(5)患侧声带自甲状软骨处切开,沿软骨钝性剥离,彻底切除病变组织,必要时可行冰冻快速切片检查,发现可疑之处,及时扩大手术范围。

(6)检查术腔出血点予以止血,将碘仿纱条置入橡皮指套内做成一个扩张膜,留在喉腔内,压迫止血和防止喉腔粘连的作用。

(7)舌骨下肌肉和皮下组织用7×17圆针、2-0丝线缝合,8×20角针、3-0丝线缝皮,加压包扎创口。

(五)手术配合注意事项

(1)注意眼睛涂眼药膏保护角膜。

(2)将肩部垫高,术中保持体位固定。

二十六、全喉切除术

(一)术前准备

1.器械敷料

喉器械包、基础敷料包、喉单、手术衣、盆、持物钳、灯把手。

2.一次性物品

2-0丝线、3-0丝线、4-0丝线、乳突缝针、手套、吸引器连接管、电刀手柄、普通尿管(8号、12号)、碘仿纱条。

(二)麻醉方法

气管插管全身麻醉。

(三)手术体位

垂头仰卧位。

(四)手术配合

(1)行气管切开术后全身麻醉。

(2)常规消毒铺巾。

(3)自舌骨上缘至气管切开口做正中线垂直切口,切开皮肤,皮下组织及颈阔肌。

(4)甲状腺拉钩将胸骨舌骨肌拉向外侧,于喉上方摸到舌骨,以血管钳分离舌骨表面肌肉,暴露舌骨体,用咬骨剪于舌骨中部剪断,将断端向两侧推开,扩大手术野。

(5)分离胸骨甲状肌,夹持其上缘,切断结扎。分离甲状舌骨肌,夹持其下缘,切断结扎,显露甲状软骨外缘,将附着于甲状软骨上角的咽缩肌分离切断结扎,切断甲状软骨上角,沿甲状软骨上缘,于舌甲膜偏外侧分离出喉上动脉及喉上神经,结扎后予以切断。

(6)紧贴气管正中前壁,分离甲状腺峡部,用血管钳夹持后于中线处切断,2-0丝线贯穿缝扎。

(7)环状软骨下缘,分出气管、食管间隙。在环状软骨下缘与气管最上缘间切断气管。切断气管前,于颈正中胸骨上窝处切取圆形皮肤一块,为缝合气管断端的造口,用涤纶编织线穿过气管壁将气管断端直接缝于造口处。

(8)沿会厌边缘切开,进入喉咽腔,截除喉体。更换手套,甲硝唑冲洗,仔细检查并结扎出血点。

(9)清点物品无误后,用 6×14 圆针、3-0 丝线,间断缝合咽部黏膜,缝三层。在未完全缝合时放入鼻饲管。

(10)缝合肌肉,并放置负压吸引球。

(11)缝合皮肤,气管口放入喉切除后专用的气管套管,敷料加压包扎。

(五)手术配合注意事项

(1)术中保持吸引器通畅。

(2)喉体取下后,甲硝唑冲洗术腔,协助术者更换手套。

二十七、颈淋巴清扫术

(一)术前准备

1.器械敷料包

喉器械包、基础敷料包、喉单、手术衣、盆、持物钳、灯把手。

2.一次性物品

2-0 丝线、3-0 丝线、4-0 丝线、乳突缝针、手套、电刀手柄、吸引器连接管。

(二)麻醉方法

气管插管全身麻醉。

(三)手术体位

侧头仰卧位。

(四)手术配合

(1)常规消毒铺巾。

(2)切口方法很多,可用"Y"形切口,切开皮肤,皮下组织及颈阔肌,用蚊式钳止血或电凝止血。

(3)用艾力斯夹住皮瓣边缘的皮下组织做牵引,用刀或电刀在颈阔肌下分离皮瓣,由上向下至颌骨边缘,前至颈中线,后至斜方肌前缘。

(4)中号弯血管钳分离,钳夹颈后三角脂肪组织并结扎。

(5)大弯血管钳分离胸锁乳突肌、胸骨头和锁骨头,钳夹切断并缝扎。分离切断结扎肩胛舌骨肌的肩胛头。

(6)分离颈内静脉并结扎,近心端用 6×14 圆针、2-0 丝线贯穿缝扎。清除颈后三角淋巴脂肪组织,后至斜方肌,切断副神经保护臂丛。在斜角肌浅面,椎前筋膜上把颈下组织向上翻起,并切断第 2~4 颈神经。

(7)解剖颈中部,保护迷走神经,剥离颈动脉鞘前外侧淋巴组织及颈前带状肌肌面上的筋膜,将其和颈内静脉一起往颈上翻至舌骨水平,切断肩胛舌骨肌的舌骨头。

(8)向前清扫颏下三角淋巴结。

(9)下颌角下缘切开深筋膜,分离并切断面动静脉的远心端,用 2-0 丝线结扎或缝扎。

(10)切除腮腺下极,结扎面后静脉和颈外静脉。

（11）游离下颌下腺,分离切断并结扎下颌下腺导管和舌神经鼓索支,处理颌外动脉的近心端,切断后用 2-0 丝线结扎,近心端用 6×14 圆针,2-0 丝线缝扎。

（12）颈部组织切除后,彻底止血,用温盐水冲洗伤口。

（13）创面置负压引流球,逐层缝合皮下组织和皮肤。

（五）手术配合注意事项

同喉部分切除术。

（郁莉玮）

第七节　口腔科手术的护理

一、下颌下腺摘除术

（一）术前准备

1.器械敷料

下颌下腺器械包、甲状腺单、基础敷料包、手术衣、盆、持物钳、灯把手。

2.一次性物品

2-0 丝线、3-0 丝线、4-0 丝线、乳突针、手套、电刀手柄、吸引器连接管、吸引器头、敷贴。

（二）麻醉方法

气管插管全身麻醉。

（三）手术体位

侧头仰卧位,垫肩。

（四）手术配合

（1）常规消毒铺巾。

（2）距下颌骨下缘 1.5～2.0 cm 处,自下颌角下方平行向前做一长约 6 cm 的弧形切口。

（3）沿切口切开皮肤、皮下组织、颈阔肌及颈深筋膜,显露下颌下腺。

（4）沿颈深筋膜深面自下而上做钝性分离,直达下颌骨下缘,找出颌外动脉和面前静脉,分别将其钳夹、切断,用 3-0 丝线和 2-0 丝线做双重结扎,游离下颌下腺上缘。

（5）沿腺体表面向下做钝性分离,用 3-0 丝线结扎面前静脉近心端,将下颌下腺下缘从二腹肌前面分离出来。分离腺体前部、后部,找出颌外动脉的近心端,在靠近腺体处将其钳夹、切断,用 3-0 丝线和 2-0 丝线做双重结扎。

（6）将下颌舌骨肌后缘向前拉开,暴露下颌下腺深部。用血管钳小心做钝性分离,显露下颌下腺导管、舌神经和颌下神经节。在靠近口底处将下颌下腺导管钳夹、切断,2-0 丝线结扎。至此下颌下腺完全游离,即可取出。

（7）用生理盐水冲洗创口并彻底止血后,用 3-0 丝线逐层缝合颈阔肌、皮下组织,4-0 丝线缝合皮肤。放置橡皮条引流,颌下区加压包扎。

（五）手术配合注意事项

（1）面部消毒前眼部贴上保护贴膜,以防消毒液伤及角膜。

(2)保证术中吸引器通畅。

(3)密切观察患者病情变化,保证输液通畅。

二、腮腺混合瘤切除术

(一)术前准备

1.器械敷料

腮腺器械包、甲状腺单、基础敷料包、手术衣、盆、持物钳、灯把手。

2.一次性物品

2-0 丝线、3-0 丝线、4-0 丝线、乳突针、手套、电刀手柄、吸引器连接管、吸引器头、敷贴、电刀清洁片、负压引流球。

(二)麻醉方法

气管插管全身麻醉。

(三)手术体位

侧头仰卧位,垫肩。

(四)手术配合

(1)常规消毒铺巾。

(2)切口:耳屏前做纵行切口,向下绕过耳垂,到达下颌升支后凹的上部,向下方延伸,然后在下颌角下 2 cm 处转向前方,平行下颌骨下缘向前延伸 2～3 cm。

(3)翻瓣:切开皮肤、皮下组织,将皮肤及皮下组织瓣向前翻起,显露腮腺的前缘、上缘和下缘。

(4)充分显露面神经,以免损伤。根据肿瘤的性质决定切除的范围。

(5)彻底止血、放置负压引流球,用 8×20 圆针、3-0 丝线缝合皮下组织,7×17 角针、4-0 丝线缝合皮肤。覆盖伤口,加压包扎,消灭无效腔。

(五)手术配合注意事项

(1)术前准备亚甲蓝及注射平针头。

(2)注意随时调节电凝功率,避免功率过大灼伤面神经。

(3)结扎腮腺导管时及时准备好消毒棉球。

(4)其余同下颌下腺摘除术。

三、腮腺肿瘤切除术＋面神经解剖术

(一)术前准备

1.器械敷料

腮腺器械包、甲状腺单、基础敷料包、手术衣、盆、持物钳、灯把手。

2.一次性物品

1-0 丝线、2-0 丝线、3-0 丝线、4-0 丝线、乳突针、手套、电刀手柄、吸引器头、吸引器连接管、敷贴、电刀清洁片、负压引流球。

(二)麻醉方法

气管插管全身麻醉。

（三）手术体位

侧头仰卧位，垫肩。

（四）手术配合

（1）常规消毒铺巾。

（2）切口：耳屏前做纵行切口，向下绕过耳垂，到达下颌升支后凹的上部，向下方延伸，在下颌角下 2 cm 处转向前方，平行下颌骨下缘向前延伸 2～3 cm。

（3）分离皮瓣：提起并锐性分离切口前方的皮瓣，颊部切口可直接分至腮腺筋膜，颈部切口须切开颈阔肌才能显露腮腺后界。

（4）寻找面神经：面神经主干在乳突外侧面深 1～1.5 cm 处，可沿乳突前缘直接向深处分离，沿腮腺体后缘的包膜做钝性分离，将腮腺推向前方，将二腹肌后腹拉向后方，即可见面神经正好在二腹肌后腹的乳突附着部即分叉，分叉后的上支为颞面支，下支为颈面支）。当面神经主干分离清楚以后，即可将腮腺浅叶腺体向前分离。此时仍须特别注意避免损伤面神经。

（5）切除浅叶：找出面神经主干后，可进一步由面神经主干上找出颞支及颧支，并加以保护。由外耳道软骨部向前分离腮腺，切除肿瘤及整个腮腺浅叶。

（6）处理腮腺管：腮腺管在腮腺前方、颧弓下方 1.5 cm 处，呈水平方向。尽量靠近口腔端切断腺管，2-0 丝线将远侧残端结扎。

（7）切除深叶：如需切除深叶时，须将面神经与深叶组织仔细分离，神经钩将面神经拉向上外方。分出深叶周围的重要组织（如颈外动脉、颌内动脉），勿损伤。上方的颞浅动脉则需结扎、切断，最后将深叶切除。

（8）彻底止血、引流、缝合：将面神经复位，生理盐水冲洗伤口，腮腺窝内放置负压引流球，3-0 丝线缝合腮腺筋膜和颈阔肌，4-0 丝线缝合皮肤。覆盖伤口，加压包扎，消灭无效腔。

（五）手术配合注意事项

同腮腺混合瘤切除术。

四、颌骨囊肿摘除术

（一）术前准备

1.器械敷料

下颌骨或上颌骨器械包、甲状腺单、基础敷料包、手术衣、盆、持物钳、灯把手。

2.一次性物品

2-0 丝线、3-0 丝线、4-0 丝线、乳突针、手套、电刀手柄、吸引器连接管、吸引器头、敷贴、5 mL 注射器、20 mL 注射器。

（二）麻醉方式

局部浸润麻醉或支气管插管全身麻醉。

（三）手术体位

侧头仰卧位。

（四）手术配合

（1）常规消毒铺巾。

（2）切口：中小型囊肿，一般在口内做弧形或八字形切口，其宽度应大于囊肿直径。巨大型囊肿位于下颌角、升支部时,宜做口外切口,一般在下颌角绕到下颌骨下缘距其 1.5～2 cm 外做弧形切口。

(3)翻瓣:口内切口者,全程翻起黏骨膜瓣,充分暴露骨壁。口外切口者,切开皮肤、皮下、颈阔肌,显露下颌骨边缘,切开骨膜后翻起组织瓣,充分暴露下颌骨升支部骨壁。

(4)开窗:将囊肿表面的骨壁用咬骨钳咬除一部分骨壁形成窗口,并适当扩大以充分暴露囊肿壁。

(5)剥离囊肿:沿囊肿壁与骨壁之间,用剥离器钝性剥离,直至全部剥出囊肿。

(6)牙齿处理:含牙囊肿应摘除牙齿,根尖周囊肿应做根管治疗和根尖切除,如牙齿不能保留应立即拔除。

(7)清理伤口:生理盐水冲洗,修整骨缘,彻底刮净残余囊壁组织。

(8)缝合:对合黏骨膜创缘,做间断缝合,加压包扎。

(五)手术配合注意事项

(1)认真查对局麻药物过敏试验结果。

(2)其余同下颌下腺摘除术。

五、下颌骨骨折切开复位固定术

(一)术前准备

1.器械敷料

下颌骨器械包、固定器械、微型钛板、钛钉、口腔科电钻、甲状腺单、基础敷料包、手术衣、盆、持物钳、灯把手。

2.一次性物品

2-0 丝线、3-0 丝线、乳突针、手套、电刀手柄、吸引器连接管、吸引器头、敷贴。

(二)麻醉方法

经鼻气管插管全身麻醉。

(三)手术体位

侧头仰卧位,垫肩。

(四)手术配合

(1)常规消毒铺巾。

(2)沿骨折区做口内切口,切开黏膜、黏膜下组织,电刀止血或 3-0 丝线结扎。

(3)切开骨膜,剥离器分离,充分暴露骨折断端,并使其复位。

(4)复位后在两端靠近下颌骨下缘处电钻钻孔,切勿损伤下颌神经。

(5)选择形态适合的钛板,塑形后置于骨面,螺钉固定。

(6)生理盐水冲洗创口,5×12 圆针、3-0 丝线缝合黏膜组织,必要时放置橡皮条引流,敷贴包扎。

(五)手术配合注意事项

(1)骨折患者多由外伤所致,仔细检查皮肤的完整性。

(2)注意及时清点钛钉等微小物品,以免误入呼吸道。

(3)夹取钛钉时要固定牢固,以免钛钉脱落。

(4)钻孔前检查电钻功能是否正常。

(5)其余同下颌下腺摘除术。

六、下颌骨切除术

(一)术前准备
1.器械敷料
下颌骨器械包、下拔牙钳、电锯、甲状腺单、基础敷料包、手术衣、盆、持物钳、灯把手。
2.一次性物品
1-0 丝线、2-0 丝线、3-0 丝线、乳突针、手套、电刀手柄、吸引器连接管、吸引器头、敷贴、8#普通尿管、吸收性明胶海绵、电刀清洁片、骨蜡。

(二)麻醉方法
经鼻气管插管全身麻醉。

(三)手术体位
侧头仰卧位、垫肩。

(四)手术配合
(1)常规消毒铺巾。

(2)沿耳垂下 1.5～2 cm 处开始,沿下颌神经支后缘向下,绕过下颌角,在下颌骨下方向前延至颏中线,向上达下唇正中,切开皮肤、皮下组织及颈阔肌,蚊式钳止血,1-0 丝线结扎或电刀止血。

(3)血管钳在咀嚼肌前缘分离出颌外动脉和面前静脉,夹住并切断,2-0 丝线和 3-0 丝线双重结扎。

(4)沿下颌骨下缘切开骨膜,剥离器分离肿瘤边缘,准备锯断下颌骨。

(5)在肿瘤外 1～2 cm 处,拔除截骨线上的牙齿,线锯或电锯将下颌骨锯断,骨蜡止血。

(6)分离切断下颌骨内侧肌肉。

(7)切断下齿槽动脉,2-0 丝线结扎。

(8)切断喙突及髁状突的肌肉,摘除下颌骨。

(9)生理盐水冲洗创口,结扎出血点,6×14 圆针、3-0 丝线缝合口腔黏膜组织、牙龈黏膜下组织。

(10)7×17 圆针、3-0 丝线缝合肌肉、皮下组织。7×17 角针、4-0 丝线缝皮。创腔内放置负压引流球。敷贴覆盖伤口包扎。

(五)手术配合注意事项
(1)手术时间长,应注意患者皮肤的保护。

(2)检查电锯功能是否正常。

(3)其余同下颌下腺摘除术。

七、下齿槽神经撕脱术

(一)术前准备
1.器械敷料
乳突器械包、甲状腺单、基础敷料包、手术衣、盆、持物钳、灯把手。

2.一次性物品

1-0 丝线、2-0 丝线、3-0 丝线、乳突针、手套、电刀手柄、吸引器连接管、吸引器头、8#普通尿管。

(二)麻醉方法

经鼻气管插管全身麻醉。

(三)手术体位

侧头仰卧位、垫肩。

(四)手术配合

(1)常规消毒铺巾。

(2)放置开口器,用手指扪及磨牙后三角,在下颌升支前缘内侧做纵行切口,长约 3 cm,切开黏膜,沿下颌升支内侧骨面分离,显示下颌小舌,在其后上方可发现索状的神经束。两个中号血管钳夹住神经束的上下端剪断,上端 3-0 丝线结扎,下端轻轻牵拉扭转,拉出尽可能长的一段神经,同时可以撕脱其附近的舌神经和颊长神经。

(3)冲洗创口,6×14 圆针、3-0 丝线缝合黏膜,置橡皮条引流。

(五)手术配合注意事项

(1)注意保护口角黏膜,术中牵拉口角前涂红霉素软膏。

(2)其余同下颌下腺摘除术。

八、唇裂修补术

(一)术前准备

1.器械敷料

唇裂器械包、唇裂专用器械、甲状腺单、基础敷料包、手术衣、盆、持物钳、灯把手。

2.一次性物品

4-0 丝线、5-0 丝线、4×10 圆针、4×10 角针、手套、电刀手柄、吸引器连接管、吸引器头。

(二)麻醉方法

静脉复合麻醉。

(三)手术体位

水平仰卧位。

(四)手术配合

(1)常规消毒铺巾,鼻孔及颊沟塞灭菌小棉球。

(2)用 4.5# 半注射针头蘸亚甲蓝轻刺皮肤做定点画线。

(3)用特制唇夹夹住两侧唇动脉,用 11# 尖刀沿定点切开皮肤直达黏膜,松开唇夹,蚊钳钳夹止血。

(4)分离组织:做骨膜上剥离,剥离后用小皮钩钩住鼻小柱基部和鼻翼外侧基部,向裂缺中央拉拢,测量剥离范围。

(5)4×10 圆针缝合黏膜和肌层,一般缝 3～4 针,4×10 角针 4-0 丝线或 5-0 丝线缝合皮肤。

(6)缝合后用酒精棉球局部消毒,取出鼻孔及颊沟区填塞的小棉球,用唇弓固定,减少张力。

(五)手术配合注意事项

(1)面部消毒时,两眼涂眼药膏并贴上保护贴膜,以防消毒液进入眼中伤及角膜。

(2)注意体位,保持呼吸道通畅。

(3)注意患儿保暖。

(4)注意观察患儿血氧饱和度及唇部色泽的变化,及时提醒手术医师。

九、腭裂修补术

(一)术前准备

1.器械敷料

腭裂器械包、口腔气管插管全身麻醉开口器、甲状腺单、基础敷料包、手术衣、盆、持物钳、灯把手。

2.一次性物品

2-0 丝线、3-0 丝线、4-0 丝线、乳突针、手套、电刀手柄、吸引器连接管、吸引器头、油纱、碘仿。

(二)麻醉方法

气管插管全身麻醉。

(三)手术体位

水平仰卧位。

(四)手术配合

(1)常规消毒铺巾。

(2)口内消毒后,用气管插管全身麻醉开口器牵开口腔,用 $8×20$ 角针 2-0 丝线固定气管导管。

(3)用 15# 刀片在腭部黏膜距牙龈缘 1～2 cm 处切开,从侧切牙直到上颌结节并弯向外后方深达腭骨骨面。

(4)用剥离器插入切口向内剥离,将硬腭部位的骨黏膜与骨面分开,在切口后端剥离至上颌结节内上方时,用剥离器将翼钩撬断,并填入纱条止血。沿裂隙边缘用 11# 尖刀片自裂隙前端至腭垂末端将裂缘黏膜剖开。

(5)充分游离腭前神经和腭降血管神经束长度应达 2 cm 以上。

(6)沿硬腭裂缘将剥离器插入鼻侧面,使鼻腔侧面黏骨膜广泛分离,并无张力的向中间靠拢,在硬软腭交界处将黏骨膜瓣拉开,暴露腭腱膜,紧贴硬腭后缘将其剪断。

(7)由前向后缝合鼻侧黏膜,再缝合肌层,最后由后向前缝合口腔黏膜,将两侧止血纱条抽出再填入碘仿纱条。

(五)手术配合注意事项

(1)腭裂患者多为小儿,麻醉前要严密看护防止坠床,并注意保暖。

(2)术中密切观察患者生命体征及口唇色泽变化,术后送回病房时要与病房护士严格交班以防意外。

(3)口内使用电刀注意刀头暴露的长度,如过长可剪一段 8# 普通尿管,套在刀头上以免烫伤口内正常组织。

(4)术毕注意观察切口内碘仿纱条填塞是否牢靠,以免纱条脱落堵塞呼吸道。

十、腭肿瘤切除术

(一)术前准备

1.器械敷料

腭肿瘤器械包、蚊钳、口腔气管插管全身麻醉开口器、甲状腺单、基础敷料包、手术衣、盆、持物钳、灯把手。

2.一次性物品

2-0 丝线、3-0 丝线、4-0 丝线、乳突针、手套、电刀手柄、吸引器连接管、吸引器头、油纱、碘仿。

(二)麻醉方法

气管插管全身麻醉。

(三)手术体位

水平仰卧位。

(四)手术配合

(1)常规消毒铺巾。

(2)口内消毒后,用气管插管全身麻醉开口器牵开口腔,用 8×20 角针、2-0 丝线固定气管导管。

(3)切口:在肿瘤中央由后往前做直线切口。切开黏膜及黏膜下组织,直达包膜表面。若肿瘤与表面黏膜粘连或已有破溃,应做梭形切口,将肿瘤表面的黏膜及周围粘连的病变组织一起切除,以免复发。

(4)剥离:包膜完整的肿瘤可在包膜外做锐性剥离。沿肿瘤边缘,用尖刀切开直达骨面,用剥离器从骨面上整块剥离,不保留骨膜。软腭的肿瘤仍可以用钝性分离法从包膜外剥离。

(5)缝合:将黏膜瓣覆盖创面,3-0 丝线缝合数针。黏膜缺损处可用碘仿纱条将黏膜压在骨面上,也可用 3-0 丝线将碘仿纱条荷包缝合在创口周围的黏膜上。

(五)手术配合注意事项

(1)口内使用电刀注意刀头暴露的长度,如过长可剪一段 8# 普通尿管,套在刀头上以免烫伤口内正常组织。

(2)术中注意观察患者生命体征变化。

(3)术毕注意观察切口内碘仿纱条填塞是否牢靠,以免纱条脱落堵塞呼吸道。

(4)注意保护口角黏膜,术中牵拉口角前涂红霉素软膏。

十一、舌下腺摘除术

(一)术前准备

1.器械敷料

舌下腺器械包、甲状腺单、基础敷料包、手术衣、盆、持物钳、灯把手。

2.一次性物品

2-0 丝线、3-0 丝线、4-0 丝线、乳突针、手套、电刀手柄、吸引器连接管、吸引器头、5 mL 注射器、20 mL 注射器。

(二)麻醉方法

成人一般为局麻,儿童及不合作者取气管插管全身麻醉。

（三）手术体位

水平仰卧位。

（四）手术配合

（1）常规消毒铺巾，气管插管全身麻醉患者用 8×20 圆针、2-0 丝线固定气管导管后，用钳式开口器撑开口腔暴露手术部位。

（2）用 15# 刀片自患侧颌舌沟舌下皱裂外侧做与下颌牙弓平行的弧形切口，长 4～5 cm。

（3）切开囊肿表面口底黏膜直达囊肿的前后缘，暴露舌下腺及囊肿，在黏膜创面与囊壁之间做钝性分离，分离舌下腺外侧和底部。

（4）剥离舌下腺内侧时，需保护颌下腺导管及舌神经。

（5）分离舌下腺导管后部并结扎舌深动静脉，剥离至下颌舌骨肌后缘用钳子夹住舌下腺后端剪断腺体，用 3-0 丝线结扎彻底止血。

（6）温盐水冲洗，4-0 丝线间断缝合口底黏膜，放橡皮条引流。

（五）手术配合注意事项

（1）口内使用电刀注意刀头暴露的长度，如过长可剪一段 8# 普通尿管，套在刀头上以免烫伤口内正常组织。

（2）手术结束时注意观察患者有无舌后坠，有无口底肿胀。

（3）其余同颌骨囊肿摘除术。

十二、舌癌扩大切除术

（一）术前准备

1.器械敷料

上颌骨器械包、剖腹单、基础敷料包、手术衣、持物钳、灯把手。

2.一次性物品

1-0 丝线、2-0 丝线、3-0 丝线、电刀手柄、吸引器头、吸引器连接管、敷贴、8# 普通尿管。

（二）麻醉方法

经鼻气管插管全身麻醉。

（三）手术体位

垂头仰卧位。

（四）手术配合

（1）常规消毒铺巾。

（2）9×24 圆针、1-0 丝线贯穿缝合舌尖，将舌牵引出口外，探查肿瘤边界。

（3）9×24 圆针、1-0 丝线缝合舌根部，以减少出血。

（4）分层切开舌肌，出血点以血管钳止血，3-0 丝线结扎，切除病变组织。

（5）术中为减少出血，沿切口边缘 7×17 圆针、2-0 丝线缝合舌根部，将口底黏膜对齐，7×17 圆针、1-0 丝线或者 2-0 丝线做垂直褥式间断缝合。剪断舌根部止血缝线，彻底止血。

（五）手术配合注意事项

（1）手术易出血，备好止血材料。

（2）其余同舌下腺摘除术。

十三、舌颌颈联合根治术＋胸大肌肌皮瓣转移舌再造术＋下颌骨重建术

(一)术前准备

1.器械敷料

上颌骨器械包、口腔下拔牙钳、蚊钳、磨钻、口腔科电钻、胸大肌取皮瓣器械、剖腹单、基础敷料包、手术衣、盆、持物钳、灯把手。

2.一次性物品

1-0丝线、2-0丝线、3-0丝线、4-0丝线、甲状腺针、手套、吸引器连接管、吸引器头、电刀手柄、敷贴、无菌划线笔、8#普通尿管、无菌钢尺、电刀清洁片、负压引流球、骨蜡。

(二)麻醉方法

气管插管全身麻醉。

(三)手术体位

垂头仰卧位。

(四)手术配合

手术包括颈转移灶与舌原发灶的联合切除以及用胸大肌皮瓣重建舌和下颌骨重建三个部分。

(1)全麻成功后,先由耳鼻喉科行气管切开。

(2)常规消毒铺巾,两眼涂红霉素药膏,贴透明保护贴膜,患侧外耳道内塞入小棉球,消毒患侧面部至颧弓上四指,耳后四指、全颈及第4肋间以上胸部皮肤。头部用两块手术巾包头遮发露耳,使全部口唇、患侧面部、耳朵、颈部及上胸部显露。

(3)根治性颈部淋巴结清扫:①颈部切口设计成类矩形切口,自下颌骨下缘2 cm处,自下唇正中至乳突做横切口,自乳突端切口向下做纵形切口至锁骨上,切开颈部皮肤、皮下组织至颈阔肌。②从颈阔肌下翻瓣,翻出皮肤-颈阔肌瓣。③切断颈内静脉下端,将胸锁乳突肌向上翻起,于锁骨上1.5 cm处切开颈血管鞘,显露颈内静脉下部,结扎、切断可能遇到的侧支血管,细心分离出颈内静脉,查明居其内前方的颈总动脉与迷走神经后,1-0丝线、2-0丝线、3-0丝线结扎、切断颈内静脉,将其近心端贯穿缝扎固定于胸锁乳突肌残端上。④游离手术野下界。⑤清扫颈后三角区淋巴结。⑥清扫颈前三角舌骨下区淋巴结。⑦清扫颌下及颈下三角区淋巴结。⑧处理颈内静脉上端淋巴结。⑨颈清扫术完毕后,再继续切除原发肿瘤病灶。

(4)下颌骨及原发灶切除:当舌肿瘤侵犯至牙龈,甚至下颌骨时不应保留下颌骨。下唇正中全层切开,沿肿瘤边缘外1.5 cm切开龈唇及龈颊沟,在浅层表情肌或皮下组织层面将颊瓣与下颌骨分离从下唇正中切开,沿左侧下颌骨面翻至唇颊瓣,咬除喙突,根据要切除的下颌骨形态,准备下颌骨重建板,钻孔定位,估计创区范围。

(5)制作胸大肌皮瓣:设计7 cm×5 cm皮瓣,切开至胸大肌,游离皮瓣包括胸大肌,防止皮肤撕脱,找出胸肩峰动脉瓣予以保护,在其两侧至少保留2 cm肌蒂,在锁骨下5 cm游离出血管蒂,切断胸锁乳突肌,锁骨上隧道向上翻瓣。

(6)生理盐水反复冲洗创腔,化疗药物处理创面,彻底止血,分别在取皮瓣处及颈内两侧于创腔内安置负压引流球3个,口内缝合,下颌骨重建板固定,口外缝合,将皮肤-颈阔肌瓣用3-0丝线、4-0丝线分层缝合,最后轻压包扎创口。

（五）手术配合注意事项

（1）手术时间长，应注意患者皮肤的保护。

（2）认真核对标本，标记并保管好各组淋巴结。

（3）分离、结扎颈内静脉时注意准备好止血纱布或吸收性明胶海绵，以免意外损伤颈内静脉时及时填塞止血。

十四、根治性颈淋巴清扫术

（一）术前准备

1.器械敷料

甲状腺器械包、甲状腺单、基础敷料包、手术衣、盆、持物钳、灯把手。

2.一次性物品

1-0 丝线、2-0 丝线、3-0 丝线、4-0 丝线、甲状腺针、手套、电刀手柄、吸引器连接管、吸引器头、敷贴、吸收性明胶海绵、负压引流球、电刀清洁片。

（二）麻醉方法

气管插管全身麻醉。

（三）手术体位

侧头仰卧位、垫肩。

（四）手术配合

（1）常规消毒铺巾。

（2）切开皮肤及皮下组织，电刀止血，锐性剥离皮瓣，蚊式钳止血，电刀止血或 3-0 丝线结扎，保留颈阔肌，但有肿瘤侵及时应切除。将颈外静脉用中号血管钳钳夹并切断，7×17 圆针、1-0 丝线缝扎。

（3）暴露胸锁乳突肌：在锁骨上方约 2 cm 处，游离胸锁乳突肌的下端，切断胸锁乳突肌，7×17 圆针、2-0 丝线缝扎。

（4）结扎、切断颈内静脉的近心端：向上翻起切断的胸锁乳突肌下端，仔细分层切开颈血管鞘，显露颈内静脉、颈总动脉和迷走神经。小心分离颈内静脉，保护其内后侧的迷走神经和颈总动脉，分别用 1-0 丝线、2-0 丝线结扎颈内静脉切断，3-0 丝线缝扎其近心端并将其固定于胸锁乳突肌的残端深面以保护。

（5）清扫肩锁三角区和枕三角区淋巴结。

（6）清扫颈动脉三角区淋巴结。

（7）清扫颈前三角区淋巴结。

（8）清扫颏下和颌下三角区及周围淋巴结 在下颌角平面切断腮腺尾叶下极，缝扎残端，以免术后形成涎瘘。

（9）结扎、切断颈内静脉远心端 从乳突附着部位切断胸锁乳突肌，颈内静脉远心端分别用 1-0 丝线、2-0 丝线结扎颈内静脉切断，1-0 丝线缝扎固定其残端，以防结扎线松脱出血。取下包括颈静脉上淋巴结的颈部大块组织。

（10）冲洗创口，彻底止血，放置负压引流球，清点物品无误，缝合切口。

(五)手术配合注意事项

(1)认真核对标本,标记并保管好各组淋巴结。

(2)手术时间长,保证患者体位舒适、安全。

(3)分离、结扎颈内静脉时注意准备好止血纱布或吸收性明胶海绵,以免意外损伤颈内静脉时及时填塞止血。

(4)其余同下颌下腺摘除术。

(郁莉玮)

第五章 儿科护理

第一节 惊 厥

惊厥的病理生理基础是脑神经元的异常放电和过度兴奋,是由多种原因所致的大脑神经元暂时性功能紊乱的一种表现。发作时全身或局部肌群突然发生阵挛或强直性收缩,多伴有不同程度的意识障碍。惊厥是小儿最常见的急症,有 $5\%\sim6\%$ 的小儿曾发生过高热惊厥。

一、病因

小儿惊厥可由众多因素引起,凡能造成脑神经元兴奋性功能紊乱的因素,如脑缺氧、缺血、低血糖、脑炎症、水肿、中毒变性、坏死等,均可导致惊厥的发生。将其病因归纳为以下几类。

(一)感染性疾病

1.颅内感染性疾病

(1)细菌性脑膜炎、脑血管炎、颅内静脉窦炎。

(2)病毒性脑炎、脑膜脑炎。

(3)脑寄生虫病,如脑型肺吸虫病、脑型血吸虫病、脑囊虫病、脑棘球蚴病、脑型疟疾等。

(4)各种真菌性脑膜炎。

2.颅外感染性疾病

(1)呼吸系统感染性疾病。

(2)消化系统感染性疾病。

(3)泌尿系统感染性疾病。

(4)全身性感染性疾病及某些传染病。

(5)感染性病毒性脑病,脑病合并内脏脂肪变性综合征。

(二)非感染性疾病

1.颅内非感染性疾病

(1)癫痫。

(2)颅内创伤,出血。

(3)颅内占位性病变。

（4）中枢神经系统畸形。

（5）脑血管病。

（6）神经皮肤综合征。

（7）中枢神经系统脱髓鞘病和变性疾病。

2.颅外非感染性疾病

（1）中毒：如有毒动植物，氰化钠、铅、汞中毒，急性酒精中毒及各种药物中毒等。

（2）缺氧：如新生儿窒息、溺水、麻醉意外、一氧化碳中毒、心源性脑缺血综合征等。

（3）先天性代谢异常疾病：如苯酮尿症、黏多糖病、半乳糖血症、肝豆状核变性、尼曼-匹克病等。

（4）水电解质紊乱及酸碱失衡：如低血钙、低血钠、高血钠及严重代谢性酸中毒等。

（5）全身及其他系统疾病并发症：如系统性红斑狼疮、风湿病、肾性高血压脑病、尿毒症、肝昏迷、糖尿病、低血糖、胆红素脑病等。

（6）维生素缺乏症：如维生素 B_6 缺乏症、维生素 B_6 依赖症、维生素 B_1 缺乏性脑型脚气病等。

二、临床表现

（一）惊厥发作形式

1.强直-阵挛发作

其发作时突然意识丧失，摔倒，全身强直，呼吸暂停，角弓反张，牙关紧闭，面色发绀，持续10～20秒，转入阵挛期；不同肌群交替收缩，致肢体及躯干有节律地抽动，口吐白沫（若咬破舌头可吐血沫）；呼吸恢复，但不规则，数分钟后肌肉松弛而缓解，可有尿失禁，然后入睡，醒后可有头痛、疲乏，对发作不能回忆。

2.肌阵挛发作

这是由肢体或躯干的某些肌群突然收缩（或称电击样抽动），表现为头、颈、躯干或某个肢体快速抽搐。

3.强直发作

强直发作表现为肌肉突然强直性收缩，肢体可固定在某种不自然的位置持续数秒钟，躯干四肢姿势可不对称，面部强直表情，眼及头偏向一侧，睁眼或闭眼，瞳孔散大，可伴呼吸暂停，意识丧失，发作后意识较快恢复，不出现发作后嗜睡。

4.阵挛性发作

其发作时全身性肌肉抽动，左右可不对称，肌张力可增高或减低，有短暂意识丧失。

5.局限性运动性发作

此发作时无意识丧失，常表现为下列形式。

（1）某个肢体或面部抽搐：由于口、眼、手指在脑皮质运动区所代表的面积最大，因而这些部位最易受累。

（2）杰克逊癫痫发作：发作时大脑皮质运动区异常放电灶逐渐扩展到相邻的皮质区。抽搐也按皮质运动区对躯干支配的顺序扩展，如从面部抽搐开始→手→前臂→上肢→躯干→下肢；若进一步发展，可成为全身性抽搐，此时可有意识丧失；常提示颅内有器质性病变。

（3）旋转性发作：发作时头和眼转向一侧，躯干也随之强直性旋转，或一侧上肢上举，另一侧上肢伸直、躯干扭转等。

6.新生儿轻微惊厥

这是新生儿期常见的一种惊厥形式,发作时呼吸暂停,两眼斜视,眼睑抽搐,频频的眨眼动作,伴流涎,吸吮或咀嚼样动作,有时还出现上下肢类似游泳或蹬自行车样的动作。

(二)惊厥的伴随症状及体征

1.发热

发热为小儿惊厥最常见的伴随症状,如为单纯性或复杂性高热惊厥患儿,于惊厥发作前均有38.5 ℃,甚至 40 ℃ 以上高热。由上呼吸道感染引起者,还可有咳嗽、流涕、咽痛、咽部出血、扁桃体肿大等表现。如为其他器官或系统感染所致惊厥,绝大多数均有发热及其相关的症状和体征。

2.头痛及呕吐

此为小儿惊厥常见的伴随症状之一,年长儿能正确叙述头痛的部位、性质和程度,婴儿常表现为烦躁、哭闹、摇头、抓耳或拍打头部。多伴有频繁喷射状呕吐,常见于颅内疾病及全身性疾病,如各种脑膜炎、脑炎、中毒性脑病、瑞氏综合征、颅内占位性病变等。同时还可出现程度不等的意识障碍,颈项抵抗,前囟饱满,颅神经麻痹,肌张力增高或减弱,克氏征、布鲁津斯基征及巴宾斯基征阳性等体征。

3.腹泻

如遇重度腹泻病,可致水电解质紊乱及酸碱失衡,出现严重低钠或高钠血症,低钙、低镁血症,以及由于补液不当,造成水中毒也可出现惊厥。

4.黄疸

新生儿溶血症,当出现胆红素脑病时,不仅皮肤巩膜高度黄染,还可有频繁性惊厥;重症肝炎患儿,当肝衰竭,出现惊厥前即可见到明显黄疸;在瑞氏综合征、肝豆状核变性等病程中,均可出现不等的黄疸,此类疾病初期或中末期均能出现惊厥。

5.水肿、少尿

水肿、少尿是各类肾炎或肾病为儿童时期常见多发病,水肿、少尿为该类疾病的首起表现,当其中部分患儿出现急、慢性肾衰竭,或肾性高血压脑病时,均可有惊厥。

6.智力低下

智力低下常见于新生儿窒息所致缺氧、缺血性脑病,颅内出血患儿,病初即有频繁惊厥,其后有不同程度的智力低下。智力低下亦见于先天性代谢异常疾病,如苯酮尿症、糖尿症等氨基酸代谢异常病。

三、诊断依据

(一)病史

了解惊厥的发作形式,持续时间,有无意识丧失,伴随症状,诱发因素及有关的家族史。

(二)体检

全面的体格检查,尤其神经系统的检查,如神志、头颅、头围、囟门、颅缝、脑神经、瞳孔、眼底、颈抵抗、病理反射、肌力、肌张力、四肢活动等。

(三)实验室及其他检查

1.血尿粪常规

血白细胞显著增高,通常提示细菌感染。红细胞血色素很低,网织红细胞增高,提示急性溶血。尿蛋白及细胞数增高,提示肾炎或肾盂肾炎。大便镜检,除外痢疾。

2.血生化等检验

除常规查肝肾功能、电解质外,应根据病情选择有关检验。

3.脑脊液检查

凡疑有颅内病变惊厥患儿,尤其是颅内感染时,均应做脑脊液常规、生化、培养或有关的特殊化验。

4.脑电图

脑电图阳性率可达 80%～90%,小儿惊厥,尤其无热惊厥,其中不少为小儿癫痫。脑电图上可表现为阵发性棘波、尖波、棘慢波、多棘慢波等多种波形。

5.CT 检查

疑有颅内器质性病变惊厥患儿,应做脑 CT 扫描,高密度影见于钙化、出血、血肿及某些肿瘤;低密度影常见于水肿、脑软化、脑脓肿、脱髓鞘病变及某些肿瘤。

6.MRI 检查

MRI 对脑、脊髓结构异常反应较 CT 更敏捷,能更准确反映脑内病灶。

7.单光子反射计算机体层成像(SPECT)

其可显示脑内不同断面的核素分布图像,对癫痫病灶、肿瘤定位及脑血管疾病提供诊断依据。

四、治疗

(一)止痉治疗

1.地西泮

每次 0.25～0.50 mg/kg,最大剂量≤10 mg,缓慢静脉注射,1 分钟≤1 mg。必要时可在 15～30 分钟后重复静脉注射 1 次,以后可口服维持。

2.苯巴比妥钠

新生儿首次剂量 15～20 mg 静脉注射,维持量 3～5 mg/(kg·d),婴儿、儿童首次剂量为 5～10 mg/kg,静脉注射或肌内注射,维持量 5～8 mg/(kg·d)。

3.水合氯醛

每次 50 mg/kg,加水稀释成 5%～10%溶液,保留灌肠。惊厥停止后改用其他镇静剂止痉药维持。

4.氯丙嗪

剂量为每次 1～2 mg/kg,静脉注射或肌内注射,2～3 小时后可重复 1 次。

5.苯妥英钠

每次 5～10 mg/kg,肌内注射或静脉注射。遇有"癫痫持续状态"时可给予 15～20 mg/kg,速度不超过 1 mg/(kg·min)。

6.硫苯妥钠

催眠,大剂量有麻醉作用。每次 10～20 mg/kg,稀释成 2.5%溶液肌内注射;也可缓慢静脉注射,边注射边观察,痉止即停止注射。

(二)降温处理

1.物理降温

物理降温可用 30%～50%乙醇擦浴,头部、颈、腋下、腹股沟等处可放置冰袋,亦可用冷盐水灌肠,或用低于体温 3～4 ℃的温水擦浴。

2.药物降温

一般用安乃近 1 次 5～10 mg/kg,肌内注射;亦可用其滴鼻,＞3 岁患儿,每次 2～4 滴。

(三)降低颅内压

惊厥持续发作时,引起脑缺氧、缺血,易致脑水肿;如惊厥由颅内感染炎症引起,疾病本身即有脑组织充血水肿,颅内压增高,因而及时应用脱水降颅内压治疗。常用 20％甘露醇溶液 1 次 5～10 mL/kg,静脉注射或快速静脉滴注(10 mL/min),6～8 小时重复使用。

(四)纠正酸中毒

惊厥频繁,或持续发作过久,可致代谢性酸中毒,如血气分析发现血 pH＜7.2,BE 为 15 mmol/L时,可用 5％碳酸氢钠 3～5 mL/kg,稀释成 1.4％的等张液静脉滴注。

(五)病因治疗

对惊厥患儿应通过病史了解,全面体检及必要的化验检查,争取尽快地明确病因,给予相应治疗。对可能反复发作的病例,还应制订预防复发的防治措施。

五、护理

(一)护理诊断

(1)有窒息的危险。

(2)有受伤的危险。

(3)潜在并发症:脑水肿。

(4)潜在并发症:酸中毒。

(5)潜在并发症:呼吸、循环衰竭。

(6)知识缺乏。

(二)护理目标

(1)不发生误吸或窒息,适当加以保护防止受伤。

(2)保护呼吸功能,预防并发症。

(3)患儿家长情绪稳定,能掌握止痉、降温等应急措施。

(三)护理措施

1.一般护理

(1)将患儿平放于床上,取头侧位。保持安静,治疗操作应尽量集中进行,动作轻柔敏捷,禁止一切不必要的刺激。

(2)保持呼吸道通畅:头侧向一边,及时清除呼吸道分泌物。有发绀者供给氧气,窒息时施行人工呼吸。

(3)控制高热:物理降温可用温水或冷水毛巾湿敷额头部,5～10 分钟更换 1 次,必要时用冰袋放在额部或枕部。

(4)注意安全,预防损伤,清理好周围物品,防止坠床和碰伤。

(5)协助做好各项检查,及时明确病因。根据病情需要,于惊厥停止后,配合医师做血糖、血钙或腰椎穿刺、血气分析及血电解质等针对性检查。

(6)加强皮肤护理:保持皮肤清洁干燥,衣、被、床单清洁、干燥、平整,以防皮肤感染及压疮的发生。

(7)心理护理:关心体贴患儿,处置操作熟练、准确,以取得患儿信任,消除其恐惧心理。说服患儿及家长主动配合各项检查及治疗,使诊疗工作顺利进行。

2.临床观察内容

(1)惊厥发作时,观察惊厥患儿抽搐的时间和部位,有无其他伴随症状。

(2)观察病情变化,尤其随时观察呼吸、面色、脉搏、血压、心音、心率、瞳孔大小、对光反射等重要的生命体征,发现异常及时通报医师,以便采取紧急抢救措施。

(3)观察体温变化,如有高热,及时做好物理降温及药物降温;如体温正常,应注意保暖。

3.药物观察内容

(1)观察止痉药物的疗效。

(2)使用地西泮、苯巴比妥钠等止痉药物时,注意观察患儿呼吸及血压的变化。

4.预见性观察

若惊厥持续时间长、频繁发作,应警惕有无脑水肿、颅内压增高的表现,如收缩压升高、脉率减慢、呼吸节律慢而不规则,则提示颅内压增高。如未及时处理,可进一步发生脑疝,表现为瞳孔不等大、对光反射消失、昏迷加重、呼吸节律不整甚至骤停。

六、康复与健康指导

(1)做好患儿的病情观察准备好急救物品,教会家属正确的退热方法,提高家长的急救知识和技能。

(2)加强患儿营养与体育锻炼,做好基础护理等。

(3)向家长详细交代患儿的病情、惊厥的病因和诱因,指导家长掌握预防惊厥的措施。

(荆兆娟)

第二节 急性感染性喉炎

急性感染性喉炎是由病毒或细菌等引起的喉部黏膜的急性炎症,多见于 5 岁以下的儿童,冬、春季发病较多。由于小儿喉腔狭小、黏膜下血管淋巴组织丰富,声门下组织疏松等解剖特点,患儿易出现犬吠样咳嗽、声音嘶哑、吸气性喉鸣伴呼吸困难,严重时出现喉梗阻症状,若处理不及时,可危及生命。

一、临床特点

(一)症状

1.发热

患儿可有不同程度的发热,严重时体温可高达 40 ℃ 以上并伴有中毒症状。

2.咳嗽

轻者为刺激性咳嗽,伴有声音嘶哑,较重的有犬吠样咳嗽。

3.喉梗阻症状

呈吸气性喉鸣、三凹征,重者迅速出现烦躁不安、吸气性呼吸困难、发绀、心率加快等缺氧症状。临床将喉梗阻分为 4 度。

(1)Ⅰ度喉梗阻:安静时如常人,但活动(或受刺激)后可出现喉鸣及吸气性呼吸困难。胸部听诊呼吸音清晰,心率无改变。

(2)Ⅱ度喉梗阻:即使在安静状态下也有喉鸣和吸气性呼吸困难。听诊可闻喉鸣传导或气管呼吸音,呼吸音强度大致正常。心率稍快,一般状况尚好。

(3)Ⅲ度喉梗阻:吸气性呼吸困难严重,除上述表现外,还因缺氧严重而出现明显发绀,患儿常极度不安、躁动、恐惧、大汗,胸廓塌陷,呼吸音明显减低。心率增快,常＞140 次/分,心音低钝。

(4)Ⅳ度喉梗阻:由于呼吸衰竭及逐渐体力耗竭,患儿极度衰竭,呈昏睡状或进入昏迷,三凹征反而不明显,呼吸微弱,呼吸音几乎消失,胸廓塌陷明显,心率或慢或快,心律不齐,心音微弱,面色由发绀变成苍白或灰白。

(二)体征

咽部充血,肺部无湿性啰音。直达喉镜检查可见黏膜充血肿胀,声门下黏膜呈梭状肿胀,黏膜表面有时附有黏稠性分泌物。

二、护理评估

(一)健康史

询问发病情况,病前有无上呼吸道感染现象。

(二)症状、体征

检查患儿有无发热、声音嘶哑、咳嗽、气促、三凹征。

(三)社会、心理

评估患儿及家长的心理状态,对疾病的了解程度,家庭环境及经济情况,了解患儿有无住院的经历。

(四)辅助检查

了解病原学及血常规检查结果。

三、常见护理问题

(一)低效性呼吸形态

与喉头水肿有关。

(二)舒适的改变

舒适的改变与咳嗽、呼吸困难有关。

(三)有窒息的危险

有窒息的危险与喉梗阻有关。

(四)体温过高

体温过高与感染有关。

四、护理措施

(一)改善呼吸功能,保持呼吸道通畅

(1)保持室内空气清新,每天定时通风 2 次,保持室内湿度在 60% 左右,以缓解喉肌痉挛,湿化气道。

(2)适当抬高患儿颈肩部,怀抱小儿使头部稍后仰以保持气道通畅,体位舒适。

(3)Ⅱ度以上喉梗阻患儿应给予吸氧。

(4)吸入用布地奈德混悬液+肾上腺素用生理盐水稀释后雾化吸入,每天3～4次。以消除喉水肿,恢复气道通畅。

(5)指导较大患儿进行有效的咳嗽,当患儿剧烈咳嗽时,可嘱患儿深呼吸以抑制咳嗽。

(二)密切观察病情变化

根据患儿三凹征、喉鸣、发绀及烦躁的表现来判断缺氧的程度,及时发现喉梗阻,积极处理,避免窒息。如有喉梗阻先兆,立即通知医师,备好抢救物品,积极配合抢救。

(三)发热护理

监测体温变化,发热时给温水擦浴,解热贴敷前额,必要时按医嘱给予药物降温。

(四)提高患儿的舒适度

卧床休息,减少活动,各种护理操作尽量集中进行,避免哭闹。一般情况下不用镇静剂,若患儿过度烦躁不安,可遵医嘱用地西泮、苯巴比妥肌内注射或10%水合氯醛灌肠。因氯丙嗪及吗啡有抑制呼吸的作用,不宜应用。

五、健康教育

(1)向患儿家长讲解疾病的有关知识和护理要点,指导家长耐心细致地喂养,进食易消化的流质或半流质,多饮水,不吃有刺激性的食物,避免患儿进食时发生呛咳。

(2)向家长说明雾化吸入的重要性,鼓励患儿配合治疗。

(3)避免哭闹时间过长,吸入有害气体或进食辛辣食物,刺激损伤喉部。

六、出院指导

(1)注意锻炼身体,合理喂养,增强机体抵抗力。

(2)养成良好卫生生活习惯,饭后漱口,多饮水,保持口腔清洁。

(3)一旦发生痉挛性喉炎(出现呼吸紧促如犬吠,喉鸣,吸气困难,胸廓塌陷,唇色发绀)应立即送医院治疗,并保持气道通畅(患儿头向后仰,解开衣领)。

(荆兆娟)

第三节　急性上呼吸道感染

急性上呼吸道感染是小儿最常见的疾病,主要侵犯鼻、鼻咽和咽部,常诊断为"急性鼻咽炎(普通感冒)""急性咽炎""急性扁桃体炎"等,也可统称为上呼吸道感染。

一、病因

各种病毒和细菌都可引起上呼吸道感染,尤以病毒为多见,占上呼吸道感染发病病原体的60%甚至90%以上,常见有鼻病毒、腺病毒、副流感病毒、流感病毒、呼吸道合胞病毒等,其他病毒如冠状病毒、肠道病毒、单纯疱疹病毒、EB病毒等也可引起。细菌感染常继发于病毒感染之后,其中溶血性链球菌占重要地位,其次为肺炎链球菌、葡萄球菌、嗜血流感杆菌,偶尔也有革兰阴性杆菌。亦有报道肺炎支原体菌亦可引起上呼吸道感染。

二、病理改变

病变部位早期表现为毛细血管和淋巴管扩张,黏膜充血水肿、腺体及杯状细胞分泌增加及单核细胞和吞噬细胞浸润、以后转为中性粒细胞浸润,上皮细胞和纤毛上细胞坏死脱落。恢复期上皮细胞新生、黏膜修复、恢复正常。

三、临床表现

本病多为散发,偶然亦见流行。婴幼儿患病症状较重,年长儿较轻。婴幼儿患病时可有或无流涕、鼻塞、打喷嚏等呼吸道症状,常突发高热、呕吐、腹泻,甚至因高热而引起惊厥。年长儿患者常有流涕、鼻塞、打喷嚏、咽部不适、发热等症状,可伴有轻度咳嗽与声嘶。部分患儿发病早期可出现脐周围阵痛、咽炎、咽痛等症状,咽黏膜充血,若咽侧索也受累,则在咽两外侧壁上各见一纵行条索状肿块突出。疱疹性咽峡炎,在咽弓、软腭、悬雍垂黏膜上可见数个或数十个灰白色小疱疹,直径1~3 mm,周围有红晕,1~2天破溃成溃疡。咽结合膜热患者,临床特点为发热39 ℃左右,咽炎及结膜炎同时存在,而有别于其他类型的上呼吸道感染。急性扁桃体炎除了发热咽痛外,扁桃体可见明显红肿,表面有黄白色脓点,可融合成假膜状。

四、实验室检查

病毒感染时白细胞计数多偏低或正常,粒细胞不增高。病因诊断除病毒分离与血清反应外,近年来广泛利用免疫荧光、酶联免疫等方法开展病毒学的早期诊断,对初步鉴别诊断有一定帮助。细菌感染时白细胞计数及中性粒细胞可增高;由链球菌引起者血清抗链球菌溶血素"O"滴度增高,咽拭子培养可有致病菌生长。

五、诊断

急性上呼吸道感染具有典型症状,如发热、鼻塞、咽痛、扁桃体肿大等全身和局部症状,结合季节、流行病学特点等,临床诊断并不困难,但对病原学的诊断则需依靠病毒学和细菌学检查。

六、鉴别诊断

(1)症状中以高热惊厥和腹痛严重者,须与中枢神经系统感染和急腹症等疾病相鉴别。

(2)很多急性传染病早期,也有上呼吸道感染的症状,虽然现在预防接种比较普遍及传染病发病率明显下降,但在传染病流行季节要仔细询问麻疹、猩红热、腮腺炎、百日咳、流感及脊髓灰质炎的流行接触史。当夏季时尤要注意和中毒性疾病的早期相鉴别。

(3)如有高热、流涎、拒食、咽后壁及扁桃体周围有小疱疹及小溃疡者,可诊断为疱疹性咽峡炎;如高热、咽红伴眼结膜充血,可诊为咽结膜热;扁桃体红肿且有渗出者为急性扁桃体炎或化脓性扁桃体炎;如有明显流行史、高热、四肢酸痛、头痛等全身症状而较鼻咽部症状更重时,要考虑为流行性感冒。

七、治疗

(一)一般治疗

充分休息,多饮水,注意隔离,预防并发症。世界卫生组织在急性呼吸道感染的防治纲要中指出,关于感冒的治疗主要是家庭护理和对症处理。

(二)对症治疗

1.高热

高热时口服阿司匹林类,剂量为 1 次 10 mg/kg,持续高热可 4 小时口服 1 次;亦可用对乙酰氨基酚,剂量为 1 次 5~10 mg/kg,市场上多为糖浆剂,便于小儿服用。高热时还可用赖氨酸阿司匹林或复方氨林巴比妥等肌内注射,同时亦可用冷敷、温湿敷、乙醇擦浴等物理方法降温。

2.高热惊厥

出现高热惊厥可针刺人中、十宣等穴位或肌内注射苯巴比妥钠 1 次 4~6 mg/kg,有高热惊厥史的小儿可在服退热剂同时服用苯巴比妥等镇静剂。

3.鼻塞

乳儿鼻塞妨碍喂奶时,可在喂奶前用 0.5% 麻黄碱 1~2 滴滴鼻,年长儿亦可加用氯苯那敏等脱敏剂。

4.咽痛

疱疹性咽峡炎时可用冰硼酸、锡类散、金霉素鱼肝油或碘甘油涂抹口腔内疱疹或溃疡处;年长儿可口含碘喉片及其他中药利咽喉片,如华素片、度米芬、四季润喉片、草珊瑚、西瓜霜润喉片等。

(三)病因治疗

如诊断为病毒感染,目前常用 1% 利巴韦林滴鼻,2~3 小时双鼻孔各滴 2~3 滴,或口服利巴韦林口服液(威乐星),或用利巴韦林口含片。亦有用口服金刚烷胺、吗啉呱片,但疗效不肯定。如明确腺病毒或单纯性溃疡病毒感染亦有用碘苷、阿糖胞苷。近年来有报道用干扰素治疗重症病毒性感染取得较好疗效。如诊断为细菌感染,大多合并有中耳炎、鼻窦炎、化脓性扁桃体炎、淋巴结炎及下呼吸道炎症时,可选用复方新诺明、氨苄西林、阿莫西林或其他抗生素。但多数上呼吸道感染病例不应滥用抗生素。

(四)风热两型

风热两型治法以清热解表为主,常用中成药有银翘解毒片、桑菊感冒片、感冒退热冲剂、板蓝根冲剂及双黄连口服液等。

八、预防

减少上呼吸道感染的根本办法在于预防。平时要多户外活动,增强体质,要避免交叉感染,特别是在感冒流行季节要少去公共场所或串门;注意气候骤变,及时添减衣服;对体弱儿及反复呼吸道感染儿可服玉屏风散或左旋咪唑,0.25~3 mg/(kg·d),每周服 2 天停 5 天,3 个月为 1 个疗程,亦可口服卡慢舒。这些治疗目的多是增强机体抵抗力,预防呼吸道感染复发。

九、并发症

正常 5 岁以下小儿平均每年患急性呼吸道感染 4~6 次。但有的患儿患呼吸道感染的次数过于频繁,可称为反复呼吸道感染,简称复感儿。

(一)影响因素

由于小儿正处在生长发育之中,身体的免疫系统还未发育完善,缺乏抵御微生物侵入的能力,故很容易患急性呼吸道感染,但有的患儿由于环境或机体本身条件比一般小儿更易患急性呼吸道感染,影响因素有以下几点。

1.机体条件

如患儿长期营养不良,婴儿母乳不足又未及时添加辅食,体内缺乏必需的蛋白质、脂肪及热量不足,影响器官组织的正常发育致抵抗力低下;也有的家庭经济条件并不差,但父母缺乏科学育儿知识,偏食或喂养不合理,特别是只喝牛奶、巧克力,缺乏多种维生素和微量元素如铁、锌等,也会对免疫系统造成损害,抗病能力下降而易患病。

2.环境因素

环境因素特别是大气污染或被动吸烟。如冬天屋内生炉子,空气中大量烟雾、粉尘及有害物质进入小儿呼吸道;同样被动吸烟也是。这些有害物质不但损伤呼吸道正常黏膜,而且还可降低抵抗力,诱发呼吸道感染。有报道在吸烟家庭中生长的婴儿比无吸烟家庭的小儿患急性呼吸道感染的机会大数倍至近 10 倍。

3.先天因素

小儿患有先天的免疫缺陷病或暂时性免疫低下也可造成反复呼吸道感染。

(二)诊断

根据 1987 年全国小儿呼吸道疾病学术会议讨论标准作出诊断(表 5-1)。

表 5-1 小儿反复呼吸道疾病诊断标准

年龄(岁)	上呼吸道感染(次/年)	下呼吸道感染(次/年)
0～2	7	3
3～5	5	2
6～12	5	2

(三)治疗

急性感染可参照上述方法外,还要针对引起反复上呼吸道感染的原因,如增加营养、改善环境因素。应该指出患先天性免疫缺陷的小儿是极少数,大部分还是护理问题,因此,增强患儿体质是治疗及预防的根本。加强体育锻炼及注意户外活动,使患儿增强适应外界环境及气候变化的能力;同时注意对反复呼吸道感染患儿的生活护理,随气候变化增减衣服,切忌过捂过饱,这些都是治疗反复呼吸道感染的关键。

十、护理评估

(一)健康史

询问发病情况,注意有无受凉史,或当地有无类似疾病的流行,患儿发热开始时间、程度、伴随症状及用药情况;了解患儿有无营养不良、贫血等病史。

(二)身体状况

观察患儿精神状态,注意有无鼻塞、呼吸困难,测量体温,检查咽部有无充血和疱疹,扁桃体及颈部淋巴结是否肿大,结合咽喉膜有无充血,皮肤有无皮疹,腹痛及支气管、肺受累的表现。了解血常规等实验室检查结果。

（三）心理社会状况

了解患儿及家长的心理状态和对该病因、预防及护理知识的认识程度；评估患儿家庭环境及经济情况，注意疾病流行趋势。

十一、常见护理诊断与合作性问题

（一）体温过高

体温过高与上呼吸道感染有关。

（二）潜在并发症（惊厥）

其与高热有关。

（三）有外伤的危险

发生外伤与发生高热惊厥时抽搐有关。

（四）有窒息的危险

窒息与发生高热惊厥时胃内容物反流或痰液阻塞有关。

（五）有体液不足的危险

其与高热大汗及摄入减少有关。

（六）低效性呼吸形态

这与呼吸道炎症有关。

（七）舒适的改变

此与咽痛、鼻塞等有关。

十二、护理目标

（1）患儿体温降至正常范围（36～37.5 ℃）。

（2）患儿不发生惊厥或惊厥时能被及时发现。

（3）患儿维持于舒适状态无自伤及外伤发生。

（4）患儿呼吸道通畅无误吸及窒息发生。

（5）患儿体温正常，能接受该年龄组的液体入量。

（6）患儿呼吸在正常范围，呼吸道通畅。

（7）患儿感到舒适，不再哭闹。

十三、护理措施

（1）保持室内空气新鲜，每天通风换气 2～4 次，保持室温 18～22 ℃，湿度 50％～60％，空气每天用过氧乙酸或含氯制剂喷雾消毒 2 次。有患儿居住的房间最好用空气消毒机，消毒净化空气。

（2）密切观察体温变化，体温超过 38.5 ℃时给予物理降温，如头部冷敷、腋下及腹股沟处置冰袋，温水或乙醇擦浴。冷盐水灌肠，必要时给予药物降温：对乙酰氨基酚、安乃近、柴胡、肌内注射复方氨林巴比妥。

（3）发热者卧床休息直到退热 1 天以上可适当活动，做好心理护理，提供玩具、画册等有利于减轻焦虑，不安情绪。

(4)防止发生交叉感染,患儿与正常小儿分开,接触者戴口罩,防止继发细菌感染。

(5)保持口腔清洁,每天用生理盐水漱口1～2次,婴幼儿可经常喂少量温开水以清洗口腔,防止口腔炎的发生。

(6)保持鼻咽部通畅,鼻腔分泌物和干痂及时清除,鼻孔周围应保持清洁,避免增加鼻腔压力,使炎症经咽管向中耳发展引起中耳炎。鼻腔严重时于清洁鼻腔分泌部后用0.5%麻黄碱液滴鼻,每次1～2滴;对鼻塞而妨碍吸吮的婴幼儿,宜在哺乳前10～15分钟滴鼻,使鼻腔通畅,保持吸吮。

(7)多饮温开水,以加速毒物排泄和降低体温,患儿衣着、被子不宜过多,出汗后及时给患儿用温水擦干汗液,更换衣服。

(8)4小时测体温1次,体温骤升或骤降时要随时测量并记录,如患儿病情加重,体温持续不退,应考虑并发症的可能,需要及时报告医师并及时处理,如病程中出现皮疹,应区别是否为某种传染病的早期征象,以便及时采取措施。

(9)注意观察咽部充血、水肿等情况,咽部不适时给予润喉含片或雾化吸入(雾化吸入药物可用利巴韦林、糜蛋白酶、地塞米松加20～40 mL注射用水2次/天)。

(10)室内安静减少刺激,发生高热惊厥时按惊厥护理常规。

(11)给予易消化和富含维生素的清淡饮食,必要时静脉补充营养和水分。

(12)患儿安置在有氧气、吸痰器的病室内。

(13)平卧、头偏向一侧,注意防止舌咬伤。防止呕吐物误吸,防止舌后倒引起窒息,应托起患儿下颌同时解开衣物及松开腰带,以减轻呼吸道阻力。

(14)密切观察病情变化,防止发生意外,如坠床或摔伤等。

(15)抽搐时上、下牙之间放牙垫,防止舌及口唇咬伤,患儿持续发作时,可按照医嘱给予对症处理。

(16)按医嘱用止痉药物,如地西泮、苯巴比妥等,观察患儿用药后的反应,并记录。

(17)治疗、护理等集中进行,保持安静,减少刺激。

(18)保持呼吸道通畅,及时吸痰,发绀者给予吸氧,窒息者给人工呼吸,注射呼吸兴奋剂。

(19)高热者给予物理降温或退热剂降温,在严重感染并伴有循环衰竭、抽搐、高热者,可行冬眠疗法,冬眠期间不能搬动患儿或突然竖起,防止直立性休克。

(20)详细记录发作时间,抽动的姿势、次数及特点,因有的患儿抽搐时间相当短暂,虽有几秒钟,抽搐姿势也不同,有的像眨眼一样,有的口角微动,有的肢体像无意乱动一样等,因此需仔细注视才能发现。

(21)密切观察血压、呼吸、脉搏、瞳孔的变化,并做好记录。

十四、健康教育

(1)指导家庭护理。因上呼吸道感染患儿多不住院,要帮助患儿家长掌握上呼吸道感染的护理要点:让患儿多饮水,促进代谢及体内毒素的排泄;饮食要清淡,少食多餐,给高蛋白、高热量、高维生素的流质或半流质饮食;要注意休息,避免剧烈活动,防止咳嗽加重。患儿鼻塞时呼吸不畅可在哺乳及临睡前用0.5%的麻黄碱溶液滴鼻,每次1～2滴,可使鼻腔通畅。但不能用药过频,以免引起心悸等表现。

(2)指导预防并发症的方法,以免引起中耳炎、鼻窦炎,介绍如何观察并发症的早期表现,如高热持续不退而复升,淋巴结肿大,耳痛或外耳道流脓,咳嗽加重、呼吸困难等,应及时与医护人员联系并及时处理。

（3）介绍上呼吸道感染的预防重点,增加营养和体格锻炼,避免受凉;在上呼吸道感染流行季节避免到人多的公共场所;有流行趋势时给易感儿服用板蓝根、金银花、连翘等中药汤剂预防,对反复发生上呼吸道感染的小儿应积极治疗原发病,改善机体健康状况。鼓励母乳喂养,积极防治各种慢性病,如维生素 D 缺乏性佝偻病、营养不良及贫血等,在集体儿童机构中,有如上呼吸道感染流行趋势,应早期隔离患儿,室内用食醋熏蒸法消毒。

（4）用药指导。指导患儿家长不要给患儿滥服感冒药,如成人速效伤风胶囊及其他市场流行各种感冒药、消炎药、抗病毒药,必须在医师指导下服药,服药时不要与奶粉、糖水同服,两种药物必须间隔半小时以上再服用。

（荆兆娟）

第四节　急性支气管炎

急性支气管炎是小儿常见的一种呼吸道疾病。本病常继发于上呼吸道感染之后,也常为肺炎的早期表现。也有的是小儿急性传染病如麻疹、百日咳、伤寒、猩红热等疾病的早期症状或并发症。

急性支气管炎,由各种病毒和细菌或二者混合感染所引起。另外,小儿年龄小,体格弱,气温变化冷热不均,公共场所或居室空气污浊,都可诱发本病。

疾病开始时表现为上呼吸道感染症状,发热、流鼻涕、咳嗽,咳嗽逐渐加重并且有痰,起初是白色黏痰,几天后变为黄色脓痰。有的小儿嗓子呼噜呼噜作响,早晚咳嗽较重,经常因咳嗽将食物吐出。还常伴有头痛、食欲缺乏、疲乏无力、睡眠不安、腹泻等症状。

另外,有一种特殊型的支气管炎,称为急性毛细支气管炎也叫哮喘性支气管炎。主要表现为下呼吸道梗阻症状,似支气管哮喘样发作,患儿鼻翼翕动,呈喘憋状呼吸,很快出现呼吸困难,缺氧发绀。这种类型多见于 2 岁以内虚胖小儿,往往有湿疹或其他过敏史。

一、护理要点

（1）发热时要注意卧床休息,选用物理降温或药物降温。

（2）室内保持空气新鲜,适当通风换气,但避免对流风,以免患儿再次受凉。

（3）须经常协助患儿变换体位,轻轻拍打背部,使痰液易于排出。

二、注意事项

（1）急性支气管炎一般 1 周左右可治愈。有部分患儿咳嗽的时间要长些,逐渐会减轻、消失,适当地服用止咳剂即可。不过在患病的早期,对于痰多的患儿,不主张用止咳剂,以免影响排痰。痰稠咳重者可服用祛痰药。

（2）也有部分患儿发展为肺炎,就按护理肺炎患儿的方法精心护理。如果急性支气管炎发作时缺氧、发绀,必须住院治疗,若缺氧得不到及时纠正,会发生脑缺氧等并发症。其他最常见的并发症就是心力衰竭。

（3）对于哮喘重的患儿，在使用氨茶碱等缓解支气管痉挛的药物时，应在医师指导下用药，家长不可乱用。中药麻杏石甘汤或小青龙汤加减治疗急性支气管炎有一定效果，也可采取中西医结合治疗。

（荆兆娟）

第五节　支气管哮喘

一、定义

支气管哮喘简称哮喘，是一种以嗜酸性粒细胞、肥大细胞和 T 细胞等多种细胞参与的气道变应原性慢性炎症性疾病，具有气道高反应性特征。

二、疾病相关知识

（一）流行病学

以 1～6 岁患病较多，大多数在 3 岁以内起病。在青春期前，男孩哮喘的患病率是女孩的 1.5～3 倍，青春期时此种差别消失。

（二）临床表现

反复发作性喘息、呼吸困难、胸闷或咳嗽等症状。

（三）治疗

去除病因、控制发作、预防复发。坚持长期、持续、规范、个体化的治疗原则。

（四）康复

经对症治疗，症状消失，维持正常呼吸功能。

（五）预后

预后较好，病死率为（2～4）/10 万，70%～80%年长后症状不再复发，但可能存在不同程度气道炎症和高反应性，30%～60%的患儿可完全治愈。

三、专科评估与观察要点

（1）刺激性干咳、哮鸣音、吸气性呼吸困难。

（2）观察患儿精神状态，有无烦躁不安等症状发生。

（3）呼吸道黏膜、口腔黏膜干燥，评估是否有痰液黏稠不易咳出、皮肤弹性下降、尿量少于正常等情况发生。

四、护理问题

（一）低效性呼吸形态

与支气管痉挛、气道阻力增加有关。

(二)清理呼吸道无效

与呼吸道分泌物黏稠、体弱无力排痰有关。

(三)活动无耐力

与缺氧和辅助呼吸机过度使用有关。

(四)潜在并发症

呼吸衰竭。

(五)焦虑

与哮喘反复发作有关。

五、护理措施

(一)常规护理

(1)保持病室空气清新,温湿度适宜。做好呼吸道隔离,避免有害气体及强光的刺激。

(2)保持患儿安静,给予坐位或半卧位,以利于保持呼吸道通畅。

(3)保证患儿摄入足够的水分,以降低分泌物的黏稠度,防止形成痰栓。

(4)遵医嘱给予氧气吸入,注意吸氧浓度和时间,根据病情,定时进行血气分析,及时调整氧流量,保持 PaO_2 在 $9.3 \sim 11.9$ kPa($70 \sim 90$ mmHg)。

(5)给予雾化吸入、胸部叩击或震荡,以利于分泌物的排出,鼓励患儿做有效的咳嗽,对痰液黏稠无力咳出者应及时吸痰。

(6)密切观察病情变化,及时监测生命体征,注意呼吸困难的表现。记录哮喘发作的时间,注意诱因及避免接触变应原。

(二)专科护理

(1)哮喘发作时应密切观察病情变化,给患儿以坐位或半卧位,背后给予衬垫,使患儿舒适,正确使用定量气雾剂或静脉输入止喘药物,记录哮喘发作及持续时间。

(2)哮喘持续状态时应及时给予氧气吸入,监测生命体征,及时准确给药,并备好气管插管及呼吸机,随时准备抢救。

六、健康指导

(1)指导呼吸运动,以加强呼吸肌的功能。

(2)指导患儿及家长认识哮喘发作的诱因,室内禁止放置花草或毛毯等,避免接触变应原。

(3)给予营养丰富、易消化、低盐、高维生素、清淡无刺激性食物。避免食用易过敏、刺激性食物,以免诱发哮喘发作。

(4)哮喘发作时应绝对卧床休息,保持患儿安静和舒适,指导家长给予合适的体位。缓解期逐渐增加活动量。

(5)教会家长正确认识哮喘发作的先兆,确认患儿对治疗的依从性,指导患儿及家长正确使用药物和设备,如喷雾剂、峰流速仪、吸入器,及早用药控制、减轻哮喘症状。指导家长帮助患儿进行缓解期的功能锻炼,多进行户外活动及晒太阳,增强御寒能力,预防呼吸道感染。

(6)建立随访计划,坚持门诊随访。

七、护理结局评价

(1)患儿气道通畅,通气量有改善。

（2）患儿舒适感增强，能得到适宜的休息。

（3）患儿能保持平静状态，焦虑得到改善，无并发症的发生。

八、急危重症观察与处理

哮喘持续状态：①表现，哮喘发作严重，有明显的呼吸困难及吸气三凹征，伴有心功能不全和低氧血症。②处理，应注意严密监测呼吸、心率变化，并注意观察神志状态，遵医嘱立即建立静脉通路，及时准确给药，随时准备行气管插管和机械通气。

（荆兆娟）

第六节　肺　　炎

肺炎是指不同病原体或其他因素所致的肺部炎症，以发热、咳嗽、气促、呼吸困难和肺部固定湿啰音为共同临床表现，该病是儿科常见疾病中能威胁生命的疾病之一。据联合国儿童基金会统计，全世界每年约有 350 万＜5 岁儿童死于肺炎，占＜5 岁儿童总病死率的 28％；我国每年＜5 岁儿童因肺炎死亡者约 35 万，占全世界儿童肺炎死亡数的 10％。因此积极采取措施，降低小儿肺炎的病死率，是 21 世纪世界儿童生存、保护和发展纲要规定的重要任务。

目前，小儿肺炎的分类尚未统一，常用方法有四种，各种肺炎可单独存在，也可两种同时存在。①病理分类：可分为支气管肺炎、大叶性肺炎、间质性肺炎等。②病因分类：感染性肺炎，如病毒性肺炎、细菌性肺炎、支原体肺炎、衣原体肺炎、真菌性肺炎、原虫性肺炎；非感染性肺炎，如吸入性肺炎、坠积性肺炎等。③病程分类：急性肺炎（病程＜1 个月），迁延性肺炎（病程 1～3 个月），慢性肺炎（病程＞3 个月）。④病情分类：轻症肺炎（主要为呼吸系统表现）、重症肺炎（除呼吸系统受累外，其他系统也受累，且全身中毒症状明显）。

临床上若病因明确，则按病因分类，否则按病理分类。

一、病因与发病机制

引起肺炎的主要病原体为病毒和细菌，病毒中最常见的为呼吸道合胞病毒，其次为腺病毒、流感病毒等；细菌中以肺炎链球菌多见，其他有葡萄球菌、链球菌、革兰阴性杆菌等。低出生体质量、营养不良、维生素 D 缺乏性佝偻病、先天性心脏病等患儿易患本病，且病情严重，容易迁延不愈，病死率也较高。

病原体多由呼吸道入侵，也可经血行入肺，引起支气管、肺泡、肺间质炎症，支气管因黏膜水肿而管腔变窄，肺泡壁因充血水肿而增厚，肺泡腔内充满炎症渗出物，影响了通气和气体交换；同时由于小儿呼吸系统的特点，当炎症进一步加重时，可使支气管管腔更加狭窄，甚至阻塞，造成通气和换气功能障碍，导致低氧血症及高碳酸血症。为代偿缺氧，患儿呼吸与心率加快，出现鼻翼翕动和三凹征，严重时可产生呼吸衰竭。由于病原体作用，重症常伴有毒血症，引起不同程度的感染中毒症状。缺氧、二氧化碳潴留及毒血症可导致循环系统、消化系统、神经系统的一系列症状，以及水、电解质和酸碱平衡紊乱。

(一)循环系统

缺氧使肺小动脉反射性收缩,肺循环压力增高,形成肺动脉高压;同时病原体和毒素侵袭心肌,引起中毒性心肌炎。肺动脉高压和中毒性心肌炎均可诱发心力衰竭。重症患儿常出现微循环障碍、休克甚至弥散性血管内凝血。

(二)中枢神经系统

缺氧和高碳酸血症使脑血管扩张、血流减慢,血管通透性增加,致使颅内压增高。严重缺氧和脑供氧不足使脑细胞无氧代谢增加,造成乳酸堆积、ATP 生成减少和 Na^+-K^+ 泵转运功能障碍,引起脑细胞内水、钠潴留,形成脑水肿。病原体毒素作用亦可引起脑水肿。

(三)消化系统

低氧血症和毒血症可引起胃黏膜糜烂、出血、上皮细胞坏死脱落等应激性反应,导致黏膜屏障功能破坏,使胃肠功能紊乱,严重者可引起中毒性肠麻痹和消化道出血。

(四)水、电解质和酸碱平衡紊乱

重症肺炎可出现混合性酸中毒,因为严重缺氧时体内需氧代谢障碍、酸性代谢产物增加,常可引起代谢性酸中毒;而 CO_2 潴留、H_2CO_3 增加又可导致呼吸性酸中毒。缺氧和 CO_2 潴留还可导致肾小动脉痉挛而引起水钠潴留,重症者可造成稀释性低钠血症。

二、临床表现

(一)支气管肺炎

支气管肺炎为小儿最常见的肺炎。多见于 3 岁以下婴幼儿。

1.轻症

以呼吸系统症状为主,大多起病较急。主要表现为发热、咳嗽和气促。

(1)发热:热型不定,多为不规则热,新生儿或重度营养不良儿可不发热,甚至体温不升。

(2)咳嗽:较频,早期为刺激性干咳,以后有痰,新生儿则表现为口吐白沫。

(3)气促:多发生在发热、咳嗽之后,呼吸频率加快,每分钟可达 40~80 次,可有鼻翼翕动、点头呼吸、三凹征、唇周发绀。肺部可听到较固定的中、细湿啰音,病灶较大者可出现肺实变体征。

2.重症

重症肺炎常有全身中毒症状及循环、神经、消化系统受累的临床表现。

(1)循环系统:常见心肌炎、心力衰竭及微循环障碍。心肌炎表现为面色苍白、心动过速、心音低钝、心律不齐,心电图显示 ST 段下移和 T 波低平、倒置;心力衰竭表现为呼吸突然加快,>60 次/分;极度烦躁不安,明显发绀,面色发灰;心率增快,>180 次/分,心音低钝有奔马率;颈静脉曲张,肝脏迅速增大,尿少或无尿,颜面或下肢水肿等。

(2)神经系统:表现为烦躁或嗜睡,脑水肿时出现意识障碍、反复惊厥、前囟膨隆、脑膜刺激征等。

(3)消化系统:常有食欲缺乏、腹胀、呕吐、腹泻等;重症可引起中毒性肠麻痹和消化道出血,表现为严重腹胀、肠鸣音消失、便血等。

若延误诊断或病原体致病力强,可引起脓胸、脓气胸、肺大疱等并发症,多表现为体温持续不退,或退而复升,中毒症状或呼吸困难突然加重。

(二)几种不同病原体所致肺炎的特点

1.呼吸道合胞病毒性肺炎

其由呼吸道合胞病毒感染所致,多见于2岁以内婴幼儿,尤以2~6个月婴儿多见。常于上呼吸道感染后2~3天出现干咳、低至中度发热,喘憋为突出表现,2~3天后病情逐渐加重,出现呼吸困难和缺氧症状。肺部听诊可闻及大量哮鸣音、呼气性喘鸣,肺基底部可听到细湿啰音。喘憋严重时可合并心力衰竭、呼吸衰竭。临床上有两种类型。

(1)毛细支气管炎:有上述临床表现,但中毒症状不严重,当毛细支气管接近完全阻塞时,呼吸音可明显减低,胸部X线常显示不同程度的梗阻性肺气肿和支气管周围炎,有时可见小点片状阴影或肺不张。

(2)间质性肺炎:全身中毒症状较重,呼吸困难明显,肺部体征出现较早,胸部X线呈线条状或单条状阴影增深,或互相交叉成网状阴影,多伴有小点状致密阴影。

2.腺病毒性肺炎

此为腺病毒引起,在我国以3、7两型为主,11、12型次之。本病多见于6个月至2岁的婴幼儿。起病急骤,呈稽留高热,全身中毒症状明显,咳嗽较剧,可出现喘憋、呼吸困难、发绀等。肺部体征出现较晚,常在发热4~5天后出现湿啰音,以后病变融合而呈现肺实变体征,少数患儿可并发渗出性胸膜炎。胸部X线改变的出现较肺部体征为早,可见大小不等的片状阴影或融合成大病灶,并多见肺气肿,病灶吸收较缓慢,需数周至数月。

3.葡萄球菌肺炎

这主要包括金黄色葡萄球菌及白色葡萄球菌所致的肺炎,多见于新生儿及婴幼儿。临床起病急,病情重,进展迅速;多呈弛张高热,婴儿可呈稽留热;中毒症状明显,面色苍白、咳嗽、呻吟、呼吸困难,皮肤常见一过性猩红热样或荨麻疹样皮疹,有时可找到化脓灶,如疖肿等。肺部体征出现较早,双肺可闻及中、细湿啰音,易并发脓胸、脓气胸等,可合并循环、神经及胃肠功能障碍。胸部X线常见浸润阴影,易变性是其特征。

4.流感嗜血杆菌肺炎

此类肺炎由流感嗜血杆菌引起。近年来,由于广泛使用广谱抗生素和免疫抑制剂,加上院内感染等因素,流感嗜血杆菌感染有上升趋势,多见于<4岁的小儿,常并发于流感病毒或葡萄球菌感染者。临床起病较缓,病情较重,全身中毒症状明显,有发热、痉挛性咳嗽、呼吸困难、鼻翼煽动、三凹征、发绀等。体检肺部有湿啰音或肺实变体征,易并发脓胸、脑膜炎、败血症、心包炎、中耳炎等。胸部X线表现多种多样。

5.肺炎支原体肺炎

本型肺炎由肺炎支原体引起,多见于年长儿,婴幼儿发病率也较高。以刺激性咳嗽为突出表现,有的酷似百日咳样咳嗽,咳出黏稠痰,甚至带血丝;常有发热,热程1~3周。年长儿可伴有咽痛、胸闷、胸痛等症状,肺部体征不明显,常仅有呼吸音粗糙,少数闻及干湿啰音。婴幼儿起病急,呼吸困难、喘憋和双肺哮鸣音较突出。部分患儿出现全身多系统的临床表现,如心肌炎、心包炎、溶血性贫血、脑膜炎等。胸部X线检查可分为4种改变:①肺门阴影增浓。②支气管肺炎改变。③间质性肺炎改变。④均一的实变影。

6.衣原体肺炎

沙眼衣原体肺炎多见于6个月以下的婴儿,可于产时或产后感染,起病缓,先有鼻塞、流涕,后出现气促、频繁咳嗽,有的酷似百日咳样阵咳,但无回声,偶有呼吸暂停或呼气喘鸣,一般无发热。可同时患有结膜炎或有结膜炎病史。胸部 X 线呈弥漫性间质性改变和过度充气。肺炎衣原体肺炎多见于 5 岁以上小儿,发病隐匿,体温不高,咳嗽逐渐加重,两肺可闻及干湿啰音。X 线显示单侧肺下叶浸润,少数呈广泛单侧或双侧浸润。

三、治疗要点

采取综合措施,积极控制感染,改善肺的通气功能,防止并发症。

(一)控制感染

根据不同病原体选用敏感抗生素积极控制感染,使用原则为早期、联合、足量、足疗程,重症宜静脉给药。

世界卫生组织推荐的 4 种第 1 线抗生素为复方磺胺甲基异噁唑、青霉素、氨苄西林、阿莫西林,其中青霉素为首选药,复方磺胺甲基异噁唑不能用于新生儿。怀疑有金葡菌肺炎者,推荐用氨苄西林、氯霉素、苯唑西林或氯唑西林和庆大霉素。我国卫生健康委员会对轻症肺炎推荐使用头孢氨苄。大环内酯类抗生素如红霉素、交沙霉素、罗红霉、阿奇霉素素等对支原体肺炎、衣原体肺炎等均有效;除阿奇霉素外,用药时间应持续至体温正常后 5~7 天,临床症状基本消失后 3 天。支原体肺炎至少用药 2 周。应用阿奇霉素3~5 天 1 个疗程,根据病情可再重复 1 个疗程,以免复发。葡萄球菌肺炎比较顽固,疗程宜长,一般于体温正常后继续用药 2 周,总疗程 6 周。

病毒感染尚无特效药物,可用利巴韦林、干扰素、聚肌胞、乳清液等,中药治疗有一定疗效。

(二)对症治疗

止咳、止喘、保持呼吸道通畅;纠正低氧血症、水电解质与酸碱平衡紊乱;对于中毒性肠麻痹者,应禁食、胃肠减压,皮下注射新斯的明。对有心力衰竭、感染性休克、脑水肿、呼吸衰竭者,采取相应的治疗措施。

(三)肾上腺皮质激素的应用

若中毒症状明显,或严重喘憋,或伴有脑水肿、中毒性脑病、感染性休克、呼吸衰竭等,以及胸膜有渗出者,可应用肾上腺皮质激素,常用地塞米松,每天 2~3 次,每次 2~5 mg,疗程 3~5 天。

(四)防治并发症

对并发脓胸、脓气胸者及时抽脓、抽气;对年龄小、中毒症状明显、脓液黏稠经反复穿刺抽脓不畅者,以及有张力气胸者进行胸腔闭式引流。

四、护理措施

(一)改善呼吸功能

(1)保持病室环境舒适,空气流通,温湿度适宜,尽量使患儿安静,以减少氧的消耗。不同病原体肺炎患儿应分室居住,以防交叉感染。

(2)置患儿于有利于肺扩张的体位并经常更换,或抱起患儿,以减少肺部淤血和防止肺不张。

(3)给氧。凡有低氧血症,有呼吸困难、喘憋、口唇发绀、面色灰白等情况立即给氧;婴幼儿可用面罩法给氧,年长儿可用鼻导管法;若出现呼吸衰竭,则使用人工呼吸器。

(4)正确留取标本,以指导临床用药;遵医嘱使用抗生素治疗,以消除肺部炎症,促进气体交换;注意观察治疗效果。

(二)保持呼吸道通畅

(1)及时清除患儿口鼻分泌物,经常协助患儿转换体位,同时轻拍背部,边拍边鼓励患儿咳嗽,以促使肺泡及呼吸道的分泌物借助重力和震动易于排出;病情许可的情况下可进行体位引流。

(2)给予超声雾化吸入,以稀释痰液,利于咳出,必要时予以吸痰。

(3)遵医嘱给予祛痰药,如复方甘草合剂等;对严重喘憋者,遵医嘱给予支气管解痉剂。

(4)给予易消化、营养丰富的流质、半流质饮食,少食多餐,避免过饱影响呼吸;哺喂时应耐心,防止呛咳引起窒息;重症不能进食者,给予静脉营养。保证液体的摄入量,以湿润呼吸道黏膜,防止分泌物干结,利于痰液排出;同时可以防止发热导致的脱水。

(三)加强体温监测

观察体温变化并警惕高热惊厥的发生,对高热者给予降温措施,保持口腔及皮肤清洁。

(四)密切观察病情

(1)如患儿出现烦躁不安、面色苍白、气喘加剧、心率加速(>160 次/分)、肝脏在短时间内急剧增大等心力衰竭的表现,及时报告医师,给予氧气吸入并减慢输液速度,遵医嘱给予强心、利尿药物,以增强心肌收缩力,减慢心率,增加心搏出量,减轻体内水钠潴留,从而减轻心脏负荷。

(2)若患儿出现烦躁或嗜睡、惊厥、昏迷、呼吸不规则等,提示颅内压增高,立即报告医师并共同抢救。

(3)患儿腹胀明显伴低钾血症时,及时补钾;若有中毒性肠麻痹,应禁食,予以胃肠减压,遵医嘱皮下注射新斯的明,以促进肠蠕动,消除腹胀,缓解呼吸困难。

(4)如患儿病情突然加重,出现剧烈咳嗽、烦躁不安、呼吸困难、胸痛、面色发绀、患侧呼吸运动受限等,提示并发脓胸或脓气胸,应及时配合进行胸穿或胸腔闭式引流。

(五)健康教育

向患儿家长讲解疾病的有关知识和护理要点,指导家长合理喂养,加强体格锻炼,以改善小儿呼吸功能;对易患呼吸道感染的患儿,在寒冷季节或气候骤变外出时,应注意保暖,避免着凉;定期健康检查,按时预防接种;对年长儿说明住院和注射等对疾病痊愈的重要性,鼓励患儿克服暂时的痛苦,与医护人员合作;教育患儿咳嗽时用手帕或纸捂嘴,不随地吐痰,防止病原菌污染空气而传染给他人。

(荆兆娟)

第七节 传染性疾病

由于小儿免疫功能低下,传染病发病率较成人高,且起病急,发展快,症状重,易发生并发症。因此,护士必须掌握传染病的有关知识,积极预防和控制传染病。

一、小儿传染病的护理管理

(一)传染过程

传染是病原体进入人体后,与人体相互作用、相互斗争的过程,产生 5 种不同的结局。

1.病原体被清除

病原体侵入人体后,被人体的非特异性免疫或特异性免疫消灭或排出体外,不引起病理变化和临床症状。

2.隐性感染

隐性感染又称亚临床感染,指病原体侵入人体后,机体仅发生特异性免疫应答和轻微组织损伤,不出现临床症状、体征,只有免疫学检查才发现异常。隐性感染后可获得对该病的特异性免疫力,其结局多数为病原体被清除,部分成为病原携带状态。

3.显性感染

显性感染又称临床感染,指病原体侵入人体后,引起机体免疫应答,导致组织损伤和病理改变,出现临床表现。显性感染后可获得特异性免疫力,其结局大多数为病原体被清除,仅部分成为病原携带状态。

4.病原携带状态

病原携带状态包括带菌、带病毒和带虫的状态,病原体在人体内生长繁殖,但不出现疾病的临床表现。由于携带者向外排出病原体,成为传染病的重要传染源。

5.潜在性感染

病原体侵入人体后寄生于机体某个部位,机体的免疫功能使病原体局限而不发病,但不能清除病原体,病原体潜伏在体内。只有当机体防御功能减低时,病原体趁机繁殖,引起发病。

(二)传染病的特点

1.传染病的基本特征

基本特征包括:①有病原体。②有传染性。③有流行性、季节性、地方性、周期性。④有免疫性。

2.传染病的临床特点

病程发展有阶段性,分为:①潜伏期,病原体侵入人体至出现临床症状之前。②前驱期,起病至出现明显症状为止。③症状明显期,前驱期后出现该传染病特有的症状和体征。④恢复期,患儿症状和体征基本消失,多为痊愈而终结,少数可留有后遗症。

3.传染病的流行环节

传染病的传播必须具备 3 个基本环节:①传染源,指体内带有病原体,并不断向体外排出病原体的人和动物。包括患者、隐性感染者、病原体携带者、受感染的动物。②传播途径,指病原体离开传染源后到达另一个易感者所经历的途径。有呼吸道传播、消化道传播、虫媒传播、接触传播、血液传播等方式。③人群易感性,指人群对某种传染病病原体的易感程度或免疫水平。人群易感性越高,传染病越易发生、传播和流行。

(三)影响流行过程的因素

1.自然因素

自然因素包括地理、气候、温度、湿度因素。大部分虫媒传染病和某些自然疫源性传染病,有地区性和季节性。寒冷季节易发生呼吸道传染病,夏秋季易发生消化道传染病。

2.社会因素

社会因素包括社会制度、经济和生活条件、文化水平等,对传染病流行过程有决定性的影响。我国建立了各级卫生防疫机构,颁布了《传染病防治法》,制定各项卫生管理法,实行计划免疫等,有效控制了传染病的流行。

（四）传染病的预防

1.控制传染源

对传染病患者、病原携带者管理应做到"五早"：早发现、早诊断、早报告、早隔离、早治疗；对传染病接触者应进行检疫，检疫期限为接触日至该病的最长潜伏期。

2.切断传播途径

不同传染病传播途径不同，采取的措施也不一样。如消化道传染病，应注意管理水源、饮食、粪便，灭苍蝇、蟑螂，环境消毒；呼吸道传染病，应注意空气消毒、通风换气、戴口罩；虫媒传染病，应注意杀虫防虫。

3.保护易感人群

主要包括增强易感人群的非特异性和特异性免疫力、药物预防，其中预防接种是预防传染病的最有力武器。

（五）小儿传染病的护理管理

1.传染病的隔离

分为 A 系统和 B 系统两类，A 系统以类别特点分类，B 系统以疾病分类。目前我国大多数医院实行 A 系统隔离法。

（1）呼吸道隔离（蓝色标志）：适用于经空气传播的呼吸道传染病。

（2）消化道隔离（棕色标志）：适用于消化道传染病。

（3）严密隔离（黄色标志）：适用于有高度传染性及致死性传染病。

（4）接触隔离（橙色标志）：适用于预防高度传染性及有重要流行病学意义的感染。

（5）血液（体液）隔离（红色标志）：适用于因直接或间接接触感染的血液及体液引起的传染病。

（6）脓汁（分泌物）隔离（绿色标志）：适用于因直接或间接接触感染部位的脓液或分泌物引起的感染。

（7）结核菌隔离（灰色标志）：适用于肺结核痰涂片阳性者或 X 线检查为活动性肺结核者。

2.传染病的消毒

（1）消毒种类：包括预防性消毒和疫源地消毒，前者指未发现传染源，对可能受病原体污染的场所、物品和人体进行的消毒；后者指对目前存在或曾经存在传染源的地方进行消毒，可分为随时消毒（对传染源的排泄物、分泌物及被污染的物品和场所随时行的消毒）和终末消毒（传染病患者出院、转科或死亡后，对患者、病室及用物进行 1 次彻底的消毒）。

（2）消毒方法：包括物理消毒和化学消毒。前者是利用机械、热、光、微波、辐射等方法将病原体消除或杀灭；后者是应用 2.5％碘酊、戊二醛、过氧乙酸、乙醇等化学消毒剂使病原体的蛋白质凝固变性或失去活性。

3.小儿传染病的一般护理

（1）建立预诊制度：门诊预诊能及早发现传染病患儿，避免和减少交叉感染。

（2）严格执行隔离消毒制度：隔离与消毒是防止传染病弥散的重要措施。应根据具体情况采取相应的隔离消毒措施，控制传染源、切断传播途径、保护易感人群。

（3）及时报告疫情：护士是传染病的法定报告人之一，发现传染病后应及时填写"传染病疫情报告卡"，并按国家规定的时间向防疫部门报告，以便采取措施进行疫源地消毒，防止弥散。

（4）密切观察病情：传染病病情重、进展快，护理人员应仔细观察患儿病情变化、服药反应、治疗效果、有无并发症等。正确作出护理诊断,采取有效护理措施,做好各种抢救的准备工作。

(5)指导休息,做好生活护理:急性期应绝对卧床休息,症状减轻后可逐渐增加下床活动;小儿生活自理能力差,应做好日常生活护理。

(6)保证营养供给:供给患儿营养丰富易消化的流质、半流质饮食,鼓励患儿多饮水,维持水、电解质平衡和促进体内毒素排泄。不能进食者可鼻饲或静脉补液。

(7)加强心理护理:传染病患儿需要单独隔离,易产生孤独、紧张、恐惧心理,护理人员应多给予关心。鼓励患儿适量活动,保持良好情绪,促进疾病康复。

(8)开展健康教育:卫生宣教是传染病护理的重要环节。护理人员应向患儿及家属宣讲传染病的防治知识,使其认真配合医院的隔离消毒工作,控制院内交叉感染。

二、麻疹

麻疹是由麻疹病毒引起的一种急性出疹性呼吸道传染病,临床以发热、咳嗽、流涕、结膜炎、口腔麻疹黏膜斑及全身斑丘疹为主要表现。

(一)病原学及流行病学

几种常见传染病病原学及流行病学特点比较见表5-2。

表5-2　几种常见传染病病原学及流行病学特点比较

	麻疹	水痘	猩红热	流行性腮腺炎	中毒型细菌性痢疾
好发季节	冬春季	冬春季	冬春季	冬春季	夏秋季
病原体	麻疹病毒	水痘-带状疱疹病毒	A组β溶血性链球菌	腮腺炎病毒	痢疾杆菌(我国以福氏志贺菌多见)
传染源	麻疹患者	水痘患者	患者及带菌者	患者及隐形感染者	患者及带菌者
传染期及隔离期	潜伏期末至出疹后5天;并发肺炎者至出疹后10天	出疹前1~2天至疱疹结痂	隔离至症状消失后1周,咽拭子培养3次阴性	腮腺肿大前1天至消肿后3天	隔离至症状消失后1周或大便培养3次阴性
传播途径(主要)	呼吸道	呼吸道及接触传播	呼吸道	呼吸道	消化道
易感人群	6月至5岁小儿	婴幼儿、学龄前儿童	3~7岁小儿	5~14岁小儿	3~5岁体格健壮儿童
病后免疫力	持久免疫	持久免疫	获得同一菌型抗菌免疫和同一外毒素抗毒素免疫	持久免疫	病后免疫力短暂,不同菌群与血清型间无交叉免疫

(二)临床表现

1.典型麻疹

(1)潜伏期:一般为6~18天,可有低热及全身不适。

(2)前驱期,一般为3~4天,主要表现为:①中度以上发热。②上呼吸道炎,咳嗽、流涕、打喷嚏、咽部充血。③眼结膜炎:结膜充血、畏光流泪、眼睑水肿。④麻疹黏膜斑,为本期的特异性体征,有诊断价值。为下磨牙相对应的颊黏膜上出现的直径为0.5~1 mm大小的白色斑点,周围有红晕,出疹前1~2天出现,出疹后1~2天迅速消失。

(3)出疹期:一般为3~5天。皮疹先出现于耳后发际,渐延及额面部和颈部,再自上而下至躯干、四肢,甚至手掌足底。皮疹初为淡红色斑丘疹,直径为 2～4 mm,略高出皮面,压之褪色,疹间皮肤正常,继之转为暗红色,可融合成片。发热、呼吸道症状达高峰,肺部可闻及湿啰音,伴有全身浅表淋巴结及肝脾大。

(4)恢复期:一般为 3～5 天。皮疹按出疹顺序消退,疹退处有米糠样脱屑及褐色色素沉着。体温下降,全身症状明显好转。

2.非典型麻疹

少数患者呈非典型经过。有一定免疫力者呈轻型麻疹,症状轻,无黏膜斑,皮疹稀且色淡,疹退后无脱屑和色素沉着;体弱、有严重继发感染者呈重型麻疹,持续高热,中毒症状重,皮疹密集融合,有并发症或皮疹骤退、四肢冰冷、血压下降等循环衰竭表现;注射过麻疹减毒活疫苗的患儿可出现皮疹不典型的异性麻疹。

3.并发症

肺炎为最常见并发症,其次为喉炎、心肌炎、脑炎等。

(三)辅助检查

1.血常规

白细胞总数减少,淋巴细胞相对增多;若白细胞总数及中性粒细胞增多,提示继发细菌感染。

2.病原学检查

从呼吸道分泌物中分离或检测到麻疹病毒可作出特异性诊断。

3.血清学检查

用酶联免疫吸附试验检测血清中特异性免疫球蛋白 M 抗体,有早期诊断价值。

(四)治疗原则

1.一般治疗

卧床休息,保持眼、鼻及口腔清洁,避光,补充维生素 A 和维生素 D。

2.对症治疗

降温,止咳祛痰,镇静止痉,维持水、电解质及酸碱平衡。

3.并发症治疗

有并发症者给予相应治疗。

(五)护理诊断及合作性问题

(1)体温过高:与病毒血症及继发感染有关。

(2)有皮肤完整性受损的危险:与皮疹有关。

(3)营养失调,低于机体需要量:与消化吸收功能下降、高热消耗增多有关。

(4)潜在并发症:肺炎、喉炎、心肌炎、脑炎等。

(5)有传播感染的危险:与患儿排出有传染性的病毒有关。

(六)护理措施

1.维持正常体温

(1)卧床休息至皮疹消退、体温正常;出汗后及时更换衣被,保持干燥。

(2)监测体温,观察热型;处理高热时要兼顾透疹,不宜用药物或物理方法强行降温,忌用冷敷及乙醇擦浴,以免影响透疹;体温>40 ℃时可用小剂量退热剂或温水擦浴,以免发生惊厥。

2.保持皮肤黏膜的完整性

(1)加强皮肤护理:保持床单整洁干燥和皮肤清洁,每天温水擦浴更衣 1 次;勤剪指甲,避免抓伤皮肤继发感染;如出疹不畅,可用中药或鲜芫荽煎水服用并抹身,帮助透疹。

(2)加强五官护理:用生理盐水清洗双眼,滴抗生素眼药水或涂眼膏,并加服鱼肝油预防眼干燥症;防止眼泪及呕吐物流入外耳道,引起中耳炎;及时清除鼻痂,保持鼻腔通畅;多喂开水,用生理盐水或2%硼酸溶液含漱,保持口腔清洁。

3.保证营养供给

给予清淡易消化的流质、半流质饮食,少量多餐;多喂开水及热汤,利于排毒、退热、透疹;恢复期应添加高蛋白、高热量、高维生素食物。

4.密切观察病情,及早发现并发症

出疹期如出现持续高热不退、咳嗽加剧、发绀、呼吸困难、肺部湿啰音增多等表现;出现声嘶、气促、吸气性呼吸困难、三凹征等为喉炎的表现;出现嗜睡、昏迷、惊厥、前囟饱满等为脑炎表现。出现上述表现应给予相应处理。

5.预防感染的传播

(1)控制传染源:隔离患儿至出疹后5天,并发肺炎者延至出疹后10天。密切接触的易感儿隔离观察3周。

(2)切断传播途径:病室通风换气并用紫外线照射;患儿衣被及玩具暴晒2小时,减少不必要的探视,预防继发感染。

(3)保护易感人群:流行期间不带易感儿童去公共场所;8个月以上未患过麻疹者应接种麻疹减毒活疫苗,7岁时复种;对未接种过疫苗的体弱及婴幼儿接触麻疹后,应尽早注射人血丙种球蛋白,可预防发病或减轻症状。

6.健康教育

向家长宣传控制传染源的知识,说明患儿隔离的时间;指导切断传播途径的方法,如通风换气、定期消毒、用物暴晒等;指导家长对患儿进行皮肤护理、饮食护理及病情观察。

三、水痘

水痘是由水痘-带状疱疹病毒引起的急性出疹性传染病,临床以皮肤黏膜相继出现和同时存在斑疹、丘疹、疱疹及结痂为特征。

(一)临床表现

1.潜伏期

一般为2周左右。

2.前驱期

一般为1~2天。婴幼儿多无明显前驱症状,年长儿可有低热、头痛、不适、食欲缺乏等。

3.出疹期

皮疹先出现于躯干和头部,后波及面部和四肢。其特点有以下几点。

(1)皮疹分批出现,可见斑疹、丘疹、疱疹及结痂同时存在,为水痘皮疹的重要特征。开始为红色斑疹,数小时变为丘疹,再数小时发展成椭圆形水疱疹,疱液先清亮后浑浊,周围有红晕。疱疹易破溃,1~2天开始干枯、结痂,脱痂后一般不留瘢痕,常伴瘙痒使患儿烦躁不安。

(2)皮疹呈向心性分布,主要位于躯干,其次头面部,四肢较少,为水痘皮疹的另一特征。

(3)黏膜疱疹可出现在口腔、咽、结膜、生殖器等处,易破溃形成溃疡。

4.并发症

以皮肤继发细菌感染常见,少数为血小板减少、肺炎、脑炎、心肌炎等。

水痘多为自限性疾病,10天左右自愈。除上述典型水痘外,可有疱疹内出血的出血型重症水痘,多发生于免疫功能低下者,常因并发血小板减少或弥散性血管内凝血而危及生命,病死率高;此外,孕母患水痘可感染胎儿,导致先天性水痘。

(二)辅助检查

1.血常规

白细胞总数正常或稍低,继发细菌感染时可增高。

2.疱疹刮片

可发现多核巨细胞和核内包涵体。

3.血清学检查

补体结合抗体高滴度或双份血清抗体滴度4倍以上升高可明确病原。

(三)治疗原则

1.抗病毒治疗

首选阿昔洛韦,但需在水痘发病后24小时内应用效果更佳。此外,也可用更昔洛韦及干扰素。

2.对症治疗

高热时用退热剂,皮疹瘙痒时可局部用炉甘石洗剂清洗或口服抗组胺药,疱疹溃破后可涂1%甲紫或抗生素软膏,有并发症时进行相应的对症治疗。水痘患儿忌用肾上腺皮质激素。

(四)护理诊断及合作性问题

(1)体温过高:与病毒血症及继发细菌感染有关。

(2)皮肤完整性受损:与水痘病毒引起的皮疹及继发细菌感染有关。

(3)潜在并发症:皮肤继发细菌感染、脑炎、肺炎等。

(4)有传播感染的危险:与患儿排出有传染性的病毒有关。

(五)护理措施

1.维持正常体温

(1)卧床休息至热退,症状减轻;出汗后及时更换衣服,保持干燥。

(2)监测体温,观察热型;高热时可用物理降温或退热剂,但忌用乙醇擦浴、口服阿司匹林(以免增加瑞氏综合征的危险);鼓励患儿多饮水。

2.促进皮肤完整性恢复

(1)室温适宜,衣被不宜过厚,以免增加痒感。

(2)勤换内衣,保持皮肤清洁,防止继发感染。

(3)剪短指甲,婴幼儿可戴并指手套,以免抓伤皮肤。

(4)皮肤瘙痒时,可温水洗浴,口服抗组胺药物;疱疹无溃破者,涂炉甘石洗剂或5%碳酸氢钠溶液;疱疹溃破者涂1%甲紫或抗生素软膏防止继发感染,必要时给予抗生素。

3.病情观察

注意观察疱疹溃破处皮肤、精神、体温、食欲,有无咳嗽、气促、头痛、呕吐等,及早发现并发症,予以相应的治疗及护理。

4.预防感染的传播

(1)控制传染源:患儿应隔离至疱疹全部结痂或出疹后 7 天;密切接触的易感儿隔离观察 3 周。

(2)切断传播途径:保持室内空气新鲜,托幼机构应做好晨间检查和空气消毒。

(3)保护易感人群:避免易感者接触,对体弱、免疫功能低下及应用大剂量激素者尤应加强保护,应在接触水痘后 72 小时内肌内注射水痘-带状疱疹免疫球蛋白,可起到预防或减轻症状的作用。

5.健康教育

向家长宣传控制传染源的知识,说明患儿隔离的时间;指导切断传播途径的方法,如通风换气、定期消毒、用物暴晒;指导家长对患儿进行皮肤护理,防止继发感染;加强预防知识教育,流行期间避免易感儿去公共场所。

四、猩红热

猩红热是由 A 组 β 溶血性链球菌引起的急性呼吸道传染病,临床以发热、咽峡炎、杨梅舌、全身弥漫性红色皮疹及疹退后皮肤脱屑为特征。多见于 3～7 岁小儿,少数患儿在病后 2～3 周可发生风湿热或急性肾小球肾炎。

(一)临床表现

1.潜伏期

一般为 2～3 天,外科型 1～2 天。

2.前驱期

起病急,有畏寒、高热、头痛、咽痛、恶心、呕吐等。咽部及扁桃体充血,颈及颌下淋巴结肿大、压痛。

3.出疹期

(1)出疹顺序:发病后 1～2 天出疹,先耳后、颈部、腋下和腹股沟,然后迅速蔓延至躯干及上肢,最后至下肢,24 小时波及全身。

(2)皮疹形态:为弥漫性针尖大小、密集的点状红色皮疹,压之褪色,有砂纸感,疹间无正常皮肤,伴瘙痒。

(3)贫血性皮肤划痕:疹间皮肤以手按压红色可暂时消退数秒钟,出现苍白的手印,为猩红热特征之一。

(4)帕氏线:肘窝、腋窝、腹股沟等皮肤皱褶处,皮疹密集成线压之不退,为猩红热特征之二。

(5)杨梅舌:病初舌面有灰白苔,边缘充血水肿,2～3 天后白苔脱落,舌面呈牛肉样深红色,舌乳头红肿突起,称杨梅舌,为猩红热特征之三。

(6)环口苍白圈:口周皮肤与面颊部发红的皮肤比较相对苍白。

4.恢复期

1 周后皮疹按出疹顺序开始脱皮,脱屑程度与皮疹轻重一致,轻者呈糠屑样,重者呈大片状脱皮,手、脚呈"手套""袜套"状。

5.并发症

急性肾小球肾炎、风湿热。

除上述普通型外,还可出现中毒型、脓毒型、外科型猩红热。

（二）辅助检查

1.血常规

白细胞总数增高，中性粒细胞可达80％以上，严重者可有中毒颗粒。

2.细菌培养

鼻咽拭子培养出A组β溶血性链球菌为诊断的"金标准"。

3.抗链球菌溶血素"O"

滴度明显增高提示A组链球菌近期感染。

（三）治疗原则

1.一般治疗

卧床休息，供给充分的水分及营养；保持皮肤清洁，防止继发感染；高热者给予物理降温或退热剂。

2.抗生素治疗

首选青霉素，剂量每天5万U/kg，分2次肌内注射，严重感染者10万～20万U/kg静脉滴注，疗程7～10天。如青霉素过敏，可选用红霉素、头孢菌素等药物。

（四）护理诊断及合作性问题

（1）体温过高：与细菌感染及外毒素血症有关。

（2）皮肤完整性受损：与皮疹脱皮有关。

（3）潜在并发症：急性肾小球肾炎、风湿热。

（4）有传播感染的危险：与患儿排出有传染性的病原菌有关。

（五）护理措施

1.维持正常体温

（1）卧床休息2～3周，出汗后及时更换衣服，保持干燥。

（2）高热时给予物理降温或退热剂，鼓励患儿多饮水，并用生理盐水漱口。

（3）给予营养丰富，易消化的流质、半流质饮食。

（4）遵医嘱使用青霉素抗感染。

2.病情观察

密切观察病情变化，若出现眼睑水肿、少尿、血尿、高血压等，则提示并发急性肾炎；若出现心率增快、心脏杂音、游走性关节肿痛、舞蹈病等，则提示风湿热，均应及时进行相应处理。

3.预防感染的传播

（1）控制传染源：呼吸道隔离至症状消失后1周，咽拭子培养连续3次呈阴性。有化脓性并发症者应隔离至治愈为止。

（2）切断传播途径：通风换气，并用紫外线消毒，鼻咽分泌物须以2％～3％氯胺或漂白粉澄清液消毒，患者分泌物所污染的物品，可采用消毒液浸泡、擦拭、蒸煮或日光暴晒等。

（3）保护易感人群：接触者观察7天，用青霉素或磺胺类药物预防。

4.健康教育

向其家长宣传控制传染源的知识，说明患儿隔离的时间，不需住院者指导在家隔离治疗；指导切断传播途径的方法，如通风换气、定期消毒、用物暴晒；加强预防知识教育，流行期间避免易感儿去公共场所，托幼机构加强晨间检查。

五、流行性腮腺炎

流行性腮腺炎是由腮腺炎病毒引起的急性呼吸道传染病,临床以腮腺非化脓性肿胀、疼痛为特征,大多有发热、咀嚼受限,并可累及其他腺体及脏器,预后良好。

(一)临床表现

1.潜伏期

一般为 14～25 天,平均 18 天。

2.前驱期

此期可无或很短,一般为数小时至 1～2 天。可有发热、头痛、乏力、食欲缺乏、恶心、呕吐等症状。

3.腮腺肿胀期

通常一侧腮腺先肿大,2～4 天内累及对侧,也可双侧同时肿大或始终局限于一侧。腮腺肿大以耳垂为中心,向前、后、下发展,边缘表面热而不红,触之有弹性感,伴有疼痛及压痛,张口、咀嚼、食酸性食物时胀痛加剧。腮腺管口可有红肿,但压之无如液流出。腮腺肿大 1～3 天达高峰,1 周左右消退。颌下腺、舌下腺可同时受累。

4.并发症

脑膜脑炎、睾丸炎及卵巢炎、急性胰腺炎、心肌炎等。

(二)辅助检查

1.血常规

白细胞总数正常或稍高,淋巴细胞相对增多。

2.血清及尿淀粉酶测定

90%的患儿发病早期血清及尿淀粉酶增高,常与腮腺肿胀程度平行。血脂肪酶增高有助于胰腺炎的诊断。

3.血清学检查

血清特异性免疫球蛋白 M 抗体阳性提示近期感染。

4.病毒分离

患儿唾液、脑脊液、血及尿中可分离出病毒。

(三)治疗原则

主要为对症处理。急性期注意休息,补充水分和营养,避免摄入酸性食物;高热者给予物理降温或退热剂;腮腺肿痛严重时可酌情应用止痛药;并发睾丸炎者局部给予冷敷,并将阴囊托起以减轻疼痛;并发重症脑膜脑炎、睾丸炎或心肌炎者可用中等剂量的糖皮质激素治疗 3～7 天。此外,也可采用中医中药内外兼治。

(四)护理诊断及合作性问题

1.疼痛

与腮腺非化脓性炎症有关。

2.体温过高

与病毒感染有关。

3.潜在并发症

脑膜脑炎、睾丸炎、胰腺炎等。

4.有传播感染的危险

与患儿排出有传染性的病毒有关。

（五）护理措施

1.减轻疼痛

（1）饮食护理：给予富营养、易消化的半流质或软食，忌酸、辣、干、硬食物，以免因唾液分泌增多及咀嚼食物使疼痛加剧。

（2）减轻腮腺肿痛：局部冷敷收缩血管，以减轻炎症充血及疼痛；也可用中药如意金黄散、青黛散调食醋局部涂敷；或采用氦氖激光局部照射。

（3）口腔护理：用温盐水漱口，多饮水，以保持口腔清洁，防止继发感染。

2.降温

监测体温，高热者给予冷敷、温水擦浴等物理降温或服用适量退热剂；发热伴有并发症者应卧床休息至热退；在发热早期遵医嘱给予利巴韦林、干扰素或板蓝根颗粒等抗病毒治疗；鼓励患儿多饮温开水以利汗液蒸发散热。

3.密切观察病情，及时发现和处理并发症

（1）若患儿出现高热、头痛、呕吐、颈强直、抽搐、昏迷等，则提示已发生脑膜脑炎，应立即行脑脊液检查，并给予降低颅内压、止痉等处理。

（2）若患儿出现睾丸肿胀疼痛，提示并发睾丸炎，可用丁字带托起阴囊消肿，局部冰袋冷敷止痛。

（3）若患儿出现上腹痛、发热、寒战、呕吐、腹胀、腹泻等，则提示并发胰腺炎，应给予禁食、胃肠减压等处理。

4.预防感染的传播

（1）控制传染源：呼吸道隔离至腮腺肿大消退后3天；密切接触的易感儿隔离观察3周；流行期间应加强托幼机构的晨检。

（2）切断传播途径：居室应空气流通，对患儿呼吸道分泌物及其污染物应进行消毒。

（3）保护易感人群：易感儿接种减毒腮腺炎活疫苗。

5.健康教育

向其家长宣传控制传染源的知识，说明患儿隔离的时间，不需住院者指导在家隔离治疗。指导切断传播途径的方法，如通风换气、定期消毒、用物暴晒；加强预防知识教育，流行期间避免易感儿去公共场所，托幼机构加强晨间检查；指导患儿家长学会观察病情，有并发症时应即时就诊，并介绍减轻疼痛的方法。

六、中毒型细菌性菌痢

中毒型细菌性痢疾是急性细菌性痢疾的危重型，是由志贺菌属引起的肠道传染病，起病急骤，临床以突然高热、反复惊厥、嗜睡、迅速发生休克和昏迷等为特征，病死率高，必须积极抢救。

（一）临床表现

潜伏期多为数小时至1～2天。起病急骤，数小时内即可出现严重中毒症状，如高热（可达40℃以上）、惊厥、休克、昏迷等，腹泻、解黏液脓血便、里急后重等肠道症状往往在数小时或十几小时后出现，故常被误诊为其他热性疾病。根据其临床表现分为以下4型。

1.休克型(皮肤内脏微循环障碍型)

主要表现为感染性休克。患儿出现精神萎靡、面色苍白或发灰、四肢厥冷、脉搏细速、皮肤花纹、血压下降、心音低钝、少尿或无尿等。

2.脑型(脑微循环障碍型)

主要表现为颅内压增高、脑水肿和脑疝。患儿出现头痛、呕吐、嗜睡、血压增高、反复惊厥、昏迷等;严重者出现脑疝,表现为两侧瞳孔大小不等、对光反射迟钝或消失,呼吸节律不齐,甚至呼吸停止。此型较重,病死率高。

3.肺型(肺微循环障碍型)

主要表现为呼吸窘迫综合征。以肺微循环障碍为主,此型少见,常由休克型或脑型发展而来,病情危重,病死率高。

4.混合型

上述两型或三型同时或先后出现,最为凶险,病死率更高。

(二)辅助检查

1.血常规

白细胞总数及中性粒细胞量增高,可见核左移。有弥散性血管内凝血时,血小板减少。

2.大便常规

有黏液脓血便者,镜检可见大量脓细胞、红细胞和吞噬细胞。尚无腹泻的早期病例,可用生理盐水灌肠后做大便检查。

3.大便培养

分离出志贺菌属痢疾杆菌,有助于确诊。

4.免疫学检测

可用免疫荧光抗体等方法检测大便得细菌抗原,有助于早期诊断,但应注意假阳性。

5.血清电解质及二氧化碳结合力

测定血钠、血钾及二氧化碳结合力等多偏低。

(三)治疗原则

1.对症治疗

高热时用物理、药物或亚冬眠疗法降温;惊厥者给予地西泮、苯巴比妥钠、10%水合氯醛等止痉。

2.控制感染

选用两种痢疾杆菌敏感的抗生素静脉滴注。常用阿米卡星、头孢哌酮、头孢噻肟钠、头孢曲松钠等。

3.抗休克治疗

扩充血容量,纠正酸中毒,维持水、电解质及酸碱平衡;在充分扩容基础上应用多巴胺、酚妥拉明等血管活性药物改善微循环;及早应用地塞米松静脉滴注。

4.降低颅内压,防治脑水肿及脑疝

首选20%甘露醇,每次0.5~1 g/kg,6~8小时1次,必要时应与利尿剂交替使用。呼吸衰竭时应保持呼吸道通畅,给予吸氧及呼吸兴奋剂,使用人工呼吸器。

(四)护理诊断及合作性问题

1.体温过高

与痢疾杆菌感染及内毒素血症有关。

2.组织灌注量改变

与机体高敏状态和毒血症致微循环障碍有关。

3.潜在并发症

颅内压增高。

4.有皮肤完整性受损的危险

与腹泻时大便刺激臀部皮肤有关。

5.有传播感染的危险

与患儿排出有传染性的细菌有关。

(五)护理措施

1.降低体温

保持室内通风,卧床休息;监测体温变化,高热时给予物理降温或药物降温,持续高热不退甚至惊厥者采用亚冬眠疗法,控制体温在 37 ℃左右;遵医嘱给予敏感抗生素,控制感染;供给富营养、易消化流质或半流质饮食,多饮水,促进毒素排出。

2.维持有效的血液循环

15～30 分钟监测生命体征 1 次,观察神志、面色、肢端肤色、尿量等;休克患儿应迅速建立静脉通道,遵医嘱用 2:1 等张含钠液、右旋糖酐-40 等扩充血容量,给予抗休克治疗,并保证输液通畅,维持水、电解质及酸碱平衡;患儿取平卧位,适当保暖,以改善周围循环。

3.降低颅内压、控制惊厥,防治脑水肿及脑疝

(1)遵医嘱用 20%甘露醇降低颅内压,必要时配合使用呋塞米及肾上腺皮质激素,以减轻脑水肿、防止脑疝发生。

(2)遵医嘱用地西泮、苯巴比妥钠、10%水合氯醛等止痉,并注意防止外伤和窒息。

(3)密切观察病情变化,当出现两侧瞳孔不等大、对光反射迟钝或消失,呼吸节律不规则、甚至呼吸停止时,应考虑脑疝及呼吸衰竭的存在,立即用脱水剂快速降颅内压,同时保持呼吸道通畅,给予吸氧和呼吸兴奋剂,使用呼吸机维持呼吸。

4.预防疾病的传播

(1)控制传染源:患儿应消化道隔离至症状消失后 1 周或大便培养 3 次阴性;密切接触者应隔离观察 7 天;对饮食行业及托幼机构的工作人员应定期做大便培养,及早发现带菌者并积极治疗。

(2)切断传播途径:加强对饮食、饮水、粪便的管理及消灭苍蝇;加强卫生教育,注意个人卫生和饮食卫生,如饭前便后洗手、不喝生水、不吃变质及不洁食品。

(3)保护易感人群:菌痢流行期间口服痢疾减毒活菌苗。

5.健康教育

向其家长宣传控制传染源的知识,说明患儿隔离的时间;指导切断传播途径的方法,对患儿的排泄物及污染物进行消毒;加强预防知识教育,注意饮食卫生,不吃生冷及不洁食品,养成饭前便后洗手的良好卫生习惯。

(荆兆娟)

第六章　手足外科护理

第一节　手部骨折

一、概述

(一)解剖学

1.手骨

手骨包括腕骨、掌骨和指骨。

2.腕骨

8块,排成近、远两列。近侧列由桡侧向尺侧为手舟骨、月骨、三角骨和豌豆骨;远侧列为大多角骨、小多角骨、头状骨和钩骨。8块腕骨连接形成一掌面凹陷的腕骨沟。各骨相邻的关节面形成腕骨间关节。

3.掌骨

5块。由桡侧向尺侧,依次为1～5掌骨。掌骨近端为底,借腕骨;远端为头,借指骨,中间部为体。

4.指骨

属长骨,共14块。拇指有2节,分别为近节和远节指骨,其余各指为3节,分别为近节指骨、中节指骨和远节指骨。

(二)病因

现实生活中,手是最常见的容易发生骨折的部位,给人们生活和工作带来了诸多不便。跌倒常是手外伤直接暴力的结果,开放性骨折比例较高,且常伴有肌腱和神经血管等的合并损伤,临床治疗方案需视具体情况而定,即使经过内固定手术,也常需石膏外固定辅助,外固定范围一般需超过腕部。

(三)分类

常见的手部骨折如下。

1.手舟骨骨折

手舟骨骨折多为间接暴力所致。手舟骨骨折容易漏诊,为明确诊断,应及时行 X 线检查。手舟骨骨折可分为 3 种类型。

(1)手舟骨结节骨折:手舟骨结节骨折属手舟骨远端骨折,一般愈合良好。

（2）手舟骨腰部骨折：因局部血运不良，一般愈合缓慢。

（3）手舟骨近端骨折：近端骨折块受血运影响，易发生不愈合及缺血性坏死。

2.掌骨骨折

触摸骨折局部有明显压痛，纵压或叩击掌骨头时疼痛加剧。若有重叠移位，则该骨缩短，骨折的症状可见掌骨头凹陷，握掌时尤为明显。掌骨颈、掌骨干骨折的症状可常有骨擦音。

3.指骨骨折

骨折有横断、斜行、螺旋、粉碎或波及关节面等。

二、治疗

（一）不同类型骨折治疗

1.手舟骨骨折

骨折症状表现为腕背侧疼痛、肿胀，尤以隐窝处明显，腕关节活动功能障碍。屈曲拇指和食指而叩击其掌侧关节时可引起腕部疼痛加剧。

2.掌骨骨折

骨折后局部肿胀、疼痛和掌指关节屈伸功能障碍。

3.指骨骨折

骨折后局部疼痛、肿胀，手指伸屈功能受限。有明显移位时，近节、中节指骨骨折可有成角畸形，末节指骨基底部背侧撕脱骨折有锤状指畸形，手指不能主动伸直，同时可扪及骨擦音，有异常活动，这些都是常见的手部骨折的症状。

手部骨折的治疗方法很多，主要有石膏固定、复位、内固定、骨块移植等治疗方法。骨科医师大多会借助X线片来判断是否有骨折，并决定如何治疗。而依据患者的职业、惯用手或非惯用手、年纪、骨折的位置及类型，医师会选择一个最适当的治疗方式。

（二）治疗方式

（1）简单及未移位的骨折，通常只需石膏固定就可。

（2）移位骨折经过复位后，利用钢针固定即可，无须开刀，此种方法称为闭锁性复位及固定。

（3）有些骨折，则需手术开刀以重建骨骼。这些骨块经过开刀复位后，也可用钢针、钢板或螺丝钉来固定骨块。

（4）若有些骨碎片太过粉碎或受创时遗失而造成骨缺损情形，此时需要骨块移植术才可重建骨折骨骼，而骨移植的骨块往往由身体其他部位取得。

（5）有时因骨折过于粉碎及复杂，医师会使用外固定来治疗骨折，此时可在皮肤外骨折上下处建立裸露的金属杆，坚持外固定直到骨折愈合后，才给予移除。

（三）固定方式

手部骨折常用的固定方式有克氏针、铁针头固定，钢丝固定，螺丝固定，钢板固定等。

1.克氏针固定

克氏针固定几乎用于所有手部骨折。克氏针固定操作简单、易掌握；体积小；异物反应小；损伤小；复位不需广泛剥离；经济实惠。但是克氏针也有局限性：它不能防止旋转、分离，稳定性较差，常需加外固定，不能早起功能锻炼；穿刺时过关节面，破坏关节面光滑，影响功能；针尾刺激、穿戴不便，不敢洗手等，均影响手部功能锻炼；长时间固定针易松脱、感染。

2.钢板螺钉固定

钢板螺钉固定适用于撕脱骨折、指骨髁骨折及螺旋骨干骨折。钢板适用于短斜行和横行骨干骨折。它们在表面固定的稳定性强；固定牢固，可不加外固定，可早起功能锻炼；缩短骨折的愈合时间。但是钢板螺钉固定操作复杂；术野暴露范围过大、周围组织损伤大，不适合小骨折块固定；价格较昂贵；需要术后取出钢板；容易出现钢板外露、钢板和螺钉松动、断裂等并发症。

三、康复

手部骨折可分为腕骨骨折、掌指关节骨折、指指骨骨折，而指骨骨折又分为近节指骨骨折、中节指骨骨折、远节指骨骨折。

(一)康复评定

1.一般检查

(1)望诊：望皮肤的营养情况、色泽，有无伤口、瘢痕，皮肤有无红肿、窦道，手的姿势有无畸形等。

(2)触诊：可以感觉皮肤的温度、弹性、软组织质地，以及检查皮肤毛细血管反应，判断手指的血液循环情况。

(3)动诊：对关节活动度的检查，分为主动活动度和被动活动度。

(4)量诊：关节活动度、患肢周径的测定。

2.手指肌力评定

(1)徒手肌力检查法。0级：无手指运动；1级～2级：有轻微的手指运动或扪及肌腱活动；3级：无阻力时能做手指运动；4级～5级：手指可做抗阻力运动，手部做抗阻力运动时固定近端关节，阻力加在远端关节，如拇指内收时，阻力加在拇指尺侧，阻力方向向桡侧。

(2)握力计：检查手部屈肌的力量，测定2～3次，取最大值，一般为体重的50%。

(3)捏力计：拇指分别与示、中、无名、小指的捏力；拇指与示、中指同时的捏力；拇指与示指桡侧的侧捏力。

3.手指肌腱功能评定

评定肌腱损伤时，一定要评定关节主、被动活动受限情况。若主动活动受限可能是关节僵硬、肌力减弱或瘢痕粘连；若被动活动大于主动活动。应考虑肌腱与瘢痕组织粘连。Eaton(1975)首先提出测量关节总活动度ATM作为一种肌腱评定的方法。ATM260°评定标准为优，活动范围正常；良，ATM＞健侧75%；尚可，ATM＞健侧50%；差，ATM＜健侧50%。

4.关节活动度

(1)腕关节：掌屈60°，背伸30°，桡侧偏25%，尺侧偏35°。

(2)拇指：桡侧外展0°～60°，尺侧内收0°，掌侧外展0°～90°，掌侧内收0°。

(3)指：屈曲(掌指关节)0°～90°，伸展(指间关节)0°～45°。

5.手感觉功能评定

骨折处疼痛(为运动后疼痛还是静止状态时疼痛)，伴有神经损伤时会造成肩关节及肩以下部位感觉减退或消失(包括浅感觉、深感觉、复合感觉等)，评定移动触觉，恒定触觉、振动觉、两点分辨觉、触觉识别等。

6.手的灵巧性和协调性评定

(1)Jebsen手功能评定。

(2)明尼苏达操作等级测试。

(3)purdue钉板测试。

7.局部肌肉是否有萎缩

受伤早期肌肉萎缩不明显，后期可能会出现失用性肌萎缩，关节周围软组织挛缩等。

8.骨质疏松

老年人常伴有骨质疏松,X线片或骨密度检测可确诊。

9.是否伴有心理障碍

评判患者是否伴有孤独、抑郁等心理障碍。

(二)康复计划

(1)预防和减轻肿胀。

(2)促进骨折愈合,减轻疼痛感。

(3)预防肌肉的误用、失用和过度使用。

(4)避免关节损害或损伤。

(5)使高敏感区域脱敏,再发展运动与感觉功能。

(6)改善局部血液循环,促进血肿吸收和炎性渗出物吸收。

(7)若伴有神经损伤,给予神经康复治疗(如肌皮电神经刺激、中频治疗等)。

(8)促进骨折愈合,防止骨质疏松。

(三)康复治疗

手部骨折的患者可能出现肿胀、疼痛、骨折愈合缓慢或者不愈合、血液循环障碍等症状,在恢复期间,可全程应用物理因子疗法辅助患手康复。

1.第一阶段(伤后或术后1周内)

手部骨折早期康复的重点是制动促进早期愈合、控制肿胀、减轻疼痛。对于固定良好的骨折,一般肿胀和疼痛减轻(一般伤后5~7天)就可开始主动活动,以减轻肿胀和失用性肌肉萎缩。

(1)运用手夹板:主要是维持腕部和手的功能位,促进骨折愈合,防止出现畸形,缓解疼痛。

(2)消除肿胀的常用方法:抬高患肢、固定伤肢、主动活动、加压包扎(弹力套适用于单个手指肿胀)、局部按摩、冰疗等。

(3)减轻疼痛的方法:剧烈的疼痛主要依靠药物的缓解,但是物理因子疗法和支具在缓解疼痛方面也起到非常好的效果。冷热交替浴,通常热水温在43.7 ℃,冷水温在18.3 ℃。超声波、蜡疗等热疗能够减轻疼痛,促进按摩前的放松。许多情况下热疗会加重肿胀,需要谨慎。主动运动前或进行中,经皮神经电刺激治疗能够缓解疼痛,这对感觉过敏或失交感神经支配导致的疼痛有非常明显的效果。

2.第二阶段(伤后或术后2~3周)

此期的康复重点是消除残余的肿胀,软化松解瘢痕组织,增加关节活动度,恢复正常的肌力和耐力,恢复手功能灵活性和协调性。

(1)待肿胀基本消除后,对于掌指关节开始以被动活动为主,进行指间关节的屈伸活动。待局部疼痛消失后以主动活动为主,每次活动的时间以局部无疲劳感为宜,同时给予局部按摩,对患手组织进行揉搓挤捏,每次以局部有明显热感为宜;对于指骨骨折,重点是指间关节屈伸练习,若骨折愈合不良,活动时将手指固定,保护好骨折部位,然后进行指间关节的被动活动,待指间关节的挛缩粘连松动后,以主动活动为主,助动活动为辅,直至各个关节活动范围恢复到最大范围,由于远端指间关节指端常合并过敏,需要脱敏治疗,可用不同质地的物质进行摩擦、敲打、按摩指尖。

(2)肌力和耐力训练:在开始肌力训练时,患者患手必须有接近全范围和相对无痛的关节活动。在肌力训练时可以用健手提供助力,即进行等张练习、等长练习、等速练习。训练可使用手辅助器、手练习器、各种弹簧和负重物。治疗用滑轮等有助于帮助进行渐进性抗阻训练,逐渐增加重量练习能帮助恢复耐力,同时提高肌力。

(3)作业疗法:弹力带锻炼、娱乐治疗等。

3.第三阶段(伤后或术后 4 周)

增加抗阻练习,骨折愈合后进行系统的练习。

(四)康复评价

优:骨折正常愈合,达到或接近解剖复位,无局部畸形,X 线片示对位良好,手部各关节活动功能正常。

良:骨折正常愈合,术后骨折略有移位,对线良好,手部各关节活动功能正常。

差:骨折明显畸形愈合或有骨不连和再次骨折,手部各关节活动功能受限。

四、护理

(一)护理评估

1.一般情况评估

评估患者血压、体温、心率、血糖等情况。

2.风险因素评估

患者的日常生活活动能力评估,Braden 评估,患者跌倒、坠床风险评估。

3.评估患者对疾病的心理反应

骨折患者的应激性心理反应包括疼痛、焦虑或恐惧、陌生感、自我形象紊乱、疾病预后的担忧和失落感。

4.评估患者受伤史

青壮年和儿童是否有撞伤、跌倒时手部着地史,新生儿是否有难产、上肢和肩部过度牵拉史,从而估计伤情。

5.评估锁骨、上肢及手部情况

(1)手及相关部位。望诊:手部骨折区是否明显肿胀或有无皮下瘀斑,手部是否有隆起畸形,患侧手部是否有关节活动受限及手活动功能障碍,是否有上肢重量牵拉所引起的疼痛。触诊:在患处是否可摸到移位的骨折端,患肢的外展和上举是否受限。

(2)手部血液循环:观察甲床的颜色、毛细血管回流时间是否迟缓以判断是否有手部血管受压、损伤等并发症。

(3)上肢感觉:是否正常,以判断是否伴有锁骨下的臂丛神经损伤。

6.评估 X 线及 CT 检查结果

检查明确骨折的部位、类型和移动情况。

7.评估患者既往健康状况

评估患者是否存在影响活动和康复的慢性疾病。

8.评估患者生活能力和心理状况

评估患者生活自理能力和心理社会状况。

(二)护理诊断

1.自理能力缺陷

自理能力缺陷与骨折肢体固定后活动或功能受限有关。

2.疼痛

疼痛与创伤有关。

3.知识缺乏

缺乏骨折后预防并发症和康复锻炼的相关知识。

4.焦虑

焦虑与疼痛、疾病预后因素有关。

5.肢体肿胀

肢体肿胀与肿胀骨折有关。

6.潜在并发症

有周围血管神经功能障碍的危险。

7.潜在并发症

有感染的危险。

(三)护理措施

1.术前护理及非手术治疗

(1)心理护理:骨折后患者多有焦虑、烦躁状态,因此患者入院后一定要做好心理疏导,让其放松心情。

(2)饮食护理:给予高蛋白饮食,提高机体抵抗力。

(3)休息与体位:抬高患肢,以利于血液回流,防止压迫伤口。

(4)功能锻炼:早起制动,防止移动过程中造成再损伤,手术后可尽早进行功能锻炼。

2.术后护理

(1)休息与体位:平卧,患肢抬高于心脏水平,术后24～48小时可卧床休息。3天后可下床活动,下床时上肢用三角巾悬吊可减轻肿胀,有利于静脉回流。

(2)症状护理。①疼痛:抬高患肢,减轻肿胀,减轻疼痛;②伤口:观察有无渗出或渗血及感染的情况。

(3)一般护理:协助洗漱、进食,并指导患者做些力所能及的自理活动。

(4)功能锻炼:手术后尽早进行手指的活动(手指的屈伸及握拳动作);提肩练习;指导患者做固定外、上、下关节的活动,每小时1次,拆除石膏夹板,练习肘关节的伸屈、旋前、旋后动作;健侧肢体每天做关节全范围运动。

3.出院指导

(1)心理指导:讲述疾病相关知识及介绍成功病例,帮助患者树立战胜病魔的信心。

(2)休息与体位:尽早进行关节活动,适当休息。

(3)用药出院带药时,应将药物的名称、剂量、用法、注意事项告诉患者,按时用药。

(4)饮食:鼓励患者多食高蛋白、高热量、高维生素、含钙丰富、刺激性小的易消化食物,多食蔬菜、水果预防便秘,避免辛辣刺激食物,促进骨折愈合。

(5)固定:保持患侧肩部及上肢有效固定位,并维持3周。有效维持手的功能位和解剖位。

(6)功能锻炼:出院后指导患者患肢保持功能位,不宜过早提携重物,防止骨间隙增大,引起骨不连。注意休息,以免过度运动,造成再次损伤。

(7)复查时间及指征:定期到医院复查,术后1个月、3个月、6个月需行X线片复查,了解骨折愈合情况。手法复位外固定者如出现骨折处疼痛加剧患肢麻木,手指颜色改变,温度低于或高于正常等情况需随时复查。

(四)护理评价

(1)疼痛能耐受。

(2)心理状态良好,配合治疗。

(3)肢体肿胀减轻。

(4)切口无感染。

(5)无周围神经损伤,无并发症发生。

(6)X线片显示骨折端对位、对线佳。

(7)患者及家属掌握功能锻炼知识,并按计划进行,肘、腕、指关节无僵直。

(徐 飞)

第二节 手部关节脱位

一、概述

(一)解剖学

手部关节包括桡腕关节、腕骨间关节、腕掌关节、掌骨间关节、掌指关节和指骨间关节等。

(二)病因

手部关节脱位多由于外伤引起。

(三)分类

手部关节脱位分类锻炼如下。

1.指间关节脱位

固定后即可练习患指的屈伸功能,尽管其活动受到固定的限制,但其伸屈肌腱不会因固定而与四周组织粘连。3周后解除固定,即可练习患指关节的活动,如活动进度较慢、肿胀不消时,可配合药物、理疗等治疗。

2.掌指关节脱位

固定2周后解除固定,逐渐锻炼掌指关节伸屈功能,若无并发骨折,功能较易恢复。对伤势较重、功能恢复较慢者,应结合药物、理疗等治疗。

3.腕关节脱位

固定期间应不断练习伸指握拳动作,3周后解除固定,立即开始做腕关节的屈伸活动,活动范围由小到大,循序渐进。

4.舟、月骨及腕掌关节脱位

在固定期间应经常练习握拳屈腕动作,固定3周后解除固定,先练习屈腕功能和旋腕功能,1周后再练习伸腕功能。

(四)临床表现

局部肿胀、皮下淤血、压痛或有畸形,畸形处可触到移位的脱位端。

二、治疗

治疗可分为手法复位和切开复位。

三、康复

(一)康复评定

(1)肌力检查。

(2)关节活动度测量。

(3)日常生活活动能力评定。

(4)脱位处疼痛和肿胀程度:脱位处为运动后疼痛还是静止状态时疼痛。

(5)是否伴有神经和血管损伤。

(6)肺功能及呼吸运动检查:看患者呼吸频率、节律、有无呼吸困难;胸腹部的活动度;胸廓的扩张度;还可查肺容量、肺通气功能、小气道通气功能、气体代谢测定等。

(7)局部肌肉是否有萎缩:受伤早期肌肉萎缩不明显,后期可能会出现失用性肌萎缩,关节周围软组织挛缩等。

(8)骨质疏松情况:老年人常伴有骨质疏松,X线片或骨密度检测可确诊。

(9)是否伴有心理障碍。

(二)康复计划

(1)预防或消除肿胀。

(2)加强肌力训练,防止失用性肌萎缩,关节周围软组织挛缩等。

(3)保持肘、腕、指各关节活动度,扩大手部关节的活动范围。

(4)改善局部血液循环,促进血肿吸收和炎性渗出物吸收。

(5)若伴有神经损伤,给予神经康复治疗(如肌皮电神经刺激、中频治疗等)。

(6)促进脱位愈合,防止骨质疏松。

(三)康复治疗

1.第一阶段(伤后或术后1~2周)

伤后或术后48小时内局部用冷敷,主要进行伸指、分指、腕、肘各关节的运动。

2.第二阶段(伤后或术后2周后)

去除外固定后,加强手部关节功能锻炼并逐渐负重行走。

(四)康复评价

优:脱位正常愈合,达到或接近解剖复位,无局部畸形,X线片示对位良好,手部关节活动功能正常。

良:脱位正常愈合,术后脱位略有移位,对线良好,手部关节活动功能正常。

差:脱位明显畸形愈合,或有骨不连和再次脱位,手部关节活动功能受限。

四、护理

(一)护理评估

1.一般情况评估

评估患者血压、体温、心率、血糖等情况。

2.风险因素评估

患者的日常生活活动能力评估,Braden 评估,患者跌倒、坠床风险评估。

3.评估患者心理反应

评估患者有无焦虑、抑郁等心理。

4.评估患者有无外伤史

青壮年和儿童是否有撞伤、跌倒及手部着地史,新生儿是否有难产、手部牵拉史,从而估计伤情。

5.评估患者有无骨折专有的体征

(1)症状:局部肿胀、疼痛、畸形。

(2)体征:异常活动、骨擦感或骨擦音。

6.评估患者有无损伤

评估患者软组织和上肢神经功能有无损伤。

7.评估 X 线片及 CT 检查结果

评估检查结果以明确脱位的部位、类型和移动情况。

8.评估既往健康状况

评估患者是否存在影响活动和康复的慢性疾病。

9.评估患者生活能力和心理状况

评估患者生活自理能力和心理社会状况。

(二)护理诊断

1.疼痛

其与创伤有关。

2.焦虑

其与疼痛、疾病预后因素有关。

3.知识缺乏

缺乏脱位后预防并发症和康复锻炼的相关知识。

4.肢体肿胀

其与脱位有关。

5.潜在并发症

有周围血管神经功能障碍的危险。

(三)护理措施

1.术前护理及非手术治疗

(1)心理护理:讲解疾病相关知识,增强患者信心。剧烈疼痛会导致患者情绪危机,使其产生焦虑、紧张、烦躁等心理变化。护理人员要经常巡视病房,多与患者交谈,帮助患者正确面对现实,尽快进入患者角色。耐心细致的讲解手术过程及术前、术中、术后注意事项。讲解手术后相关功能锻炼,增强患者战胜疾病的信心,建立信任感和安全感,以最佳心态接受治疗。

(2)饮食护理:术前加强饮食营养,宜选择高蛋白、高维生素、高钙、高铁、粗纤维及果胶成分丰富的食物,如适当食鱼类、肉类及新鲜水果蔬菜。有消瘦、贫血等患者,可选择静脉输入营养物质,如 20%脂肪乳剂、复方氨基酸等。

(3)休息与体位:局部固定后,抬高患肢,减轻水肿,缓解疼痛。

(4)保持有效的固定。

(5)完善术前的各种化验和检查。

(6)功能锻炼:脱位固定后立即指导患者进行上臂肌的早期舒缩活动。

2.术后护理

(1)休息与体位:抬高患肢,促进血液回流。

(2)术后观察:①与麻醉医师交接班,予以心电监护、吸氧,监测 T、P、R、BP、SpO₂变化,每小时记录 1 次。②查看伤口敷料包扎情况,观察有无渗血、渗液。③注意伤口负压引流管是否通畅,防止扭曲、折叠、脱落,记录引流液的量、性质。④密切观察肢体远端动脉搏动及手指的血供感觉、活动、肤色、皮温,注意有无压迫神经和血管的现象,如出现皮肤发冷、发紫、静脉回流差、感觉麻木的症状,立即报告医师查找原因及时对症处理。

(3)症状护理:①向患者解释手术后疼痛的规律,指导缓解疼痛的方法,如听音乐、看报纸与家属聊天等分散对疼痛的注意力。②按摩伤口周围,缓解肌紧张。③正确评估患者疼痛的程度,对疼痛明显者可适当给予止痛剂。④采用止痛泵止痛法,利用止痛泵缓慢从静脉内给药,减轻疼痛。

(4)一般护理:协助洗漱、进食,并鼓励患者做些力所能及的自理活动。

(5)饮食护理:早期以清淡饮食为主,如小米、大米、黑米等粥类饮食。待胃肠功能恢复正常后,可进食高蛋白、高热量、高维生素的饮食,以维持正氮平衡,蛋白质在热量的总量中占 20%~30%,才能达到营养效果。增加蛋白质摄入,有利于白细胞计数和抗体的增加,加速创面愈合,减少瘢痕形成。除此之外,因为糖类能参加蛋白质内源性代谢,能防止蛋白质转化为糖类。所以,在补充蛋白质的同时应补给足够的糖类。还要鼓励吃新鲜蔬菜、水果,多饮水,保持大便通畅。

(6)功能锻炼:损伤反应开始消退,肿胀和疼痛开始消退,即可开始功能锻炼,如握拳、伸指、分指、屈伸、腕环绕、肘屈曲、前臂旋前旋后等主动练习,并逐渐增加幅度。

3.出院指导

(1)心理指导:讲述疾病相关知识及介绍成功病例,帮助患者树立战胜病魔的信心。

(2)用药:出院带药时,应将药物的名称、剂量、用法、注意事项告诉患者,按时用药。

(3)饮食:鼓励患者多食高蛋白、高热量、高维生素、含钙丰富、刺激性小的易消化食物,多食蔬菜、水果,避免辛辣刺激食物,预防便秘。

(4)复查时间及指征:定期到医院复查,术后 1 个月、3 个月、6 个月需行 X 线片复查,了解骨折愈合情况。手法复位外固定者如出现脱位处疼痛加剧、患肢麻木、手指颜色改变,温度低于或高于正常等情况需随时复查。

(四)护理评价

(1)疼痛能耐受。

(2)心理状态良好,配合治疗。

(3)肢体肿胀减轻。

(4)切口无感染。

(5)无周围神经损伤,无并发症发生。

(6)X 线片显示:脱位端对位、对线佳。

(7)患者及家属掌握功能锻炼知识,并按计划进行,手部关节无僵直。

(徐 飞)

第三节 手部肿物

手部肿物一般可早期发现,若就医及时,绝大多数良性肿瘤和低度恶性肿瘤均能手术切除且疗效比较满意。手部肿瘤是手外科的常见病和多发病,可发生于手部的皮肤、皮下组织、肌腱、肌肉、神经、骨及血管等所有的组织。手部的类肿瘤较多见,尤以腱鞘囊肿和表皮囊肿为多,这与手部的过度疲劳有关。身体各部的肿瘤在手部均可发生,如内生软骨瘤、腱鞘巨细胞瘤、血管球瘤等。

一、常见软组织肿瘤

(一)表皮样囊肿

表皮样囊肿也称包涵囊肿。

1.病因

多由于外伤将上皮细胞带入深部造成,如裂伤、刺伤等,也与手部过度疲劳有关。

2.临床表现

多位于手掌或手指的掌侧,因掌侧受伤概率大,好发于末节手指。该病好发于男性,多在数月或数年前局部有过外伤史,与肌腱、关节无关系。肿瘤生长缓慢,除局部发现肿物外,多无明显自觉症状,有时仅有轻度胀痛及压痛。肿物软、表面光滑、无弹性,触之似有波动感,肿瘤可与皮肤粘连,但与深部组织常无粘连。肿物若位于手指末节,可压迫指骨,侵蚀骨皮质而致骨缺损,X 线片可见指骨有圆形或椭圆形边缘锐利的压迫。肿瘤一般不大,对手的功能无影响。

3.治疗

治疗主要行病灶内刮除术。

(二)血管球瘤

血管球瘤又称血管神经瘤,血管球是位于皮肤中的一种正常组织,在手掌侧、足跖侧及手指足趾上分布较多,可控制末梢血管舒缩调节血流量、血压及体温的作用。血管球瘤是发生于血管动静脉吻合处即血管球的肿瘤。

1.病因

血管球瘤发生的原因不明,外伤可能是诱因。

2.临床表现

血管球在手掌侧、足跖侧,以及手指、足趾上分布较多。故此瘤多见于手上,手指的甲床处最多。患指疼痛、压痛及对冷刺激过敏是常见的临床症状。最突出的特点是疼痛,患者常诉稍一触碰患部,即有强烈的疼痛,为烧灼疼或刺痛,多局限于患处,个别可放射至臂部或肩部,有时为间歇性,有时为持续性。局部触碰、温度的改变(遇冷)及吃酸辣等刺激性食物,有时可加重疼痛。甲床上的血管球瘤,可通过指甲看到肿瘤呈蓝或紫色,外观直径为 2～3 mm,X 线片有时可见到末节指骨上有肿瘤的压迹。若生长在其他部位皮下,可触到疼痛的皮下结节,或可见到局部皮肤发暗。

3.治疗

治疗方法为手术治疗,甲床中的肿瘤可将肿瘤部分指甲拔除,切开甲床,剥除肿物,缝合甲床。在指腹处的球瘤,切开皮肤剥除肿物。禁忌甲床部分切除,因指甲不规则生长形成畸形,预后良好,不易复发。

(三)腱鞘巨细胞瘤

腱鞘巨细胞瘤又称黄色素瘤,中老年多见。是临床上手部最常见肿物之一,是一种复发率较高的软组织肿瘤,偶有恶变。

1.病因

其性质至今尚无定位,发病原因不明,可能与外伤有关,也可能和全身性胆固醇与胆固醇酯的比例改变有关。

2.临床表现

多发生在手指的腱鞘、关节囊和韧带处等小关节周围。为一种良性肿瘤,瘤体大小不等,形状不规则,质硬韧,有的压迫侵蚀指骨,有时长入关节囊内,有时沿腱鞘形成多发肿块。瘤体较硬韧,无痛感或轻压痛。与皮肤无粘连。局部发生无痛性肿物为腱鞘巨细胞瘤的主要症状,多不影响功能。因肿瘤生长位置关系,有时也可妨碍手的功能。

X线片表现三种肿物侵犯骨质后改变:骨压迫性改变、骨皮质侵蚀、骨破坏。手术暴露肿瘤时特有的黄褐色有助于临床诊断。局部肿瘤穿刺活检可以明确诊断。MRI是检查软组织良性肿瘤的较好手段之一,确定肿瘤的诊断,区分肿瘤的性质,B超检查也有助于腱鞘巨细胞瘤的诊断。

3.治疗

治疗的关键是手术彻底切除肿物,较少复发。若肿瘤向周围侵犯,手术不易切除干净,容易复发。术后受累关节活动会受影响。如肿瘤生长在指骨内,彻底刮除后可行植骨。必要时肿瘤切除术同时行指关节融合术,手指系列切除,肌腱切除、肌腱移位术也是常用治疗方法。肿瘤切除术后并发症,主要表现为手指关节活动及感觉障碍,若肿瘤多次复发,且骨破坏广泛,术中估计难以将肿瘤彻底刮除,可考虑行瘤段切除或截指术,以减少肿瘤复发的机会。

(四)滑膜瘤

滑膜是一种特殊变化的结缔组织,为腱鞘及关节的衬里,手部这种结构多,故其发生滑膜瘤的机会也多。

1.病因

尚不清楚,可能与外伤有关,慢性创伤性滑膜炎或毒力较低的细菌可以造成感染性滑膜炎,也可能与肿瘤的发生有关。

2.临床表现

肿物为实质,硬韧,分叶,呈黄或浅黄色。与皮肤无粘连。手掌侧多见,良性滑膜瘤沿腱鞘或关节生长,发展较慢,多无自觉症状,可发生在任何年龄,但以中年较多,肿瘤生长较大后可影响手部功能。如生长变快,瘤体与周围组织有粘连,硬韧并有疼痛者应考虑有恶变为滑膜肉瘤的可能。

3.治疗

良性滑膜瘤行局部彻底切除,包括与肿瘤有关联的腱鞘或关节囊,主要以手术切除,约有10%复发。滑膜肉瘤需及早截肢,术后有局部复发,也有转移的可能。

(五)黏液囊肿

1.病因

多为真皮或皮下组织的黏液样退行性变造成,可能与局部创伤有关。

2.临床表现

多发生在中、老年人。常位于远侧指间关节背侧,也可见于其他部位。肿瘤多为单发,也有多发者。呈半透明状,像疱疹。多无自觉症状,内容物张力过大时,可有轻痛感。当囊肿压迫甲根时,指甲可发生纵形凹沟。如伸指近止点处合并有退行性变,可发生锤状指畸形。

3.治疗

治疗以手术彻底切除为主。因肿物在皮内,手指背侧皮肤弹性差,切除后会出现皮肤缺损,须游离植皮。

二、常见骨肿瘤

身体其他部位的骨肿瘤均可在手上发生,但恶性肿瘤较少见。掌骨、指骨虽小,但肿瘤生长的部位及 X 线片表现,与其他大骨骼者并无特殊不同之处。腕骨生长肿瘤机会很少。

(一)内生软骨瘤

内生软骨瘤是手部骨关节肿瘤发病率最高的良性肿瘤。

1.病因

有部分先天性患者可能由于软骨细胞错构而成,约 1% 的患者有变为恶性软骨瘤的可能。单发性内生软骨瘤生长缓慢、隐匿,多数在病理骨折后或拍片时偶然发现此瘤。

2.临床表现

多发生在手指近节指骨上,多分布于尺侧列及近节指骨,常位于管状骨干骺端,疾病发展慢,常发病数月或数年后才就医,10～30 岁多见,可单发,也可多发。主要表现为肿瘤指节变粗,骨质呈球形或梭形膨大,无痛或仅有轻度疼痛。手指活动不受影响。X 线可明确肿瘤分期等情况。

3.治疗

较大而有发展的软骨瘤需手术治疗,彻底刮除软骨组织,必要时需植骨。如肿瘤发展缓慢,可在密切观察下延迟手术治疗。常行单纯刮除、刮除自体或异体松质骨移植、刮除人工骨移植术等。

4.术后均行石膏制动

临床植骨的目的:一是临时增加骨骼强度、减小骨折风险;二是诱导新骨生成,保证病变骨骼塑形顺利手术 48 小时后,手指开始主动屈伸功能锻炼。

(二)骨巨细胞瘤

骨巨细胞瘤是一种良性侵袭性肿瘤,破坏性强,常复发、有恶性变或转移的倾向。

1.病因

不明,部分病例发病前有外伤史。

2.临床表现

临床分三型,Ⅰ～Ⅱ级良性,发展较快,具有中度破坏性,易复发及恶性变;Ⅱ级中间性;Ⅱ～Ⅲ级偏恶性;Ⅲ级恶性。多发生在 20 岁以后,表现为患肢疼痛、压痛、肿胀、功能障碍。瘤体较大时,触之有乒乓球感。常合并病理性骨折。

X 线、CT、核素检查可诊断。血管造影可显示肿瘤侵及的范围及局部血管的解剖和血运情况。

3.治疗

Ⅰ、Ⅱ级可根据肿瘤大小及骨皮质薄厚情况,采用局部彻底刮除肿瘤组织,碎片状植骨。或截除整个肿瘤,保留远近端关节,行块状植骨术。Ⅲ级需做截肢手术,截肢水平视肿瘤的部位及大小决定。

4.治疗

术后早期卧床休息,拆线后患指行渐进性功能锻炼。行病灶刮除植骨内固定手术的患者视病灶大小及残壁皮质骨完整性,遵医嘱分别于术后第8～12周开始部分持重。视复查情况术后4～8个月完全持重。

三、其余常见肿瘤

(一)腱鞘囊肿

腱鞘囊肿是一种手部最常见的肿物,在手部发病率最高。

1.病因

病因不明,目前普遍认为是关节囊、韧带、腱鞘中的结缔组织,因局部营养不良,发生退行性病变造成囊肿,也与外伤有关。

2.临床表现

任何年龄都可发生,但多见于青年及中年,女性多于男性。手上最常见于腕背,起自腕舟骨及月骨关节的背侧,位于伸拇长肌腱及伸指肌腱之间。其次多见于腕掌面偏桡侧,在桡侧屈腕肌腱与拇展长肌腱之间,再次为发生在手掌远端及手指近节掌侧的指屈肌腱腱鞘上。多数患者主诉局部胀痛,腕力减弱。手掌侧的囊肿,握物时有挤压痛。过多的活动或用力后,症状可加重。囊肿大小与轻重无直接关系,囊肿小而张力大者,疼痛多较明显;囊肿大而柔软者,多无明显症状。囊肿的生长可以突然发现,也可以由小到大,缓慢发展,受外力后或没有明显外力作用,囊肿可自行消失,以后可再长出。腕背较小的囊肿,当腕掌屈时可出现,当腕背伸时可隐没不见。

3.治疗

(1)非手术疗法:用局麻浸润囊肿周围,用硬物猛击囊肿,造成囊肿皮下破裂。或局麻后,换用粗针头,在皮下做多处穿刺囊肿壁,用力揉挤直至囊肿消失。非手术治疗只能缓解症状,但容易复发。

(2)手术疗法:将囊肿基底起源处的韧带或腱鞘暴露清楚后会发现有多个小囊肿存在,将囊肿蒂连同其基底处的病变组织,以及周围部分正常的腱鞘及韧带,彻底切除。此方法复发机会小。关节镜治疗腕背侧腱鞘囊肿虽有相对较高的器械及技术要求,但对外形要求较高的女性患者可作为一种治疗方法的选择。

(二)血管瘤

手部包括前臂的血管肿瘤与发生在身体其他部位比较并不少见。常见毛细血管瘤。

1.毛细血管瘤临床表现

生长在皮肤上,呈局限性血管扩张,或略高于皮肤,鲜红色像草莓状,压之不退色,多在出生时即发现。

MRI检查在指导血管瘤的治疗方面,首先可以了解血管瘤侵犯的范围,使肿瘤的切除更彻底;其次了解血管所侵犯肌肉的情况,可以使我们对切除肿瘤及肿瘤侵犯肌肉后,对肢体及手部功能的影响作出评估。

2.治疗

若瘤体随年龄逐渐增大,可手术切除,若所遗创面较大不能直接缝合可行皮片植皮闭合伤口。

四、手部恶性肿瘤

手部恶性肿瘤少见。

(一)皮肤癌

皮肤癌是在手上的恶性肿瘤中比较多见的一种,为低度恶性肿瘤。

1.病因

局部的慢性刺激可能是致癌的主要原因。

2.病理

镜检为多量排列紊乱的,分化不好的鳞状上皮细胞或皮肤基底细胞。与周围皮肤及基底组织无清楚的分界线。

3.临床表现

中年男性多见,多位于手背侧。肿瘤形状多样,可呈慢性肉芽创面、火山口样、蘑菇状等。可见手部长期不愈合的溃疡、窦道或不稳定的瘢痕,局部组织有增生现象,伴有疼痛和恶臭。晚期肿瘤可侵犯至局部深层组织,也可转移到滑囊或腋窝淋巴结。

4.治疗

早期的皮肤癌,尚未侵及深部组织及转移者,可局部广泛切除,以植皮修复创面。已侵入深部组织的皮肤癌,局部彻底切除已不可能,需根据不同部位及肿瘤侵犯范围,考虑截肢或截指的平面。如合并有淋巴结转移者,需同时做淋巴结清扫手术。皮肤癌为低度恶性肿瘤,若早期行根治手术,复发者较少。如已发生转移,则预后不良。

(二)滑膜肉瘤

滑膜肉瘤是恶性较高的软组织肉瘤。来源于关节、滑囊及腱鞘滑膜组织。

1.临床表现

(1)可发生在任何年龄,多在20～40岁,男性多于女性。

(2)好发于四肢大关节附近的软组织内,以下肢的膝、踝关节附近最多见。在手部,可发生在手的任何部位,但多在手的掌侧。

(3)临床上先有手的局部肿块、肿胀,肿瘤为实质性,较硬韧,沿腱鞘生长,并与皮肤及周围组织粘连,无明显分界,继之有时疼痛。肿瘤生长快,瘤体较大时可影响手的功能,可转移至局部淋巴结和肺。

(4)X线表现关节附近的软组织肿块,可有邻近骨质被侵蚀、受压及骨膜反应。

(5)血管造影显示滑膜肉瘤为有丰富的血液供应,新生血管多,染色不均匀。CT检查可显示滑膜肉瘤的软组织包块并向周围组织浸润。

2.治疗

超关节截肢(指)术、局部扩大切除同时行皮瓣转移术。

(三)恶性黑色素瘤

恶性黑色素瘤是一种少见的高度恶性的皮肤肿瘤,由位于表皮基底部的黑色素细胞恶变形成,多由黑色素瘤恶变而来。常发生在手指。早期患者预后较好,治疗以手术为主;转移性患者中位生存期仅6~9个月,5年生存率不足5%。

1.病因

病因不详,多认为与皮肤色素、日光、种族、内分泌、外伤及感染有关。

2.临床表现

中老年人多见,女性多于男性。可发生在全身各部位,常发生于皮肤,以易受摩擦部位多见,早期恶性黑色素瘤表现为肿块杂色、边缘不整和表面不规则,称临床三联症。黑痣颜色的变化往往是恶变的象征。恶性黑色素瘤易发生浸润和转移,常常早期即有淋巴结转移,有时原发灶很小,以淋巴结转移为首发症状,个别患者在原发灶切除后数年发现淋巴结转移。症状主要为迅速长大的黑色素结节。初起可于正常皮肤发生黑色素沉着,或者色素痣发生色素增多,黑色加深,继之病变损害不断扩大,硬度增加,伴有痒痛感觉。常见表现是黑色素瘤的区域淋巴结转移,甚者以区域淋巴结肿大而就诊。到晚期由血流转移至肺、肝、骨、脑等器官。

3.病理检查

可见上皮样瘤细胞、梭形瘤细胞、痣细胞样瘤细胞、金球样透明瘤细胞等,以上皮细胞多见。病理上可分为结节型、表浅蔓延型和恶性雀斑型,还有一些少见类型。

4.黑色素痣

黑色素痣为良性色素斑块,分为以下几种。

(1)皮内痣:痣细胞位于表皮下,真皮层生长后可高出皮肤,表面光滑,可存有汗毛,较稳定,很少见恶变。

(2)交界痣:痣细胞位于基底细胞层,向表皮下延伸,局部扁平,色素较深,该痣细胞易受激惹,局部受外伤或感染后易恶变。

(3)混合痣:为皮内痣与交界痣同时存在。

5.治疗

恶性黑色素瘤恶性程度高,转移快,预后差,故早期诊断极为重要。目前还是强调以手术为主的综合性规范化治疗,对痣或色素斑疑有恶变时,应完整切除可疑病灶送病理。病理确诊后应作扩大切除,扩大切除术前应作前哨淋巴结活检,根据病理报告中病变的最大厚度决定扩大切除范围。

五、肿瘤的诊断

任何一种骨肿瘤或软组织肉瘤的诊断需要临床表现、影像学表现和病理的三方面结合。

(一)临床表现

评估患者年龄、病程长短、疼痛性质、发热特点、肿瘤的位置、既往病史及实验室检查等。

1.年龄和性别

年龄是软组织肉瘤诊断中重要参考内容之一,40岁左右是高发年龄。男略多于女。

2.症状与体征

肿块是最常见的就诊体征。

3.疼痛

非神经源性肿瘤多无疼痛,某些神经源性肉瘤也可无疼痛。出现疼痛时多为外源性。当肉瘤生长较大,对周围神经和敏感组织压迫时可出现疼痛。

4.水肿

肿块巨大,压迫重要血管和淋巴管时可出现远端不同程度的水肿。

5.区域和远隔转移

较晚期可出现淋巴结转移,肉瘤性淋巴结转移多无疼痛、稍硬、无粘连。远隔转移在晚期出现,于肺、脑、肝部位多见。

(二)影像学表现

影像学检查可提供肿瘤的特点,并显示肿瘤对宿主骨的侵犯及对周围组织的侵犯,在骨肿瘤诊断中必不可少。

1.X 线片

每位被怀疑患有肿瘤的患者都应进行病变部位的 X 线正侧位片检查。在有些情况下,通过平片即可对疾病作出诊断。当可疑肿瘤有骨侵犯时,可以使用。

2.电子计算机体层扫描

可以直接显示 X 线片无法显示的病变。

3.磁共振

近年来成为骨肿瘤诊断的常用方法。可以显示包括神经、血管在内的正常软组织解剖结构,有时可不再需要进行血管造影和椎管造影检查。

4.核素骨扫描

Tc-99 核素骨扫描,早期相反映骨的血液供应,晚期相反映钙盐在骨生成区域代谢情况,成骨丰富的部位在骨扫描中显示为热区。

5.血管造影

诊断价值主要限于有血管特征的肿瘤,如血管瘤。目前动脉造影应用于制订治疗方案。

(三)病理检查

病理检查包括大体病理、HE 染色检查、免疫组织化学、细胞遗传学、流式细胞仪及电镜检查等。

活组织检查是重要确诊方法之一。

六、手部肿瘤的治疗

(一)治疗原则

(1)良性肿瘤主要引起患者局部强度下降、肿块、畸形等,主要是局部手术治疗,应尽力按常规切口显露,若术前诊断不清,应注意在安全边界完整切除肿瘤,如果术后病理诊断为恶性肿瘤,或恶性肿瘤除造成患者局部症状还可以转移,威胁患者生命,应及时进行扩大切除,不影响存活率。进行局部手术治疗的同时还需要辅助化疗、放疗、免疫治疗等方法。

(2)恶性肿瘤原则:是保护患者生命的基础上解除患者局部症状,恢复运动功能。手部恶性肿瘤是以软组织肿瘤为主,早期明确的诊断是决定治疗方法的关键。治疗上以根治性手术为主,根据不同类型的恶性肿瘤,采取相应的手术,通常是跨一个关节截肢(指)术,对细胞分化较好、恶性程度较低的肿瘤,可做局部扩大切除后皮瓣转移覆盖创面等手术,尽量保留肢体的功能。术后再辅予化疗或放疗以提高治愈率。

（二）手部肿物按肿瘤侵袭的位置分类的常用手术方法

1.深筋膜浅面的肿瘤

（1）掌侧肿瘤：当肿瘤位于皮肤时，可做包括掌筋膜在内的切除术，局部控制良好。皮肤缺损后，可以使用带蒂转位皮瓣：如前臂逆行岛状皮瓣。

（2）手背肿瘤：肿瘤切除后，如伸肌腱周组织保留完好，中厚皮片游离移植效果良好。否则应行皮瓣移植或转位。

2.深筋膜深面的肿瘤

（1）掌侧肿瘤：①鱼际区：肿物切除术对于浸润严重的患者，鱼际肌切除后，拇指的精细动作受到严重影响，主要是对掌功能。②掌中区肿瘤：全掌中间隙切除。③小鱼际区肿瘤：在切除时可包括全部小鱼际间隙结构。最严重后果是尺神经深支的切除，将造成手部大部分内在肌麻痹，重建几乎不可能。如果尺神经可以保留，仅小鱼际肌群切除，对手部主要功能影响不大。

掌部恶性肿瘤通常有手指同时受累，被迫一并切除，利用剩余手指进行重建。

（2）手背肿瘤：①手背区较小的肿瘤：尚未侵入深筋膜深层时，可作保留皮肤或皮肤的屏障切除术。由于伸肌腱被切除，可作伸指肌腱移植术。当肿瘤较大，侵入深筋膜深侧时，应切除相应的骨间肌、骨膜直至相应的掌骨。修复时，除了伸指肌腱、皮肤之外，必要时行掌骨植骨内固定术。②第1、2掌骨间偏背侧的肿瘤，最常受累的是第一背侧骨间肌：术后虎口易挛缩，而至拇指呈内收位畸形，影响功能。必要时行1、2掌骨间植骨融合，使拇指处于对掌位。

3.手指肿瘤

按肿瘤的恶性程度，侵犯的程度设计截指平面。

（1）末节手指恶性肿瘤：根据肿瘤大小可选择远侧指间关节离断，经中节指骨截指，或经近侧指间关节离断进行治疗。

（2）中节手指恶性肿瘤：至少应经掌指关离断，示指切除后第二掌骨也要大部分切除。中、环指切除可用相邻手指进行移位重建。小指切除不需重建。

（三）常用手术方法的适应证

1.鱼际区肿瘤切除、功能重建、前臂皮瓣转位术

适应证：鱼际区恶性肿瘤或浅层肿瘤侵犯深层时，未超过鱼际区界面，无骨破坏者。术后屈腕、拇指对掌位石膏固定。3～4周去石膏练习功能。

2.掌中区肿瘤切除、屈肌腱移植、尺动脉上支皮瓣转位术

适应证：掌中恶性肿瘤侵入掌中间隙或直接来源于掌中间隙的肿瘤，尚未侵犯掌侧骨间肌和掌骨时。常需做二期肌腱松解。术后屈腕固定。3～4周石膏练习功能。

3.手背部肿瘤屏障切除、伸肌腱移植、前臂背侧皮瓣转位术

适应证：手背2～5掌骨区肉瘤或浅部肿瘤向深层侵犯时，手背部筋膜的深层尚完好时。

4.第一掌骨切除、重建术

适应证：虎口和/或第一掌骨区肿瘤、第一背侧骨间肌和第一掌骨受累，肿瘤尚局限在拇收肌背侧时。

七、护理要点

（一）术前护理要点

1.同外科一般术前常规护理

因患肢常伴有剧痛、肿胀，备皮时动作要轻快准确。清洗时注意保暖。对于恶性肿瘤疼痛患

者应按时给予止痛药,制订适宜的止痛计划,减轻患者疼痛。

2.心理护理

(1)原因:肿物的发病率逐年升高,由于其高复发性,恶性肿瘤的高致死率,加上患者对肿物知识的缺乏、对恶性肿瘤的恐惧。恶性肿瘤患者多有紧张恐惧、焦躁不安、忧虑多疑、孤独寂寞、悲观厌世的,不愿与人交流,表情淡漠、易激惹等不良心理情绪。高度恶性肿瘤的患者尤其如此,面临巨大心理压力和肉体痛苦,情绪极度消沉。

(2)具体措施:①从接待患者住院开始,到患者顺利出院,各班主管护士要多问候、关心患者,耐心倾听患者的语言,了解患者的心理特征,鼓励患者阐述自己的想法、烦恼、孤独,并给予适当的安慰、解释,尽量从他们的病情考虑、劝告。遇到患者不愿意谈时,不可勉强,可以默默地坐一坐,握着患者的手就能使患者感到对他的同情或理解。②安排患者的家属、朋友陪伴,以增进他们之间的交流,缓解患者的精神负担及痛苦。良性肿瘤及肿物患者应多向患者介绍疾病相关知识、预后及其他注意事项,介绍其他良性肿瘤及肿物患者,告诉患者手部恶性肿瘤少见,多是良性肿瘤或非瘤性肿物,预后较好,不易复发。使患者消除对肿物的恐惧和不安,增加治病的信心,积极配合治疗。③在了解患者心理特征基础上通过交谈、鼓励、解释、倾听、陪伴等语言、非语言沟通尽可能调动患者的积极性,使其成为治疗过程中的参与者。④要用柔和、适中的语气,耐心解释、交代手术程序、环境、时间、治疗成功的病例,减轻患者精神负担及悲观情绪,同时做好患者家属的工作,取得家属配合,以增强患者对医务人员信任感及自身恢复的信心,使患者积极配合手术。⑤骨肿瘤性质确定后,选用手术的方式向患者及其家属说明以求其取得合作,对于截肢或关节离断的重大致残手术,必须征求患者及其家属的同意。

(二)术后护理要点

1.术后患肢的护理

(1)原因:患者术后需石膏制动,应认真观察,及时发现石膏固定后的并发症并及时通知医师和处理。

(2)具体措施:①短臂石膏托固定后,手臂吊带悬吊患肢于肘关节屈曲90°位,前臂放置中等度旋前位的长臂石膏管型制动。在石膏里,腕和指关节都应放在功能位。②石膏固定未干硬时避免用指尖压凹石膏,尽量不搬动患者,采用通风和光照等措施促使石膏彻底干固。③搬动患肢时注意用手掌,平托保护,防止断裂,用潮湿毛巾清洁石膏,注意观察石膏内有无渗血。④早期可做被动活动,按摩帮助消肿,鼓励患者进行未固定的关节活动及石膏内肌肉收缩运动,以利于静脉及淋巴回流,消除肿胀。⑤每天评估患肢末端,观察是否有肿胀、麻木、刺痛、灼烧或冰冷等现象,发现异常及时处理。肿胀:多发生在术后24～48小时,若有血液循环障碍可避开石膏,剪开绷带检查原因。鼓励患者早期主动锻炼石膏外未被固定的关节活动度。对于术后患肢肿胀明显的患者给予冰敷治疗,1天2次,1次持续1小时,直至肿胀减轻或消退。⑥告知患者,不能在石膏和皮肤间放任何物品,以免造成局部受压;石膏内部皮肤发痒时,避免用手去抓;插进其他物品来缓解石膏引起的不适,可用手指蘸乙醇深入石膏边缘进行按摩。⑦抬高患肢,有利于降低血管的压力,利于渗出液及淋巴液的回流,减轻患肢肿胀及疼痛。告知患者行走或卧床时应维持患肢抬高于心脏水平面,注意抬高患肢时,不要过度屈曲肘关节,以免妨碍静脉回流,用颈腕吊带悬吊患肢时,手部必须高于肘部平面。

2.术中使用止血带后护理

(1)原因:在肿瘤的活检和截肢手术时可防止瘤细胞沿血流扩散,若术中使用不当,易产生不良反应,甚至发生致命性并发症。

(2)具体措施:①告知患者术后出现患肢神经麻痹的原因:一般可以恢复,消除患者疑虑。②预防止血带后综合征:保证良好止血,防止手术部位血肿形成,缩短手术时间,避免组织缺血,上止血带前用敷料压迫,弹性绷带包扎,术后抬高肢体,鼓励患者患肢活动。③术前宣教中告知患者充气前让患者先抬高患肢 5 分钟,并用手挤压肌肉驱血,以减少静脉淤血,若恶性肿瘤患者或感染患者只需抬高患肢即可;伴随心功能代偿不全的患者抬高患肢和驱血都要缓慢,严防静脉回流量突然加大引起心力衰竭。

3.皮肤功能护理

(1)原因:供皮区创面是一种手术继发性创面,处理不当容易造成感染,受皮区易坏死。

(2)具体措施:①移植或转位的皮肤,应密切观察及时处理可能出现的情况:水疱、渗出、以减少坏死、争取皮肤更多的成活。观察受皮区的敷料有无松动,避免因敷料反复剐蹭受皮区而造成皮坏死。观察皮片移植肢体远端的皮肤颜色、温度、足背动脉搏动情况等。②移植或转位皮肤的后期养护和锻炼:润滑养护,由于移植或转位的皮肤多无汗腺,皮肤干燥易脱屑、皲裂。应长期凡士林油脂护肤类外涂,保护皮肤和表层。③定期按摩:轻柔的按摩皮瓣,可增加血液循环和消肿,促进局部新陈代谢。④局部保护:由于移植的皮肤多无神经支配,在特殊的情况下,如寒冷、高温、外力等情况下,应注意保护,减少伤害。⑤供皮区及受皮区的敷料都要保持清洁干燥,如有渗出液及分泌物及时更换,以免引起伤口感染。⑥避免石膏绷带过紧而引起局部压痛及患肢缺血坏死。

4.取髂骨植骨术后护理

(1)原因:因取髂骨后,患者最担心的是创口感染导致植骨失败,术后患者出现患肢及取髂骨处两处伤口疼痛,极度影响患者的舒适度和夜间睡眠质量。

(2)护理措施:①嘱患者平卧 2 天,且取髂骨处下肢制动,协助患者床上大小便。②依据渗血情况遵医嘱给予患者输入止血药物防止出血较多。③密切观察取髂骨处敷料:若有留置引流管,注意观察引流管性质、量等。若无引流管,更加密切观察取髂骨处敷料渗血情况。④取髂骨植骨患者,减少取髂骨侧下肢活动,避免负重。⑤给予患者疼痛护理。

5.患肢截肢术后护理

(1)原因:截肢造成的永久性肢体缺失,从形体上、生理功能和心理上都给患者带来严重影响,因此术后护理及康复就显得尤为重要。

(2)具体措施。

1)心理护理:对患者进行心理评估,必要时进行心理干预,让患者的精神状态保持乐观的心态。上肢截肢手术常造成患者终身残疾,给生活等各方面带来不便和精神上较大打击。因此,对上肢恶性肿瘤患者做好从入院到出院的综合心理护理有重要意义。

2)评估伤口引流液及渗出情况,床旁备止血带沙袋。

3)注意评估肾功能变化,记 24 小时出入量尤其是尿量、测定肾功能,直至引流拔出。当尿量异常时,及时通知主管医师。

4)观察残端有无明显肿胀及胀痛。

5)术后患肢痛:由于多数恶性肿瘤患者为了保命而进行截肢,截肢患者术后易产生幻肢痛,这是由于术前肿瘤侵袭压迫附近组织造成的剧烈疼痛对皮层中枢刺激而形成的兴奋灶,术后不能立即消失,部分患者可持续数月,术前应用止痛药控制疼痛可减少术后患肢痛的发生。通过术前和术后多模式镇痛的方法,可以有效阻止因组织损伤导致的中枢神经系统重塑,从而预防或者减少慢性幻肢痛的形成。①对于此幻肢痛可采用精神疗法,加强解释,指导患者自我训练,调节心理平衡,达到自我分析、自我控制、自我暗示的目的。协助患者早期下床,安排适当的文娱活动以转移患者注意力,使患者逐步适应和接受。②可适当给予安慰剂治疗或在晚间交替给予安眠药与一般镇痛药,以缓解幻肢痛。必要时可运用松弛疗法或理疗,配合医师行封闭、交感神经阻滞或交感神经切除术。通过综合护理,幻肢痛大多可随时间延长而逐渐减轻和消失。

6)截肢残端并发症处理:①皮肤:湿疹常见,外敷油膏可以缓解。②溃疡:由于血液循环不好所致,需要时再做截肢。③神经痛:切断神经端可继发神经瘤而产生疼痛,多由于神经瘤粘连到其他组织,残端活动时受牵扯引起,必要时将神经瘤切除。④关节:截肢部以上关节可发生强硬或畸形,应早期活动和锻炼肌肉功能,可减轻关节僵硬和截肢水平面以上的组织水肿。⑤截肢残端护理要点:正确使用弹力绷带,斜向缠绕包裹残端,防止残端出血、水肿。对残端皮肤进行拍打、摩擦,逐渐增加受压物硬度,提高皮肤的耐磨性,减轻残端与假肢接受腔摩擦而导致的皮肤破损。不可用热水浸泡残端或涂油保护,应用中性肥皂水清洗。

八、功能锻炼及康复

术后应进行有系统的康复训练计划,包括医院进行的康复训练和家庭康复练习;最大限度地发挥患者的积极性,恢复肿瘤切除术后手的全部功能。

常见手部肿瘤或肿瘤类似物的康复锻炼:手部肿物切除后的康复锻炼主要与切除和重建的范围及受累组织有关。肿物涉及范围小、无重要组织切除和重建的情况下,术后按照手外科常规进行简单的康复锻炼,减轻水肿,预防瘢痕挛缩即可。如肿物涉及范围广,或需要切除和重建重要组织,术后多需要根据具体情况进行制动,康复的开始和训练内容需根据重建情况而定。一般而言,关节囊、韧带和肌腱修复后术后3~4周开始功能锻炼;而骨骼重建后,如骨骼主体良好或内固定牢固,可早期功能锻炼,反之则需待骨骼能承受一定强度后方可进行练习。

(一)手部皮肤性肿物

该类肿物包括肿瘤类似物(皮疣、类风湿结节、表皮样囊肿和炎性肉芽肿等)、良性肿瘤(痣、皮肤纤维瘤)和恶性肿瘤(黑色素瘤、基底细胞癌和鳞癌等)。

该类肿物中的肿瘤类似物和良性肿瘤主要以局部切除为主,根据切除后皮肤缺损大小可直接缝合、取皮植皮、局部转移皮瓣、或远位皮瓣、或游离皮瓣。直接缝合者多不需要制动,其余则可能需要制动并在皮片和皮瓣存活后开始功能锻炼。手术后的康复主要是预防和减轻瘢痕挛缩,因此需要根据手术的部位和瘢痕挛缩的方向进行反向锻炼,并辅以支具牵拉和物理治疗,直到瘢痕组织成熟,一般需要坚持到术后3~4个月。

其他类似肿物切除术后可采用类似的康复锻炼方式,包括黏液囊肿、表皮样囊肿和血管球瘤等。

(二)腱鞘囊肿

囊肿切除术后一般不需要制动,需早期进行手指屈伸活动,预防肌腱粘连,预防皮肤和关节挛缩。对于韧带修复的情况,如腕背腱鞘囊肿在修复舟月骨间韧带和背侧关节囊后需制动腕关节3周,但应早期进行手指屈伸锻炼,预防伸肌腱粘连。1天3次,1次3组,1组30下。

(三)腱鞘巨细胞瘤

术后的康复练习需要根据切除的范围和切除的重要组织而定。

多数情况下,肿物切除涉及肌腱、关节囊和韧带,切除后如果缺损较小或无缺损,不影响其发挥正常作用,则需术后早期练习手指活动度,以预防肌腱粘连和关节囊挛缩。如果切除组织较多,甚至造成上述组织连续性中断,可能的情况下尽量修复和重建,重建后根据其修复范围固定相应关节,其余部分则需同样进行活动度练习,预防肌腱粘连和挛缩。

肿瘤有时会累及骨和关节,手术时需要仔细彻底刮除受累部分。对多数患者,受累部分骨骼和关节主体良好,关节面大部分完整,因此应早期练习关节活动度,避免肌腱粘连和关节活动受限。如果刮除后,骨质明显缺损需要植骨和固定,活动则需拍片后根据骨质愈合情况进行功能锻炼。

(四)内生软骨瘤

无病理性骨折的内生软骨瘤多采用单纯瘤体刮除,必要时可行自体或异体骨移植。多数病例骨皮质仍有一定强度,能承受一定力量,肿瘤对骨质主体结构损伤较小,因此多可术后早期功能锻炼,锻炼以活动度练习为主(手指开始主动屈伸功能锻炼),可减轻水肿,并预防肌腱粘连和关节挛缩。刮除植骨后需持续外固定10天,松解外固定后,在医护人员的指导下对固定关节行指间关节的被动锻炼。医护人员在帮助患者功能锻炼时,注意保护植骨处,不可操之过急,以免引起植骨处断裂。连续锻炼1个月,每天2次。有些病例骨质膨胀性生长明显,骨质菲薄,虽无病理性骨折,但不能承受锻炼的暴力,此时,因制动相应部分,待骨质愈合到一定程度后遵医嘱先开始主动的活动度练习。对于出现关节活动受限和肌腱粘连的情况,应待骨折基本愈合后方可进行被动活动度练习。

对于内生软骨瘤导致的病理性骨折,如骨折移位不明显,无可能导致功能障碍是旋转和短缩畸形,或者通过整复可复位的病例,均应考虑石膏或支具制动,待骨折愈合后择期行病灶刮除,必要时植骨。由于骨折愈合良好,所以骨骼术后能承受锻炼的力度,因此可按照无病理性骨折的情况进行处理。对于大段瘤体骨折、骨质缺损或者移位明显且无法充分复位者,应考虑瘤段切除、自体骨移植术,术后根据骨质愈合后牢固程度开始关节屈伸练习。

(五)截肢术后功能锻炼

将残端置于功能位,尽早主动健肢活动,病情平稳后5~8天可主动翻身坐起。拆线后进行残肢肌肉练习背肌、胸肌和肩部肌肉。上肢的ADL实行日常生活活动能力(ADL)训练。训练应尽早从床边开始,利用自助工具。不管残疾多严重,也尽量让患者靠自己的力量来完成动作,增强健肢的功能,弥补残肢的缺陷。患者学会生活自理的同时,减少了对日后生活的顾虑与担忧,提高残疾后的生存质量。ADL训练中很多需要双手协调才能完成的动作,如打领带、切菜、开启瓶盖等。因此把持固定则成为重要的训练内容。书写或绘画时对纸张的固定,肘关节以下截肢者可用残臂固定,而肱骨水平截肢或肩关节离断者,则用重物固定。利用残臂固定:打开茶叶筒或果珍筒盖时,可利用残臂将筒夹在腋下,健手打开。

(六)运动与肌力恢复

如果早期的被动运动是为了预防粘连,那么3周之后开展的主动运动,则以恢复肌力为主。被动运动对肌力无大帮助,所以应鼓励患者克服疼痛积极的功能锻炼。

肌力练习:可直接提水桶或沙袋或用专用的肌力练习器进行锻炼,促进肌力恢复,使肌肉尽力收缩,以引起轻度疲劳,然后适当休息。在关节和肌力有一定恢复时,可及时进行作业疗法,进行各种实用功能锻炼,练习对指功能、握筷、健身球练习,动作由简单到复杂,循序渐进,逐渐增加活动量,此外,鼓励患者积极使用患肢进行日常生活和自我服务动作,必要时可利用支具协助。

(徐 飞)

第四节　肌　腱　损　伤

一、损伤类型

(一)锐器伤
致伤物为玻璃切割、刀刺伤等。以Ⅱ、Ⅲ区屈指肌腱断裂多见。

(二)复合性肌腱损伤
肌腱断裂合并有神经、血管及骨与关节损伤。致伤物多为机器伤,如电锯等。其特点是多指、多部位损伤,部分病例肌腱有缺损或皮肤缺损。

(三)非开放性损伤
常为突发性暴力所致,肌腱自止点处撕裂。常为不完全断裂。

二、肌腱分区

(一)屈肌腱
根据解剖位置可分为指深屈肌腱和指浅屈肌腱

Ⅰ区:腱末端区,由指浅屈肌腱止点至指深屈肌腱止点,仅有指深屈肌腱1条。

Ⅱ区:鞘管区,指浅、深屈肌腱互相交叉换位。

Ⅲ区:手掌区,包括指浅、深屈肌腱,小指屈肌腱位于滑膜鞘内。

Ⅳ区:腕管区,位于腕管内的屈肌腱。共有9条肌腱和正中神经通过。

Ⅴ区:前臂区,腕管近侧缘至肌肉-肌腱交界处的一段肌腱。

(二)伸肌腱
Ⅰ区:由中央束在中节指骨基底背侧抵止处至两侧束、中央束延续的终腱止点。

Ⅱ区:近节指骨近端至中节指骨基底背侧的伸指肌腱。

Ⅲ区:腕背横韧带远端至掌指关节背侧伸肌腱帽处。

Ⅳ区:位于腕背纤维鞘管内。

Ⅴ区:从腕背鞘管近端至前臂肌肉-肌腱交界处。

三、临床表现

(一)屈肌腱损伤
(1)当一个手指的指浅、深屈肌腱断裂时,该屈侧肌腱张力消失,手指于伸直位,不能主动屈曲近远指间关节。

(2)只有指深屈肌腱断裂时,受伤指远侧指间关节不能主动屈曲,可通过控制近侧指间关节检查远侧指间关节有无主动屈曲功能。

(3)只有指浅屈肌腱断裂,指深屈肌腱正常时,手指主动屈曲一般无明显异常,但可用固定相邻指于完全伸直位,健指深屈肌处于拉伸的紧张状态,再主动屈曲伤指,此时伤指则不能主动屈曲近侧指关节。

(4)拇长肌腱断裂时,在控制拇指掌指关节的情况下,不能主动屈曲指间关节。

(5)腕部掌侧肌腱损伤,当某一条断裂或部分肌腱断裂,由于此部分各屈指肌腱间有联系,仍可屈曲手指,但张力下降,屈曲无力和不完全。

(二)伸肌腱损伤

(1)止点处至近侧指间关节断裂时,则不能主动伸直远侧指间关节,出现锤状指畸形。非开放性损伤,止点处有少许纤维与关节囊及软组织相连,锤状指现象不明显。

(2)断裂在掌指关节至近侧指间关节,表现为主动伸直近侧指间关节动作消失,掌指关节仍可主动伸直。

(3)发生在掌指关节伸肌腱帽或伸腱扩张部的断裂,该关节主动伸直受限或消失。

(4)拇长伸肌腱在掌指关节近侧断裂,可让患者手掌平放在桌面上,此时消除了拇短伸肌对伸拇的影响,如果拇长伸肌腱断裂则不能伸直拇指关节。

四、处理原则

(一)早期肌腱修复术

(1)新鲜肌腱损伤,如果没有特殊原因都应该进行早期修复。

(2)指在受伤后 6~12 小时,必须是新鲜的外伤病例,创面清洁整齐。

(二)延期肌腱修复术

指受伤后 24 小时至 3 周以内的肌腱修复。有以下情况选择延期修复:

(1)肌腱损伤时伤口污染严重。

(2)患者有其他损伤,危及生命时。

(3)早期因技术原因或在屈肌腱腱鞘内,不能保证效果。

(三)二期肌腱修复术

指伤后 3 周以后根据条件选择适当时期进行肌腱断裂的修复术。有以下情况。

(1)创面缺损较大,不能直接缝合,需行皮肤移植或皮瓣覆盖。

(2)严重的挤压伤,合并骨与关节粉碎性骨折。

(3)伤口严重感染。

(4)肌腱有缺损,直接缝合有困难。

五、术后并发症

(一)水肿

(1)急性水肿一般发生在术后 48 小时内,敷料包扎过紧容易导致急性水肿发生。

(2)慢性水肿一般在术后 3 天出现,因静脉回流不畅引起,属于体位性水肿。

(二)肌腱粘连

常见的肌腱修复术后并发症。粘连产生是由于参与肌腱愈合的细胞和腱周组织来源的外源细胞生长连接成一整体的现象。术后早期功能锻炼是防止肌腱粘连十分重要而有效的手段。屈肌腱Ⅱ区管道狭窄,极易发生粘连。

(三)肌腱断裂

主要原因:①功能锻炼不当,如活动时间过早或活动幅度过大等;②术后过早负重;③术后过早去除保护装置;④其他因素,与受伤部位、感染及肌腱吻合方法不当有关。

(四)关节僵硬

术后患者因疼痛,或担心肌腱断裂等不敢活动,胶原纤维长期缺乏外力牵伸,致使纤维间互相粘连。

六、常见肌腱的手术

(一)游离肌腱移植术

该术式多用于手指纤维鞘管内屈指肌腱损伤的晚期处理。

(二)肌腱移位术

肌腱缺损过多,或肌腱的肌腹已丧失功能,可采用肌腱移位。

(三)肌腱松解术

肌腱松解术是对手部肌腱修复后产生的粘连进行补救的手术。

适应证:①手部肌腱损伤修复后,功能恢复不佳,有明显手指活动受限,但被动活动良好。②肌腱损伤的初始修复后 3 个月者。③手指皮肤及其他软组织覆盖良好,局部血运良好者。

七、护理要点

(一)术前护理要点

1.原因

由于手部末梢神经分布丰富,所以手部外伤常伴有明显疼痛。

2.主要措施

(1)抬高患肢,协助患者更换舒适体位。经常检查防止压迫患肢。

(2)为患者做护理操作时,动作应轻柔,尽量减少患者因其他原因导致的疼痛。

(3)耐心倾听患者对于疼痛部位,性质,程度等主诉,以及时了解患者疼痛的情况。

(二)术后护理要点

1.疼痛的护理

(1)原因:体位不当导致手部肿胀,手术器械机械性刺激牵拉,血肿及敷料的压迫术后感染、术后功能锻炼及患者心理因素影响,都会导致疼痛加重。

(2)主要措施:①营造舒适的病房环境,禁止吸烟,保持病室整洁,光线适宜。②集中护理操作,做到走路轻、说话轻、开关门轻、操作动作轻。③倾听患者主诉,鼓励其表达,使其自我放松,分散注意力,以减轻疼痛。④评估患者疼痛的程度,部位,性质、频率、是否会有诱发因素加重疼痛,并及时给予处理。⑤对于使用 PCA 止痛的患者,按 PCA 的护理常规进行护理。⑥对于口服止疼药的患者,定时评估止疼效果。

2.抬高患肢,观察血运

(1)原因:肌腱损伤术后通常会有石膏外固定,患者的血运良好与否也影响着术后的效果。

(2)主要措施:术后抬高患肢,指导患者平躺时患肢抬高 15°,坐位或站位时可用三角巾或吊带将患肢抬至略高于心脏,保持舒适位,促进静脉回流,防止肢端肿胀及减轻疼痛。观察患肢指端皮肤颜色、皮肤温度、毛细血管反应等,如患指皮肤颜色发白或发紫、温度低于其他手指、毛细血管反应缓慢,应通知医师进行相应处理。如果局部皮肤血液循环不良,松解的肌腱将会再发生广泛的粘连。

3.术后有效固定

(1)原因:无论是做肌腱移植或肌腱直接吻合,都应当使缝合的肌腱放松而不可有张力,以利于肌腱愈合,防止肌腱断裂。

(2)具体措施:屈肌腱修复术,术后需用背侧石膏托,从前臂到指端将腕和指制动在屈曲位。伸肌腱修复术,术后用掌侧石膏托,将腕及指制动在背伸位。敷料包扎完整,松紧度适宜,以可伸进一手指为宜。过紧影响肢端血液循环、加重疼痛。过松则容易松脱或丧失应有的固定作用。

(徐 飞)

第五节 踝 部 骨 折

一、概述

(一)解剖学

踝部是小腿的胫骨与腓骨最下端与脚部结合的骨骼点,在生活中行走经常会扭到脚,轻则疼痛,重则拉伤韧带甚至骨膜受损。

(二)病因

踝骨一般不会出现骨折情况,多半是在扭到脚后出现骨裂。踝骨骨折是由于外伤或病理等原因使骨质部分或完全断裂的一种疾病。

(三)分类

1.内翻(内收)骨折

该型骨折可分Ⅲ度。

(1)Ⅰ度:单纯内踝骨折,骨折缘由胫骨下关节面斜上内上,接近垂直方向。

(2)Ⅱ度:暴力较大,内踝发生撞击骨折的同时,外踝发生撕脱骨折,称双踝骨折。

(3)Ⅲ度:暴力较大,在内外踝骨折同时距骨向后撞击胫骨后缘,发生后踝骨折(三踝骨折)。

2.外翻(外展)骨折

此型骨折按骨折程度可分为Ⅲ度。

(1)Ⅰ度:单纯内踝撕脱骨折,骨折线呈横行或短斜行,骨折面呈冠状,多不移位。

(2)Ⅱ度:暴力继续作用,距骨体向外踝撞击,发生外踝斜行骨折,即双踝骨折。如果内踝骨折的同时胫腓下韧带断裂,可以发生胫腓骨下端分离,此时距骨向外移位,可在腓骨下端联合韧带上方,形成扭转外力,造成腓骨下 1/3 或中 1/3 骨折,称为 Dupuytren 骨折。

(3)Ⅲ度:暴力过大,距骨撞击胫骨下关节面后缘,发生后踝骨折,即三踝骨折。

3.外旋骨折

外旋骨折发生在小腿不动足部强力外旋或足不动小腿强力内转时,距骨体的前外侧挤压外踝前内侧,造成腓骨下端斜行或螺旋形骨折,亦可分成Ⅲ度。

(1)Ⅰ度:骨折移位较少,如有移位,其远骨折端为向外、向后旋转。

(2)Ⅱ度:暴力较大,发生内侧副韧带断裂或发生内踝撕脱骨折,即双踝骨折。

(3)Ⅲ度:强大暴力,距骨向外侧移位,并向外旋转,撞击后踝,发生三踝骨折。

4.纵向挤压骨折

高处坠落,足跟垂直落地时,可致胫骨前缘骨折,伴踝关节向前脱位。如果暴力过大,可造成胫骨下关节面粉碎骨折。凡严重外伤,发生三踝骨折时,踝关节完全失去稳定性并发生显著脱位,称为 Pott 骨折。

(四)临床表现

踝骨骨折主要表现为脚踝局部肿胀、疼痛、青紫、功能障碍、畸形及骨擦音等。

二、治疗

踝关节面比髋、膝关节面积小,但其承受的体重却大于髋膝关节,而踝关节接近地面,作用于踝关节的承重应力无法得到缓冲,因此对踝关节骨折的治疗较其他部位要求更高,踝关节骨折解剖复位的重要性越来越被人们所认识,骨折后如果关节面稍有不平或关节间隙稍有增宽,均可发生创伤性关节炎。无论哪种类型骨折的治疗,均要求胫骨下端即踝关节与距骨体的鞍状关节面吻合一致,而且要求内、外踝恢复其正常生理斜度,以适应距骨后上窄、前下宽形态。

(一)无移位骨折

用石膏固定踝关节,背伸 90°中立位,1~2 周待肿胀消退石膏松动后,可更换 1 次,石膏固定时间一般为 6~8 周。

(二)有移位骨折

1.手法复位外固定

手法复位的原则是采取与受伤机制相反的方向,手法推压移位的骨块使之复位。如为外翻骨折则采取内翻的姿势,足部保持在 90°背伸位,同时用两手挤压两踝使之复位。骨折复位后,石膏固定 6~8 周。

2.手术复位内固定

踝关节骨折的治疗,应要求解剖复位,对手法复位不能达到治疗要求者,仍多主张手术治疗。

三、康复

(一)术后 0~2 周

根据损伤和手术特点,为使踝关节可以愈合牢固,有一些患者需要石膏托或支具固定 2~4 周。固定期间未经医师许可只能进行下述练习,盲目活动很可能造成损伤。

1.术后 1~3 天

(1)活动足趾:用力、缓慢、尽可能大范围地活动足趾,但绝对不可引起踝关节的活动。5 分钟/组,1 组/小时。

(2)开始直抬腿练习:包括侧抬腿和后抬腿,避免肌肉过度萎缩无力。30 次/组,组间休息30 秒,每次 4~6 组/次,2~3 次/天。

练习时有可能因石膏过重无法完成。

2.术后 1 周

(1)膝关节的弯曲和伸直练习:因组织制动,可能影响膝关节活动,要重视。15~20 次/分,1 天1 次即可。

(2)大腿肌肉练习:抗阻伸膝、抗阻屈膝。练习大腿的绝对力量,选中等负荷(完成 20 次动作即感疲劳的负重量),20 次/组,组间休息 60 秒,2~4 组/天。

(二)术后 2 周

如果患者踝关节没有石膏固定,即可以开始下述练习,如果佩戴石膏,要经医师检查,去石膏或支具后练习踝关节的活动,练习后继续佩戴石膏或支具。

1.主动活动踝关节

活动包括屈伸和内外翻。缓慢用力,最大限度。但必须无痛或略痛,防止过度牵拉造成不良后果。10～15 次/分,2 次/天,训练前热水泡脚 20～30 分钟以提高组织的延展性,利于练习。

2.开始被动踝关节屈伸练习

逐渐加力,时间同上。2～3 月内和好脚踝一致即可。

3.内外翻练习

必须在无痛或微痛的范围内,增加活动度和活动力度。因组织愈合尚未完全愈合,不可过度牵拉。时间同上。训练前热水泡脚 20～30 分钟以提高组织的延展性,利于练习。

(三)术后 4～8 周

根据 X 线片检查结果,由专业医师决定是否开始与下肢负重有关的练习。此期可以拆除石膏或支具固定。

1.开始踝关节及下肢负重练习

前跨步、后跨步、侧跨步,要求动作缓慢、有控制、上体不晃动。力量增加后,可双手提重物,增加负荷。20 次/组,组间休息 30 秒,2～4 组/次,2～3 次/天。

2.强化踝关节周围肌肉力量

抗阻勾脚、抗阻绷脚、抗阻内外翻。30 次/组,组间休息 30 秒,4～6 组,2～3 次/天。

(四)术后 8 周

1.强化踝关节和下肢的各项肌力

静蹲:2 次/分,休息 5 秒,共 10 分钟,2～3 次/天。提踵:训练量同上,从双腿过渡到单腿。抬脚向前向下练习:要求缓慢有控制,上体不晃动。20 次/组,组间休息 30 秒,2～3 次/天。

2.强化踝关节的活动度

保护下全蹲,双腿平均分配力量,尽可能使臀部接触足跟。3～5 次/分,1～2 次/天。

3.注意

此期骨折愈合尚在生长改建,故练习及训练要循序渐进,不可勉强或盲目冒进。且应强化肌力以保证踝关节在运动中的稳定,并应注意安全,绝对避免再次摔倒。

(五)术后 12 周

(1)3 个月后可以开始由慢走过渡到快走练习。

(2)6 个月后开始恢复体力劳动和运动。

四、护理

(一)护理评估

1.一般情况评估

评估患者血压、体温、呼吸、心率等。

2.风险因素评估

患者的日常生活活动能力评估,Braden 评估和患者跌倒、坠床风险评估。

3.评估患者心理反应

评估患者面对踝部骨折的心理反应。

4.评估病情

(1)评估患者是否有外伤史。

(2)评估患者是否有骨折专有的体征。

(3)评估患者有无软组织损伤等。

5.X线及CT检查结果

评估检查以明确骨折的部位、类型和移动情况。

6.评估既往健康状况

评估患者是否存在影响活动和康复的慢性疾病。

7.评估生活自理能力和心理状况

评估患者生活自理能力,有无抑郁、孤独等心理。

(二)护理诊断

1.疼痛

疼痛与骨折有关。

2.恐惧

恐惧与担心疾病的预后有关

3.知识缺乏

与缺乏疾病相关的知识有关。

4.感染危险

有感染的危险与手术和长期卧床有关。

5.潜在并发症

关节僵硬、感染、畸形愈合、创伤性关节炎等。

(三)护理措施

1.术前护理

包括跟骨牵引、石膏护理。

2.术后护理

(1)休息与体位:抬高患肢,高于心脏水平15～20 cm,促进血液循环,以利消肿,可持续数月,适当使用消肿药物。

(2)渗血情况:渗血较多,以及时更换敷料,保持干燥,防止伤口感染。若有活动性出血,以及时通知医师进行处理。

(3)密切观察肢体远端搏动及感觉、活动,注意有无血管神经损伤。

3.出院指导

(1)将后期功能锻炼方法教给患者,指导其有计划地功能锻炼,循序渐进,以不疲劳为度,避免再次损伤。

(2)关节如有僵硬及疼痛,在锻炼的基础上继续配中药外洗,展筋酊按摩;继续服用接骨药物。定期到医院复查,根据骨折愈合情况,确定解除内外固定的时间。

(3)嘱患者进行高热量、高维生素、高钙、高锌饮食,以利骨折修复和补充机体消耗。

(4)鼓励患者每天到户外晒太阳1小时,对不能到户外晒太阳的伤员要补充鱼肝油滴剂或含维生素 D 的牛奶、酸奶等。

(5)保持心情舒畅,以利于骨折愈合。

(四)护理评价

(1)疼痛能耐受。

(2)心理状态良好,配合治疗。

(3)肢体肿胀减轻。

(4)切口无感染。

(5)无周围神经损伤,无并发症发生。

(6)X 线片显示:骨折端对位、对线佳。

(7)患者及家属掌握功能锻炼知识,并按计划进行。

(徐　飞)

第六节　距 骨 骨 折

一、概述

距骨骨折是以局部肿胀、疼痛、皮下瘀斑、不能站立行走等为主要表现的距骨部骨折。距骨骨折较少见,多由直接暴力压伤或距骨由高处坠落间接挤压所伤,后者常合并跟骨骨折。距骨骨折预后并不十分理想,易引起不愈合或缺血性坏死,应及早诊治。

(一)病因

距骨体骨折多为高处跌下,暴力直接冲击所致。距骨体可在横的平面发生骨折,也可形成纵的劈裂骨折。骨折可呈线状、星状或粉碎性。距骨体骨折往往波及踝关节及距下关节,虽然移位很轻,但可导致上述关节的阶梯状畸形,最终产生创伤性关节炎,因此距骨体骨折预后比距骨颈骨折更差。

1.距骨颈部及体部骨折

距骨颈部及体部骨折多由高处坠地,足跟着地,暴力沿胫骨向下,反作用力从足跟向上,足前部强力背屈,使胫骨下端前缘插入距骨的颈、体之间,造成距骨体或距骨颈骨折,后者较多。如足强力内翻或外翻,可使距骨发生骨折脱位。距骨颈骨折后,距骨体因循环障碍,可发生缺血性坏死。

2.距骨后突骨折

足强力跖屈被胫骨后缘或跟骨结节上缘冲击所致。

(二)临床表现

伤后踝关节下部肿胀、疼痛、不能站立和负重行走。功能障碍都十分显著,易与单纯踝关节扭伤混淆。距骨颈Ⅱ度骨折,踝关节前下部有压痛和足的纵轴冲挤痛。距骨体脱出踝穴者,踝关节后部肿胀严重,局部有明显突起,拇趾多有屈曲挛缩,足外翻外展。可在内踝后部触到骨性突起,局部皮色可出现苍白缺血或发绀。

若为距骨后突骨折,除踝关节后部压痛外,足呈跖屈状,踝关节背伸跖屈均可使疼痛加重;若为纵形劈裂骨折,踝关节肿胀严重或有大片淤血瘀斑,呈内翻状畸形;可在踝关节内侧或外下侧触到移位的骨块突起。

二、治疗

距骨除颈部有较多的韧带附着,血循环稍好外,上、下、前几个方向都是与邻骨相接的关节面,缺乏充分的血循环供给,故应注意准确复位和严格固定,否则骨无菌性坏死和不连接发生率较高。根据骨折的类型及具体情况不同,采取相应的治疗措施。

(一)无移位的骨折

应以石膏靴固定6~8周,在骨折未坚实愈合前,尽量不要强迫支持体重。

(二)有移位的骨折

距骨头骨折多向背侧移位,可用手法复位,注意固定姿势于足跖屈位使远断端对近断端,石膏靴固定6~8周。待骨折基本连接后再逐渐矫正至踝关节90°功能位,再固定4~6周,可能达到更坚实的愈合。尽量不要强迫过早支重。距骨体的骨折如有较大的分离,手法复位虽能成功,但要求严格固定10~12周。如手法复位失败,可以采用跟骨牵引3~4周,再手法复位。然后改用石膏靴严格固定10~12周。但因距骨体粉碎或劈裂骨折时,上下关节软骨面在损伤愈合后发生创伤性关节炎的比例较高,恢复常不十分满意。

距骨后突骨折如移位,骨折片不大者可以切除,骨折片较大影响关节面较多时,可用克氏针固定,石膏靴固定8周。

(三)闭合复位失败

闭合复位失败多需手术切开整复和用螺丝钉内固定,距骨颈骨折约占距骨骨折的30%。自高处坠落时,足与踝同时背屈,距骨颈撞在胫骨远端的前缘,发生垂直方向的骨折。可分为3型。

1.Ⅰ型

距骨颈垂直骨折,很少或无移位。

2.Ⅱ型

距骨颈骨折合并距下关节脱位。距骨颈发生骨折后足继续背屈,距骨体被固定在踝穴内,足的其余部分过度背屈导致距下关节脱位。

3.Ⅲ型

距骨颈骨折合并距骨体脱位。距骨颈骨折后,背屈外力继续作用,距骨体向内后方旋转而脱位,并交锁于载距突的后方,常同时合并内踝骨折。常为开放性损伤。

三、护理

(一)护理评估

1.一般情况评估

评估患者血压、体温、呼吸、心率等。

2.风险因素评估

患者的日常生活活动能力评估,Braden评估和患者跌倒、坠床风险评估。

3.评估心理反应

评估患者对疾病的心理反应。

4.评估病情

（1）评估患者是否有外伤史。

（2）评估患者有骨折专有的体征。

（3）评估患者有无软组织损伤。

5.评估 X 线片及 CT 检查结果

评估检查结果以明确骨折的部位、类型和移动情况。

6.评估既往健康状况

患者是否存在影响活动和康复的慢性疾病。

（二）护理诊断

1.自理能力缺陷

自理能力缺陷与骨折肢体固定后活动或功能受限有关。

2.疼痛

疼痛与创伤有关。

3.焦虑

焦虑与疼痛、疾病预后等因素有关。

4.知识缺乏

缺乏骨折后预防并发症和康复锻炼的相关知识。

5.肢体肿胀

肿胀与骨折有关。

6.潜在并发症

有周围血管神经功能障碍的危险。

7.潜在并发症

有感染的危险。

（三）护理措施

1.非手术治疗及术前护理

（1）心理护理：由于担心疾病预后，害怕患肢残废，患者会产生焦虑、担心等心理问题。针对患者的心态采取不同的措施，讲解有关疾病的知识、治疗过程及可能出现的情况，介绍成功病例，缓解患者心理担忧，稳定情绪。允许家人陪伴，增强患者战胜疾病的信心。

（2）饮食护理：给患者宣教加强营养的重要性，术前给予高热量、高蛋白、高维生素饮食，适当食肉类、鱼类及新鲜水果蔬菜。

（3）体位：抬高患肢，促进静脉血液回流，减轻肢体肿胀，减少疼痛和不适。观察患者患肢的末梢血运循环及运动、感觉、皮肤温度等。

（4）完善术前的各种化验和检查。

2.术后护理

（1）休息与体位：患者平卧时去枕，在两肩胛间垫窄枕，使两肩后伸外展，同时抬高患肢，促进血液回流，减轻肿胀。

（2）术后观察：①与麻醉医师交接班，予以心电监护、吸氧，监测 T、P、R、BP、SpO_2 变化，每小时记录 1 次。②查看伤口敷料包扎情况，观察有无渗血、渗液。③注意伤口引流管是否通畅，防止扭曲、折叠、脱落，记录引流液的量、性质。④密切观察肢体远端动脉搏动及足部的血供感觉、活动、肤色、皮温,注意有无压迫神经和血管的现象,如出现皮肤发冷、发紫、静脉回流差,感觉麻木的症状,立即报告医师查找原因,以及时对症处理。

(3)引流管的护理:告知患者保持引流管通畅的重要性,嘱其在翻身、活动、功能锻炼时避免引流管折叠、扭曲、脱落,引流袋放置应低于切口30～50 cm,如为负压引流器,指导家属保持引流器负压状态,确保引流效能。有异常时应及时向医护人员反映,以便及时处理。

(4)症状护理:①疼痛,向患者解释手术后疼痛的规律,指导缓解疼痛的方法,如听音乐、看报纸、与家属聊天等分散对疼痛的注意力;按摩伤口周围,缓解肌紧张;正确评估患者疼痛的程度,对疼痛明显者可适当给予止痛剂;采用止痛泵止痛法,利用止痛泵缓慢从静脉内给药,减轻疼痛。②肿胀,伤口局部肿胀可轻度抬高患肢,冰敷;如患有血液循环障碍,患肢肢体肿胀时应检查外固定物是否过紧。

(5)一般护理:协助洗漱、进食,并鼓励、指导患者做些力所能及的自理活动。

(6)饮食护理:早期以清淡饮食为主,后进食高蛋白、高热量、高维生素的食物,在补充蛋白质的同时应补给足够的糖类。还要鼓励患者多吃新鲜蔬菜、水果,多饮水,保持大便通畅。

(7)并发症的护理:①切口感染,术前应严格备皮;加强营养;进行全身检查并积极治疗糖尿病等感染灶;遵医嘱预防性使用抗生素。术中应严格遵守无菌操作原则。术后保持引流通畅,保持伤口清洁干燥,防止局部血液淤滞,引起感染。②出血,了解术中情况,尤其出血量。术后24小时内患肢局部制动,以免加重出血。严密观察伤口出血量,注意伤口敷料有无渗血及引流液的颜色、性状、量。观察患者瞳孔、神智、血压、脉搏、呼吸、尿量,警惕失血性休克。

(8)功能锻炼:①在术后固定的早中期,骨折急性损伤处理后2～3天,损伤反应开始消退,肿胀和疼痛开始消退,即可开始功能锻炼。②晚期,骨折基本愈合,锻炼目的为恢复踝关节活动。

3.出院指导

(1)心理指导:讲述疾病相关知识及介绍成功病例,帮助患者树立战胜病魔的信心。保持心情愉快,加强营养,促使骨折愈合。

(2)休息与体位:保持活动与休息时的体位要求。半年内不要剧烈活动,避免再次骨折。

(3)用药:出院带药时,应将药物的名称、剂量、用法、注意事项告诉患者,按时用药。

(4)饮食:鼓励患者多食高蛋白、高热量、高维生素、含钙丰富、刺激性小的易消化食物,多食蔬菜、水果,避免辛辣刺激食物,预防便秘。

(5)复查时间及指征:定期到医院复查,术后1个月、3个月、6个月需行X线片复查,了解骨折愈合情况。手法复位外固定者如出现骨折处疼痛加剧、患肢麻木、足部颜色改变,温度低于或高于正常等情况需随时复查。

（徐 飞）

第七章 耳鼻咽喉科护理

第一节 先天性耳前瘘管

一、概述

先天性耳前瘘管是一种常见的先天性、常染色体显性遗传性外耳疾病。为胚胎时期形成的第 1 鳃沟封闭不全或第 1、2 鳃弓的 6 个小丘样结节融合不良所致。宜行手术切除。

二、病情观察与评估

(一)生命体征

监测生命体征,观察患者有无体温异常。

(二)症状体征

(1)观察患者瘘管周围组织有无红肿、疼痛、脓性分泌物溢出。

(2)观察患者瘘口周围有无瘢痕形成。

(三)安全评估

评估患者有无因年龄幼小导致跌倒/坠床的危险。

三、护理措施

(一)术前护理

1.患者准备

(1)保持瘘管周围皮肤清洁、干燥,洗澡、洗头后及时擦干耳周皮肤,预防感染。

(2)讲解手术方法、配合要点、手术目的及注意事项。

2.药物准备

术前备亚甲蓝 1 支,术中染色用。

3.访视与评估

了解患者基本信息和手术相关信息,确认术前准备完善情况。

4.患者交接

与手术室工作人员核对患者信息、手术部位标识及患者相关资料,完成交接。

(二)术后护理

1.伤口护理

观察伤口敷料有无松动脱落、有无血染或血染范围进行性增宽等;观察敷料包扎松紧度,有无患侧眼部及颜面部水肿、耳郭红肿疼痛现象,如有异常及时通知医师处理。

2.卧位与活动

取半卧位或健侧卧位,无头痛头昏等症状,可适当下床活动。小儿床栏保护,预防跌倒/坠床发生。

3.饮食护理

予以温软食物,3～5天改为普食。

四、健康指导

(一)住院期

(1)告知患儿及家属注意安全,勿在病房随意跑动、打闹,穿防滑鞋,避免跌倒。

(2)保持伤口清洁干燥,拆线前尽量不洗头,勿抓挠伤口,以免影响伤口愈合。

(3)告知患者术后加压包扎的目的及不适,取得配合。

(二)居家期

(1)保持外耳清洁,伤口结痂须由医师处理,勿自行去除。

(2)告知患者出院后1周门诊复查。出现高热、伤口持续疼痛、出血、流脓等及时就诊。

(刘慧冬)

第二节 突发性耳聋

一、概述

突发性耳聋是指突然发生的听力损失,多为感音神经性聋。患者可在数分钟、数小时内听力下降至最低,可伴耳鸣、眩晕等。多为单耳发病,原因不明,听力恢复程度与早期诊治以及其他多方面因素有着密切关系。

二、病情观察与评估

(一)生命体征

监测生命体征,观察体温、血压有无异常。

(二)症状体征

(1)了解患者听力损失程度。

(2)了解患者有无眩晕、耳鸣,有无恶心、呕吐等自主神经功能紊乱症状。

（三）安全评估

（1）评估患者有无因眩晕导致跌倒、坠床的危险。

（2）评估患者对疾病认知程度，有无因耳鸣、耳聋产生的焦虑心理。

三、护理措施

（一）协助检查

协助完善疾病常规检查及专科检查：纯音听阈测试、声导抗测试、响声重振试验、前庭功能检查、耳声发射、耳蜗电图、听性脑干诱发电位、颅脑 CT、颅脑 MRI。

（二）心理护理

讲解疾病发生与情绪、劳累、病毒感染、高血脂、高血糖等因素有关，嘱患者安静休息，缓解患者的焦虑情绪，保持心情舒畅，积极配合治疗。

（三）用药护理

遵医嘱给予糖皮质激素及改善微循环等药物者，监测血压变化，观察有无面色潮红、皮下出血、应急性溃疡等。

（四）饮食护理

进低盐或无盐饮食，控制饮水量。

（五）高压氧治疗的护理

（1）治疗时自然放松，观察患者有无耳痛等不适，出现双耳胀痛、耳鸣等现象时做吞咽动作或讲话，使咽鼓管开放，如不能缓解应及时通知医师。

（2）入舱应着纯棉或纯毛服装，不能携带易燃易爆及各种电子产品。勿抹油脂类化妆品，禁用头油、发胶等，以免遇氧气自燃。

（3）不进食易产气的食物，入舱前排空大小便。

（4）治疗结束减压时感到耳部有气体跑出，切勿屏气，宜正常呼吸，防止肺气压伤。

（5）有发热、感冒、腹痛、女性生理期等情况时应暂停高压氧治疗。

四、健康指导

（一）住院期

（1）指导患者保持情绪稳定、充足睡眠，下床活动时应缓慢，避免发生直立性低血压。

（2）指导双耳全聋患者采取其他沟通方式，如书写、手势、肢体语言等，以提高交流沟通能力。

（二）居家期

（1）告知患者避免使用耳毒性药物，如需使用，加强听力监测，以免造成不可逆听力损失。

（2）指导患者及家属远离噪声环境，做好职业防护，保持健康生活方式。眩晕及全聋者避免单独外出、驾车、高空作业等，减少安全隐患。

（3）告知听力严重下降恢复不佳者，可佩戴助听器等满足日常工作、生活需要。

（刘慧冬）

第三节 耳郭外伤

一、概述

耳郭外伤是指各种外因造成的耳郭损伤,如挫伤、撕裂伤、冻伤和烧伤等。临床以前两者多见,可单独发生,亦可伴头面部损伤。

二、病情观察与评估

(一)生命体征

监测生命体征,观察体温、血压有无异常。

(二)症状体征

(1)观察患者耳郭外伤的性质及程度,有无断离及断离的程度,脱落耳郭保护程度。

(2)观察患者有无头面部损伤及损伤的性质、程度;脑外伤患者有无脑脊液耳漏症状。

(3)观察患者有无活动性出血;观察疼痛及评估疼痛的程度。

(三)安全评估

评估患者有无因担心耳郭畸形而产生的焦虑。

三、护理措施

(一)术前护理

1.出血护理

观察出血情况,有活动性出血者压迫止血。耳郭血肿 24 小时内可先冰敷,如渗出较多,协助医师在无菌条件下穿刺抽吸积血后加压包扎 48 小时,遵医嘱用药控制感染。

2.心理护理

主动与患者交流,了解心理变化,适时疏导,调整情绪。

3.皮肤准备

保护患耳及周围组织,皮肤损伤较重者准备对侧大腿内侧皮肤用于植皮。

4.访视与评估

了解患者基本信息和手术相关信息,确认术前准备完善情况。

5.患者交接

与手术室工作人员核对患者信息、手术部位标识及患者相关资料,完成交接。

(二)术后护理

1.伤口护理

观察伤口敷料有无松动脱落、是否清洁干燥;局部有无渗血,有无分泌物及分泌物的颜色、性质和量,如耳道内有透明无色水样液体流出,提示脑脊液耳漏。

2.术耳护理

(1)观察术耳血液循环。①血液循环正常:皮肤颜色红润,皮温与体温相同,弹性好,毛细血管充盈反应 1～2 秒。②动脉供血不足:皮肤发灰或变白,皮温低于体温,弹性差或干瘪,毛细血管充盈反应大于 3 秒。③静脉回流受阻:皮肤颜色发绀、重度肿胀或有水疱,毛细血管充盈反应小于 1 秒。

(2)局部理疗:①红外线照患耳,每天 1～2 次,每次 15～20 分钟,促进耳部血液循环及渗出液的吸收。②照射时遮盖双眼,避免角膜损伤,注意照射距离,避免烫伤。

3.感染观察

观察有无耳郭皮肤颜色变紫或变黑,耳郭塌陷,疼痛感觉减退,皮温低,伤口有脓性或暗红色分泌物渗出,有臭味等感染、软骨坏死等征象。

4.体位与活动

健侧卧位,保持室温 20～25 ℃。

5.用药护理

禁用止血药,静脉滴入低分子右旋糖酐液预防吻合血管栓塞。

6.疼痛护理

采用数字分级法(NRS)对患者进行疼痛评估,疼痛较轻,可通过听音乐、阅读等方式转移注意力;NRS 评分≥4 分,遵医嘱予以镇痛剂,观察并记录用药疗效及反应。

7.饮食护理

进食温凉无刺激软食,健侧咀嚼。

四、健康指导

(一)住院期

(1)告知患者勿抓挠患耳及伤口,注意保护患耳不受摩擦碰撞,以免引起伤口出血。

(2)告知患者严禁吸烟,以免引起血管痉挛,影响愈合。

(二)居家期

(1)告知患者冬天注意保暖,避免耳郭受伤。

(2)指导耳郭畸形患者采用发型等进行适当修饰,后期可整形手术治疗。

(3)遵医嘱随访复查。

(刘慧冬)

第四节　鼓　膜　外　伤

一、概述

鼓膜外伤指鼓膜受到间接或直接的外力冲击所致。可分为器械伤:如用火柴棍、牙签等挖耳或取盯聍,外耳道异物等刺伤;压力伤:如掌击耳部、爆破、炮震、高台跳水及潜水等;其他如矿渣、火花烧伤等,亦可由颞骨纵行骨折直接引起。

二、病情观察与评估

(一)生命体征

监测生命体征,观察患者有无体温异常。

(二)症状体征

(1)观察患者有无耳出血、脑脊液耳漏等颞骨骨折征象;有无疼痛及评估疼痛的程度。

(2)了解患者有无耳痛、耳闷、耳鸣、眩晕、恶心及听力下降。

(三)安全评估

评估患者有无因眩晕导致跌倒、坠床的危险。

三、护理措施

(一)保守治疗

(1)观察患耳有无出血,有无溢液或流脓,少量出血、溢液可用无菌棉球放于耳道口,污染后及时更换;伴脑脊液耳漏者严禁堵塞外耳道。

(2)教会患者正确擤鼻方法。

(二)鼓膜修补术护理

1.术前护理

(1)协助完善术前常规及专科检查(纯音测听、声阻抗测听、咽鼓管功能检查)。

(2)讲解手术目的及注意事项,消除紧张、焦虑情绪。

(3)访视与评估:了解患者基本信息和手术相关信息,确认术前准备完善情况。

(4)患者交接:与手术室工作人员核对患者信息、手术部位标识及患者相关资料,完成交接。

2.术后护理

(1)保持敷料固定在位,清洁干燥;观察分泌物的颜色、性状和量。

(2)术耳禁用过氧化氢溶液滴耳,以免影响鼓膜愈合。

(3)平卧位或健侧卧位休息,无乏力、眩晕可下床活动。眩晕、疼痛剧烈者,卧床休息,床栏保护,协助生活护理,防止跌倒/坠床。

(4)采用数字分级法(NRS)对患者进行疼痛评估,疼痛较轻,可通过听音乐、阅读等方式转移注意力;NRS 评分≥4 分,遵医嘱予以镇痛剂,观察并记录用药疗效及反应。

(5)进食温软食物,健侧咀嚼,逐步过渡到普食。忌辛辣刺激食物。

四、健康指导

(一)住院期

(1)避免用力擤鼻、咳嗽、打喷嚏,以免修补鼓膜的硅胶片或筋膜脱落,导致手术失败。

(2)脑脊液漏者禁止堵塞外耳道口,保持外耳道清洁,以免逆行感染。

(3)避免术侧受压、过度咀嚼,以降低伤口张力,减轻疼痛,避免诱发或加重出血。

(二)居家期

(1)鼓膜修补术者半年内避免乘坐飞机,以免高气压伤及鼓膜,影响手术效果。

(2)养成良好生活习惯,严禁用发夹、火柴棍等锐器挖耳;高噪声的环境下(如爆破),戴防护耳塞保护双耳。

(3)耳内填塞物于2周后到医院取出。3周内外耳道不可进水和滴药,一月内禁止游泳、跳水及潜水。出现发热等感染征象立即就诊。

(刘慧冬)

第五节 外耳道异物

一、概述

外耳道异物是指体积较小物体或虫类等进入外耳道。异物种类可分为动物性(昆虫)、植物性(谷类、豆类、小果核等)及非生物性(石子、铁屑、玻璃珠等)三类。

二、病情观察与评估

(一)生命体征

监测生命体征,观察患者体温有无异常。

(二)症状体征

(1)观察患儿是否不停抓挠患耳、哭闹不止,有无外耳道肿胀等。

(2)了解异物种类,患者有无耳闷胀感、耳内奇痒、轰鸣声及反射性咳嗽。

(3)观察患者有无疼痛及评估疼痛程度。

(三)安全评估

评估患者有无因年龄幼小导致跌倒/坠床的危险。

三、护理措施

(一)术前护理

1.物品准备

依据异物种类、大小、性状、部位等准备用物。

2.患者准备

(1)异物为石灰,禁止向耳内滴药,以免引起烧伤。

(2)活动性昆虫类异物,先用油类、乙醇等滴入耳内或用浸有乙醚的棉球塞于外耳道数分钟。

(3)被水泡胀的植物类异物,用95%乙醇滴耳使植物脱水。

3.访视与评估

了解患者基本信息和手术相关信息,确认术前准备完善情况。

4.患者交接

与手术室工作人员核对患者信息、手术部位标识及患者相关资料,完成交接。

(二)术后护理

1.伤口护理

观察外耳道有无出血、肿胀。

2.体位与活动

半卧位或健侧卧位休息,以免引起疼痛或疼痛加剧。

3.安全护理

年幼患儿专人看护,床挡保护,避免奔跑打闹,穿防滑鞋,保持地面干燥,预防跌倒/坠床发生。

4.疼痛护理

观察疼痛部位及性质,采用 NRS 对患者进行疼痛评估,疼痛较轻,可通过听音乐、阅读等方式转移注意力;NRS 评分≥4 分,遵医嘱予以镇痛剂,观察并记录用药疗效及反应。

四、健康指导

(一)住院期

(1)指导患者保护患耳,洗澡、洗头时棉球堵塞耳道口,避免污水入耳引起感染。

(2)告知患者忌坚硬食物以避免过度咀嚼引起疼痛或疼痛加剧。

(二)居家期

(1)勿将细小物品放置于儿童能触及的地方,教育儿童勿将异物塞入耳内;成人禁用火柴棍等挖耳。

(2)室内消灭蟑螂,尽量不要放置土培植物,野外露宿时戴耳塞等,防止昆虫进入耳内。

(3)告知患者一旦发生外耳道异物,应及时就诊,勿自行挖取,以免加大手术难度或引起鼓膜穿孔。

（刘慧冬）

第六节　外耳道胆脂瘤

一、概述

外耳道胆脂瘤是阻塞于外耳道骨部含有胆固醇结晶的脱落上皮团块,又称外耳道阻塞性角化病。

二、病情观察与评估

(一)生命体征

监测生命体征,观察体温有无异常。

(二)症状体征

(1)了解患者有无耳内阻塞感、听力下降及耳鸣。

(2)了解患者有无耳痛、头痛,外耳道有无脓性分泌物且具有臭味等继发感染表现。

(三)安全评估

评估患者有无因担心预后而产生的焦虑。

三、护理措施

（一）术前护理

1.完善检查

协助完善术前常规及专科检查（颞骨 CT 扫描、纯音听阈测听、声导抗、鼓膜穿孔贴补试验、蜗窗阻塞试验）。

2.心理护理

讲解本病产生的原因、治疗方法及转归，缓解其焦虑情绪。

3.访视与评估

了解患者基本信息和手术相关信息，确认术前准备完善情况。

4.患者交接

与手术室工作人员核对患者信息、手术部位标识及患者相关资料，完成交接。

（二）术后护理

1.出血

观察耳部敷料有无渗血、渗液，患侧眼睑及颜面部有无水肿。

2.体位与活动

平卧位或健侧卧位。

3.疼痛护理

观察患者疼痛部位及性质。采用数字分级法（NRS）对患者进行疼痛评估，疼痛较轻，可通过听音乐、阅读等方式转移注意力；NRS 评分≥4 分，遵医嘱予以镇痛剂，观察并记录用药疗效及反应。

4.饮食护理

给予温凉软食，3～5 天后逐渐改为普食，忌坚硬、辛辣刺激性食物。

5.口腔护理

进食前后漱口，保持口腔清洁，预防口腔感染。

四、健康指导

（一）住院期

（1）告知患者外耳道纱条填塞可预防出血及外耳道狭窄，勿自行将纱条取出。

（2）告知患者避免术侧过度咀嚼，勿用力擤鼻、咳嗽及打喷嚏，以降低伤口张力，减轻疼痛。

（二）居家期

（1）告知患者保持外耳道清洁、干燥，有水进入外耳道应及时用无菌棉签或干净的纸巾擦干，1 个月内禁止游泳。

（2）告知患者出现炎症、异物、真菌感染、耵聍栓塞等及时治疗。

（3）告知患者术后 10～12 天门诊抽取外耳道填塞物，定期复查，及时清理耳道内脱落上皮，防止本病复发。

（刘慧冬）

第七节　耳郭假性囊肿

一、概述

耳郭假性囊肿指耳郭软骨夹层的非化脓性浆液性积液形成的囊肿。多发生于一侧耳郭的外上半部。本病又名耳郭浆液性软骨膜炎、耳郭非化脓性软骨膜炎、耳郭软骨间积液等。男性多于女性数十倍,多发生于 20～50 岁的成年人。

二、疾病观察与评估

(一)生命体征

监测生命体征,观察患者体温有无异常。

(二)症状体征

(1)观察患者耳郭外侧有无局限性隆起,刺激后有无增大现象。

(2)了解患者局部有无胀感或痒感,有无压痛。

(三)安全评估

评估患者有无因担心疾病复发而产生焦虑。

三、护理措施

(一)物理治疗

(1)发病早期或囊肿小,紫外线照射或超短波物理治疗;也可激光治疗放出囊液,加压包扎。

(2)穿刺抽液囊内注药者,耳郭局部加压包扎。

(二)手术治疗后护理

(1)久治不愈者可行手术治疗,切除部分囊壁,清除积液后加压包扎。

(2)保持局部敷料清洁干燥,观察包扎松紧是否适宜,有无血液循环障碍表现。

四、健康指导

(一)住院期

(1)告知患者保持耳郭清洁,勿自行敷药,勿污染伤口,避免继发感染。

(2)告知患者加压包扎期间,如有不适及时告知医务人员,以免过度压迫引起耳郭坏死。

(二)居家期

(1)告知患者避免耳郭长期机械性刺激,如硬枕压迫、触摸、挤压等,以免造成局部循环障碍,导致本病发生。

(2)遵医嘱随访。如有耳郭红肿、灼热、疼痛,及时就诊。

(刘慧冬)

第八节　分泌性中耳炎

一、概述

分泌性中耳炎又称非化脓性中耳炎、渗出性中耳炎、卡他性中耳炎、浆液性中耳炎、中耳积液、胶耳,是以传导性耳聋及中耳积液为主要特征的中耳非化脓性炎性疾病。以儿童多见,为影响儿童听力的重要原因。治疗方法包括非手术治疗(药物治疗、咽鼓管吹张等)、手术治疗。

二、病情观察与评估

(一)生命体征

监测生命体征,观察体温有无异常。

(二)症状体征

(1)观察小儿患者有无注意力不集中、收听电视或音响设备音量总是很大、正常对话无反应等异常行为。

(2)观察婴幼儿患者对周围声音反应状况,能否准确将头转向声源;有无抓耳、睡眠易醒等。

(3)了解患者有无听力减退、耳痛、耳鸣、耳闷塞感,摇头时有无水声感。

(三)安全评估

评估患者有无因年龄幼小导致跌倒、坠床的危险。

三、护理措施

(一)非手术治疗

(1)急性期给予呋麻滴鼻液、稀化黏素类药物,全身使用抗生素及类固醇激素类药物。

(2)予以咽鼓管吹张,保持鼻腔及咽鼓管通畅。

(二)鼓室植管术

1.术前护理

(1)协助完善术前常规及专科检查(电耳镜、纯音听阈测试、声导抗测试、咽鼓管功能测试、颞骨 CT 扫描)。

(2)针对患者听力下降程度,建立有效沟通方式。

(3)访视与评估:了解患者基本信息和手术相关信息,确认术前准备完善情况。

(4)患者交接:与手术室工作人员核对患者信息、手术部位标识及患者相关资料,完成交接。

2.术后护理

(1)观察伤口敷料是否固定在位,观察外耳道有无渗血渗液。

(2)半卧位或健侧卧位休息,无头痛头晕等症状,可适当下床活动,有眩晕、乏力等不适,宜卧床休息,待症状减轻后逐渐增加活动量。头部适当制动,勿过度活动及摇摆。

(3)年幼患儿,床栏保护,避免奔跑打闹,穿防滑鞋,保持地面干燥,防止跌倒、坠床。

(4)清淡易消化软食,避免坚硬、辛辣刺激性食物。

(5)进食前后漱口,保持口腔清洁。头部制动及生活不能自理者行口腔护理。

四、健康指导

(一)住院期

(1)告知患者头部制动,避免头部剧烈摆动造成植入小管移位或脱出。

(2)告知患者勿用手及其他物品挖耳、塞耳,以免诱发感染。鼓室植管期间严禁耳道进水,以免引起急性化脓性中耳炎。

(3)指导患者健侧卧位避免术耳受压、避免过度咀嚼,以免引起疼痛或疼痛加剧。

(二)居家期

(1)指导患儿家属正确哺乳:坐位,婴儿斜抱、头部竖直;成人勿躺着进食饮水。

(2)教会患者正确擤鼻,保持耳内干燥,不可自行挖耳;感冒期间避免乘坐飞机和潜水活动以免诱发本病。

(3)告知患者鼓室植管留置时间最短 6~8 周,植管期间勿剧烈运动(学龄儿童停上体育课)、严禁用力甩头,以防小管脱出。

(4)告知患者遵医嘱门诊复查。耳道内渗液颜色、气味异常时应立即就诊。

(刘慧冬)

第九节　慢性化脓性中耳炎

一、概述

慢性化脓性中耳炎是中耳黏膜、骨膜或深达骨质的慢性化脓性炎症。病变不仅位于鼓室,亦可侵犯鼓窦、乳突、咽鼓管。临床以耳内反复或长期流脓、鼓膜穿孔及听力下降为特点,严重者可引起颅内外并发症。

二、病情观察与评估

(一)生命体征

监测生命体征,观察体温有无异常。

(二)症状体征

(1)观察患者有无耳溢液、耳痛。

(2)观察患者有无眩晕、恶心呕吐,有无听力下降及耳鸣等现象。

(三)安全评估

评估患者有无因眩晕引起的跌倒/坠床危险。

三、护理措施

(一)术前护理

1.完善检查

协助完成术前常规及专科检查(电耳镜、纯音听阈测试、声导抗测试、颞骨 CT 扫描)。

2.患者准备

密切观察病情变化,注意有无发热、头痛、恶心、呕吐等颅内并发症现象。疑有颅内并发症者禁用镇痛镇静药物。

3.访视与评估

了解患者基本信息和手术相关信息,确认术前准备完善情况。

4.患者交接

与手术室工作人员核对患者信息、手术部位标识及患者相关资料,完成交接。

(二)术后护理

1.伤口护理

观察耳部敷料有无渗血、渗液,有无眼睑及颜面部水肿。

2.面瘫护理

观察有无口角歪斜、眼睑闭合不全、鼻唇沟变浅等面瘫现象,嘱患者做抬眉、龇牙、闭眼、鼓气动作。

3.体位与活动

平卧位或健侧卧位休息。有眩晕、乏力等不适,宜卧床休息,予床挡保护,待症状减轻后可下床活动。首次活动时,先取半卧位,后床旁活动,再病区活动,预防跌倒/坠床。

4.疼痛护理

采用 NRS 对患者进行疼痛评估,疼痛较轻,可通过听音乐、阅读等方式转移注意力;NRS 评分≥4 分,遵医嘱予以镇痛剂,观察并记录用药疗效及反应。

5.饮食护理

进温凉软食,健侧咀嚼,忌坚硬刺激性食物。

四、健康指导

(一)住院期

(1)告知患者避免术侧受压、过度咀嚼,以减轻伤口疼痛,避免诱发或加重出血。

(2)指导患者减少头部活动,循序渐进,避免低头、弯腰捡东西等动作以免诱发或加重眩晕,导致跌倒。

(二)居家期

(1)保持伤口局部清洁干燥,防止伤口感染。

(2)教会患者正确的耳部滴药和洗耳方法。

(3)告知患者遵医嘱复查,如有伤口红、肿、疼痛、流脓等及时就诊。

(刘慧冬)

第十节　慢性鼻炎

一、概述

慢性鼻炎是无明确致病微生物感染、病程持续 12 周以上或炎症反复发作、间歇期内不能恢复正常的鼻腔黏膜和黏膜下层的慢性炎症性疾病。以鼻腔黏膜肿胀、分泌物增多为特征。可分为慢性单纯性鼻炎和慢性肥厚性鼻炎，以后者多见。

二、病情观察与评估

(一)生命体征
监测生命体征，观察有无呼吸异常。

(二)症状体征
(1)观察患者有无黏液性或脓性鼻涕。

(2)观察患者有无头痛、头昏、咽干、咽痛。

(3)了解患者有无持续性或交替性鼻塞；有无耳鸣、耳闭塞感。

(三)安全评估
评估患者有无因长期鼻塞影响正常生活、学习、工作而产生的焦虑情绪。

三、护理措施

(一)非手术治疗
遵医嘱规律用药，鼻腔减充血剂敏感者，注意预防药物性鼻炎发生；鼻腔减充血剂不敏感者，配合医师行下鼻甲硬化剂注射、激光、微波、射频等治疗。

(二)手术治疗
1.术前护理

(1)协助完善常规及专科检查(鼻窦 CT、MRI、鼻阻力检查、鼻声反射检查、嗅功能检测)。

(2)关心患者，讲解疾病相关知识及治疗方法，消除紧张、焦虑情绪。

(3)访视与评估：了解患者基本信息和手术相关信息，确认术前准备完善情况。

(4)患者交接：与手术室工作人员核对患者信息、手术部位标识及患者相关资料，完成交接。

2.术后护理

(1)出血护理：观察鼻腔、口腔分泌物的颜色、性状和量，判断有无活动性出血。渗血较多可局部冷敷以减轻局部充血及肿胀，减少出血并及时通知医师，协助处理。

(2)伤口护理：观察鼻腔填塞物是否在位，如有松动、脱落，通知医师及时处理。保持鼻腔周围皮肤清洁，鼻腔填塞者可予以金霉素眼膏涂抹，避免皮肤破溃；填塞物为膨胀海绵，填塞期间不用滴鼻剂。

(3)体位与活动：半卧位休息，便于吐出口腔分泌物，防止咽下后刺激胃黏膜引起恶心、呕吐、影响食欲，同时便于观察出血量。避免突然改变体位导致直立性低血压。

(4)饮食护理：宜清淡温凉，忌过硬、过热、辛辣刺激性食物。进食前后漱口，保持口腔清洁，预防感染，增进食欲。

四、健康指导

(一)住院期
(1)勿自行取出鼻腔填塞物、勿用力咳嗽和打喷嚏(深呼吸或用舌尖抵住上腭可缓解)，以免导致鼻腔出血。

(2)进食清淡温凉软食、减少咀嚼以预防出血；少量多次饮水可缓解由于张口呼吸导致的咽干、咽痛现象;保持大便通畅,以免用力解便导致鼻腔出血。

(二)居家期

(1)讲解及时治疗相关疾病的必要性。戒烟酒,劳逸结合,加强体育锻炼,以增加机体抵抗力,预防感冒。

(2)指导从事有害气体、粉尘等职业者,加强防护。

(3)根据病情门诊随访。

(刘慧冬)

第十一节　急性鼻窦炎

一、概述

急性鼻窦炎是鼻窦黏膜、窦内液体和/或窦壁骨质的急性卡他性或化脓性炎症,可累及骨质及周围组织、邻近器官,引起严重并发症。鼻腔与鼻窦黏膜互相延续,鼻窦炎时,鼻腔黏膜也会发生不同程度的炎症,所以通常所说的鼻窦炎就是急性鼻窦炎。

二、病情观察与评估

(一)生命体征

监测生命体征,观察体温有无异常。

(二)症状、体征

(1)观察患者有无鼻塞及嗅觉障碍;有无大量黏液性或脓性鼻涕。

(2)观察患者头痛情况:①前组鼻窦炎头痛多在额部和颌面部,后组鼻窦炎头痛多位于颅底或枕部。②急性上颌窦炎头痛上午较轻,午后加重,夜间缓解,多位于患侧面颊、颞部及额窦处。③急性筛窦炎头痛晨起渐重,午后转轻,多位于颞部、鼻根、内眦及眶内。④急性额窦炎头痛晨起渐重,中午最重,下午渐轻,多位于额窦区或眼眶内部。⑤急性蝶窦炎头痛晨起较轻,午后重,多位于枕后、乳突或颅内。

(3)了解患者有无全身症状,如畏寒、发热、全身不适。

(三)安全评估

评估患者有无因头痛、头昏导致跌倒、坠床的危险。

三、护理措施

(一)上颌窦穿刺冲洗护理

(1)注意倾听主诉,观察患者有无头晕不适,发生晕厥,立即停止操作,取平卧位休息,起床动作宜缓,防止跌倒、坠床的发生。

(2)发生气栓,迅速取头低左侧卧位,立即吸氧,通知医师采取急救措施。

(3)操作完毕注意观察患者鼻腔有无渗血,面部有无肿胀、麻木感,如有异常需及时处理。

(4)穿刺后应休息30～60分钟,以防发生意外。

（二）疼痛护理

采用 NRS 对患者疼痛情况进行评估，通过听音乐、聊天等转移注意力缓解疼痛。NRS 评分 ≥4 分，遵医嘱予以镇痛剂，观察患者疼痛有无缓解及有无恶心、呕吐等不良反应。

（三）用药护理

（1）鼻部滴药：先擤尽鼻腔分泌物，取仰卧头低位，颏尖朝上，头略偏向滴药侧，每侧滴入药液 3～4 滴，滴药后轻捏鼻翼数次，使鼻腔黏膜充分接触药液，保持此体位 2～3 分钟；多种药物滴鼻时，两种药物之间需间隔 30 分钟。

（2）遵医嘱全身或局部用药。

（3）体温过高者给予物理降温或使用解热镇痛药物。

（四）饮食护理

予以高营养、高维生素食物，多饮水。

（五）卧位与活动

活动时注意动作轻柔缓慢，勿突然改变体位，以免发生直立性低血压，避免跌倒、坠床发生。

四、健康指导

（一）住院期

（1）告知患者急性鼻窦炎发病原因、主要症状及治疗过程，取得患者配合。

（2）教会患者正确擤鼻。

（二）居家期

（1）合理饮食，多饮水，忌辛辣、刺激性和油腻食物，戒烟酒，可减少刺激、利于分泌物的排出。

（2）加强锻炼，劳逸结合，提高抵抗力；保持环境清洁、通风。

（3）如出现高热不退、头痛加剧、眼球活动受限或眼球突出等症状时立即就诊。

（刘慧冬）

第十二节　鼻　出　血

一、概述

鼻出血又称鼻衄，是指鼻腔单侧或双侧反复或间歇性出血。多因鼻腔病变引起，也可由全身疾病所引起，偶有因鼻腔邻近病变出血经鼻腔流出者。鼻中隔下方利特尔区血管丰富，表浅，吻合支多，易受外伤及干燥空气刺激，且其下部为软骨，当黏膜受伤或发生肿胀时易发生血管破裂，是临床常见出血部位之一，小儿及青少年出血大多发生于此处，而 40 岁以上的中老年人鼻出血则多发生在鼻腔后部。常用的止血方法有压迫止血、鼻腔填塞、烧灼、冷冻、激光、手术止血。

二、病情观察与评估

（一）生命体征

监测生命体征，观察体温、血压、脉搏及呼吸有无异常。

(二)症状体征

(1)观察患者是否行鼻腔填塞(单或双侧)及填塞的部位(前或后鼻腔)、了解填塞材料(可吸收材料、油纱条、纱球或弗莱氏尿管)。

(2)观察患者有无鼻腔滴血、持续流血、大量鲜血自口鼻涌出等活动性出血现象。

(3)观察患者有无面色苍白、乏力、头昏、口渴、冷汗、血压下降、脉速无力等早期休克征象。

(三)安全评估

(1)评估患者有无因出血引起失血性休克的危险。

(2)评估患者有无因鼻腔大量出血引起窒息的危险。

(3)评估患者有无因虚弱、乏力导致跌倒/坠床的危险。

(4)评估患者及家属有无因出血而紧张、恐惧。

三、护理措施

(一)出血护理

(1)监测生命体征和出血量,建立静脉通道,备好抢救药物、器械、负压吸引器等,及时清除口腔内血液及血凝块,有活动性出血者,协助医师行鼻腔止血。

(2)休克者取中凹位,头偏向一侧,迅速解开领口或脱去高领衫,去除腰带;静脉双通道快速补液,必要时输血,注意保暖。贫血及活动性出血患者严格卧床。

(二)鼻腔填塞护理

1.用物准备

(1)止血用物:油纱条或碘仿纱条、纱球或弗莱氏尿管、纱布、手套,鼻内镜及冷光源。

(2)抢救物品:氧气、负压吸引器、心电监护仪、气管切开包及止血药物等急救药品。

2.填塞中护理

(1)监测生命体征,观察患者面色、意识等。

(2)安慰患者,指导张口呼吸以缓解填塞引起的不适与疼痛。出现虚脱,立即暂停填塞,平卧头偏向一侧、给予吸氧、加快输液速度等。

3.填塞后护理

(1)病情观察:①监测生命体征,高血压患者遵医嘱用药,加强血压监测。②局部冷敷,观察鼻腔有无活动性出血,床旁备头灯、吸引器、鼻腔止血用物,以备再次出血时紧急处理。③观察患者大便颜色、性状,注意有无腹胀、腹痛。

(2)疼痛护理:采用 NRS 对患者鼻部及头部疼痛情况进行评估,鼻腔填塞期间局部冷敷或通过转移注意力来缓解头部、鼻部胀痛现象。NRS 评分≥4 分,遵医嘱予以镇痛剂,观察并记录用药疗效及反应。

(3)饮食护理:进食温凉清淡无刺激的流质或半流质饮食,增加饮水量。

(4)口腔护理:进食前后漱口,必要时行口腔护理,保持口腔清洁。

(三)鼻内镜下电凝止血术的护理

对于出血量较大、反复出血、出血点明确者可行鼻内镜下鼻腔电凝止血术。

1.术前护理

(1)访视与评估:了解患者基本信息和手术相关信息,确认术前准备完善情况。

(2)患者交接:与手术室工作人员核对患者信息、手术部位标识及患者相关资料,完成交接。

2.术后护理

(1)保持呼吸道通畅,观察鼻腔有无出血,有无频繁吞咽动作,鼻腔填塞物是否松动、脱落,床旁备负压吸引器、氧气,及时清除口鼻分泌物、血液及血凝块,防止窒息。

(2)监测血氧饱和度,观察年老体弱患者有无嗜睡、反应迟钝等缺氧症状,避免心脑血管意外的发生。

(3)加强巡视,贫血及失血较多者卧床休息,避免突然改变体位引起直立性低血压。常用物品置于易取处,床挡保护,协助生活护理,预防跌倒、坠床发生。

(4)予以清淡温凉流质或半流质饮食,加强营养。贫血患者多进食含铁食物,铁剂应在饭后服用,30分钟内避免饮茶,以免影响吸收。

四、健康指导

(一)住院期

(1)保持情绪稳定,避免血压升高,以免诱发或加重出血。

(2)保持大便通畅,以免诱发或加重出血;多次少量饮水可缓解张口呼吸引起的咽干、咽痛等现象。

(3)避免剧烈运动、用力咳嗽、擤鼻、弯腰低头,勿挖鼻,保持鼻腔黏膜完整,以免诱发或加重出血。

(4)吐出口腔分泌物,以免血液吞入胃内刺激胃黏膜引起不适,同时便于观察有无出血情况。

(二)居家期

(1)养成良好饮食习惯,戒烟酒、忌辛辣刺激性食物,高血压患者宜低盐低脂食物。

(2)教会患者正确的鼻腔点药或鼻腔冲洗方法,保持鼻腔清洁湿润。

(3)养成良好的卫生习惯,禁止挖鼻;出院4~6周内,避免用力擤鼻、重体力劳动或剧烈运动,预防鼻腔再次出血。

(4)积极治疗高血压、血液病等全身疾病。

(5)教会患者及家属简易止血方法:冷敷鼻部及前额;用拇指和示指紧捏两侧鼻翼10~15分钟,如无效及时就诊。

(刘慧冬)

第十三节 咽部炎症

一、急性咽炎

急性咽炎是咽黏膜、黏膜下组织及其淋巴组织的急性炎症。可为原发性,亦可继发于上呼吸道感染,多见于春、秋与冬季交替之际。

(一)病因

病毒或细菌感染引起,以柯萨奇病毒、腺病毒、副流感病毒或链球菌、葡萄球菌及肺炎链球菌多见。理化刺激,如高温、粉尘、烟雾、刺激性气体等也可导致本病。

(二)治疗原则

感染较重,全身症状较明显者,选用抗病毒药和抗生素等治疗,并给予对症支持处理。全身症状较轻者,可采用漱口液含漱或口服含片等局部治疗方法。另外,也可辅以中医、中药治疗。

(三)护理评估

1.健康史

(1)询问患者发病前有无感冒、劳累或烟酒过度。

(2)了解有无与上呼吸道感染患者的接触史。

(3)询问咽痛的时间和程度,有无发热、头痛、食欲缺乏和四肢酸痛等全身症状。

2.身体状况

起病较急,起初患者咽部有干燥、灼热、粗糙感,继有咽痛,吞咽时加重,疼痛可放射至耳部。全身症状一般较轻,但因年龄、免疫力以及病毒、细菌毒力不同而表现不一,严重者可有发热、头痛、食欲缺乏和四肢酸痛等症状。

3.辅助检查

(1)鼻咽镜检查:可观察口咽及鼻咽黏膜的急性炎症反应。

(2)血常规检查:可见白细胞总数和中性粒细胞数增多。

(3)咽部细菌培养及血抗体测定:可明确病因。

4.心理-社会状况

患者可能对该病危害性认识不足,不及时就医或治疗不彻底,因此,要注意评估患者对该病的认知程度,另外,应注意评估患者的职业和生活环境。

(四)护理措施

1.饮食护理

嘱患者注意休息,多饮水。以清淡易消化的流质或半流质饮食为宜,并注意补充维生素,保持大便通畅。

2.口腔护理

保持口腔清洁,遵医嘱给予含漱剂漱口、超声雾化吸入以及含片含服,以利局部清洁消炎。

3.病情观察

观察患者体温的变化及局部疼痛、红肿情况,注意有无关节疼痛、水肿、蛋白尿等症状出现。体温升高者可给予物理降温。注意观察患者呼吸,必要时给予吸氧。对合并会厌炎,呼吸困难者,应做好气管切开术的准备,以防发生窒息。

4.用药护理

遵医嘱给予抗病毒药和抗生素等治疗,并观察药物疗效及可能出现的不良反应。

5.健康教育

(1)指导患者正确的含漱方法,用含漱液含漱时,头后仰、张口发"啊"音,使含漱液能清洁咽后壁,但应注意勿将药液吞下。

(2)注意锻炼身体,增强体质。

(3)防止与有害气体接触,季节交替时注意预防上呼吸道感染。

(4)发病期间,注意适当进行自我隔离,戴口罩,勤洗手,防止传播给他人。

(5)告诫患者抗生素疗程要足够,不宜过早停药,以免产生并发症。

二、慢性咽炎

慢性咽炎为咽部黏膜、黏膜下及淋巴组织的慢性炎症,常为上呼吸道慢性炎症的一部分。按病理可分为慢性单纯性咽炎和慢性肥厚性咽炎。

(一)病因

大多由急性咽炎反复发作转为慢性咽炎,其他与上呼吸道慢性炎症刺激和烟酒、粉尘、有害气体刺激以及全身性慢性疾病所致的身体抵抗力下降有关。

(二)治疗原则

以针对病因的治疗为主,如戒烟酒,治疗鼻炎、气管支气管炎等其他慢性疾病,辅以局部治疗,如单纯性咽炎用漱口液含漱,肥厚性咽炎可行冷冻或激光治疗。

(三)护理评估

1.健康史

(1)询问患者发病前是否有反复的急性咽炎发作及各种慢性疾病史,如牙病、鼻病、全身慢性疾病等。

(2)了解有无烟酒嗜好。

2.身体状况

一般无明显全身症状,咽部可有异物感、痒感、灼热感、干燥感或微痛感等。常在晨起出现刺激性干咳,严重时伴恶心,用嗓过度、受凉或疲劳时加重。

3.辅助检查

以鼻咽镜检查为主。

4.心理-社会状况

若该病长期迁延不愈,容易造成患者心理上的压力,引起紧张、烦躁等情绪,应注意评估患者的心理状况。另外,注意评估患者的职业、工作环境和职业防护等。

(四)护理措施

1.心理护理

耐心向患者介绍疾病的发生、发展及转归过程,帮助患者树立信心,坚持治疗,减轻其烦躁、焦虑心理,促进康复。

2.口腔护理

坚持局部用药,保持口腔清洁,遵医嘱给予含漱剂漱口、超声雾化吸入以及含片含服,以利局部清洁消炎。

3.用药护理

遵医嘱给予抗生素治疗,并注意观察药物的不良反应。

4.饮食护理

进食清淡,富含蛋白质、维生素的饮食,以补充营养。多饮水,适当休息。

5.健康教育

(1)积极治疗全身及邻近组织的慢性炎症,戒烟酒,少食辛辣、油煎等刺激性食物。

(2)改善生活环境,保持室内空气清新,注意职业防护,避免接触有害气体。

(3)坚持户外锻炼,以增强体质,提高抗病能力。

三、急性扁桃体炎

急性扁桃体炎为腭扁桃体的急性非特异性炎症,伴有程度不等的咽黏膜和淋巴组织炎症。临床将急性腭扁桃体炎分为两类,即急性卡他性扁桃体炎和急性化脓性扁桃体炎,后者又包括急性滤泡性扁桃体炎和急性隐窝性扁桃体炎。

(一)病因

主要致病菌为乙型溶血性链球菌。受凉、潮湿、过度劳累、烟酒过度等可诱发本病。

(二)治疗原则

首选青霉素治疗,局部可用口泰漱口液或 0.02％的呋喃西林液漱口。反复发作或伴有并发症者,应在急性炎症消退后行扁桃体切除术。

(三)护理评估

1.健康史

(1)询问患者发病前是否有上呼吸道感染史,有无受凉、劳累、过度烟酒、有害气体刺激等。

(2)询问咽痛的时间及程度,有无发热、头痛、食欲下降等全身症状。

2.身体状况

急性化脓性扁桃体炎起病急,全身可有畏寒、高热、头痛、食欲下降等不适,小儿可因高热而并发抽搐、呕吐及昏睡。局部咽痛剧烈,吞咽困难,通常放射至耳部。可有下颌角淋巴结肿大,转头不便等症状。幼儿还可发生呼吸困难。急性卡他性扁桃体炎的全身及局部症状均较轻。

3.辅助检查

(1)咽部检查:可见腭扁桃体的急性炎症反应。

(2)触诊:下颌角淋巴结肿大。

(3)实验室检查:涂片多为链球菌,血液中白细胞明显增多。

4.心理-社会状况

注意评估患者年龄、职业、文化层次、对疾病的认知程度以及工作、居住环境。

(四)护理措施

1.咽部护理

可选用相应的含漱液,教会患者正确的使用方法,以保持咽部清洁。遵医嘱使用抗生素,注意观察疗效。

2.疼痛护理

评估局部红肿及疼痛程度。注意倾听患者主诉,给予心理护理,尽量分散患者注意力以缓解疼痛。局部可选用各种含片含服,以消炎止痛。疼痛较重者可根据医嘱使用镇痛药。

3.饮食护理

注意休息,鼓励进食高营养、易消化的软食或冷流质饮食,少量多餐,进食前后漱口,多饮水,注意评估患者的摄入状况,若状况较差,及时通知医师给予液体补充。

4.体温护理

观察患者体温变化,体温过高者给予物理降温,如用 25％～30％的乙醇擦浴、冰袋冷敷等,必要时遵医嘱予退热剂或静脉补液。

5.病情观察

注意观察患者有无一侧咽痛加剧、言语含糊、张口受限、一侧软腭及腭舌弓红肿膨隆、腭垂偏向对侧等扁桃体周围脓肿表现,还应注意尿液的变化,发现异常及时与医师联系,给予相应处理。

6.健康教育

(1)该病容易传染,应对患者行适当隔离措施。对频繁发作或有并发症的患者,建议在急性炎症消退2~3周后行扁桃体摘除手术。

(2)加强身体锻炼,提高机体抗病能力,避免过度劳累,预防感冒,保持大便通畅,减少急性扁桃体炎的诱发因素。

(3)戒除烟酒,少食辛辣刺激性食物,保持口腔卫生。

四、慢性扁桃体炎

慢性扁桃体炎是腭扁桃体的慢性炎症,多由急性扁桃体炎反复发作或扁桃体隐窝引流不畅演变而来。

(一)病因

链球菌和葡萄球菌为本病的主要致病菌。急性扁桃体炎反复发作可导致本病发生,也可继发于鼻腔鼻窦感染及猩红热、白喉、流感、麻疹等急性传染病。

(二)治疗原则

应用有效的抗生素,可结合免疫疗法或抗变应性措施,同时辅以局部涂药和体育锻炼。当出现以下情况时,可施行扁桃体切除术:①慢性扁桃体炎反复发作或多次并发扁桃体周围脓肿;②扁桃体过度肥大,影响吞咽、呼吸及发声功能;③慢性扁桃体炎已成为引起邻近器官或其他脏器病变的病灶。

(三)护理评估

1.健康史

(1)询问患者发病前是否有急性扁桃体炎、呼吸道炎症反复发作病史。

(2)了解是否有风湿热、急性肾炎等全身性疾病的表现。

2.身体状况

患者常有咽痛、感冒及急性扁桃体炎发作史,平时自觉症状少,可有咽内发干、发痒、异物感、刺激性咳嗽等轻微症状。若扁桃体隐窝内潴留干酪样腐败物或有大量厌氧菌感染,则出现口臭。小儿扁桃体过度肥大,可能出现呼吸不畅、睡时打鼾、吞咽或言语共鸣障碍等症状。有时可伴有全身反应,如消化不良、头痛、乏力、低热等。

3.辅助检查

(1)咽部检查:可见腭扁桃体慢性炎症表现。

(2)触诊:下颌角淋巴结肿大。

(3)实验室检查:检查尿液、抗链球菌溶血素"O"、血沉等,以观察有无并发症发生。

4.心理-社会状况

应注意评估患者及家属对疾病的认知程度和情绪,了解患者的年龄、饮食习惯、生活及工作环境,有无理化因素的刺激。

(四)护理措施

1.用药护理

指导患者按医嘱正确用药,注意观察药物的疗效和不良反应。

2.病情观察

注意观察有无发热、关节酸痛、尿液变化等,警惕风湿热、急性肾炎等并发症的发生。

3.术前护理

(1)安慰患者做好心理护理,向患者解释手术的目的及注意事项,以减轻患者紧张心理,争取患者的配合。主动关心患者,听取患者主诉,为患者创建舒适的休息环境,减轻患者的焦虑。

(2)协助医师进行必要的术前检查。询问患者有无急性炎症、造血系统疾病、凝血机制障碍及严重的全身性疾病等,有无手术禁忌证,妇女经期、妊娠期不宜进行手术。

(3)保持口腔清洁,术前3天开始用漱口液含漱,每天4~6次,如有病灶感染,术前应用抗生素治疗3天。

(4)术日晨禁食,遵医嘱术前用药。

4.术后护理

(1)防止术后出血:术后嘱患者注意休息,少说话,避免咳嗽。密切观察口中分泌物的色、质、量,全麻未醒者,注意有无频繁吞咽动作,全麻患者清醒后及局麻者取半卧位,嘱其轻轻吐出口腔分泌物,不要咽下。如有活动性出血,立即通知医师并协助止血。术后观察患者的生命体征、神志及面色的变化等,若出现神志淡漠、血压下降、出冷汗及面色苍白等休克早期症状时,应怀疑有大量出血症状,应通知医师紧急处理。

(2)疼痛护理:安慰患者切口疼痛为术后正常现象,教会患者减轻疼痛的有效方法,如听音乐、看电视等。也可行颈部冷敷,必要时遵医嘱给予止痛剂。

(3)饮食护理:局麻患者术后2小时、全麻患者术后3小时可进冷流质饮食,次日改为半流质饮食,两周内禁忌硬食及粗糙食物,患者因切口疼痛常进食较少,应加强宣教,鼓励其进食,并注意评估患者的摄入情况,必要时遵医嘱给予液体补充。

(4)预防术后感染:观察患者的体温变化情况,以发现早期感染征象。术后次日,开始给予漱口液漱口,并告知患者注意口腔卫生。向患者解释,术后次日创面会形成一层白膜,具有保护作用,勿触动之,以免出血和感染。遵医嘱应用抗生素控制及预防感染。

5.健康教育

(1)术后两周内避免进食硬的、粗糙的食物,应进营养丰富的清淡软食。

(2)进食前后漱口,保持口腔清洁。

(3)注意休息和适当的锻炼,劳逸结合,提高机体抵抗力。

(4)告知患者,有白膜从口中脱出属正常现象,不必惊慌。

(5)避免感冒咳嗽等。若出现体温升高、咽部疼痛、口中有血性分泌物吐出等症状时,应及时就诊。

(刘慧冬)

第十四节　闭合性喉外伤

一、概述

闭合性喉外伤是指颈部皮肤及软组织无伤口的外伤。轻者仅有喉黏膜及软组织损伤,重者可发生软骨移位、软骨骨折、声带断裂、环杓关节脱位等甚至危及生命。闭合性喉外伤多为外界暴力直接打击喉部所致,如撞伤、拳击伤、钝器打击伤、自缢、被他人扼伤。

二、病情观察与评估

(一)生命体征

监测生命体征,观察患者有无体温、呼吸、脉搏、血压异常。

(二)症状体征

观察患者有无颈部肿胀变形、喉痛、咳嗽及咯血、声音嘶哑、颈部皮下气肿及呼吸困难的表现。

(三)安全评估

(1)评估患者有无因呼吸道肿胀导致窒息的危险。

(2)评估自伤患者有无再次自伤的危险。

(3)评估有无因喉部疼痛、失声、呼吸困难导致的紧张、恐惧心理。

三、护理措施

(一)非手术治疗

(1)监测生命体征、血氧饱和度,观察有无皮下气肿、喉头水肿,做好急救准备。

(2)半卧位休息,颈部制动,以免牵拉伤口,引起伤口疼痛和出血。

(3)进食流质或软食,不能经口进食者鼻饲流质。

(4)遵医嘱给予抗生素和糖皮质激素治疗,观察局部疼痛及肿胀有无减轻。

(5)安慰患者,采用 NRS 对患者进行疼痛评估,NRS 评分≥4 分,遵医嘱予以镇痛剂,观察并记录用药疗效及反应。

(二)手术治疗

1.完善检查

协助完善术前常规及专科检查。

2.术前护理

(1)监测生命体征,保持呼吸道通畅。观察口腔分泌物的颜色、性状和量,及时吐出或吸出喉部分泌物,避免分泌物咽下刺激胃黏膜引起恶心、呕吐等不适,也便于观察出血情况。出血量多者协助医师止血,做好输血准备。床旁备气管切开包、负压吸引器等急救用物。

(2)休克者取中凹位休息,立即建立静脉通道,快速补充血容量。

(3)访视与评估:了解患者基本信息和手术相关信息,确认术前准备完善情况。

(4)患者交接:与手术室工作人员核对患者信息、手术部位标识及患者相关资料,完成交接。

3.术后护理

(1)保持呼吸道通畅:观察患者皮下气肿有无加重,有无呼吸困难,出现明显的吸气性呼吸困难,给予氧气吸入,必要时立即行气管切开。喉腔内放置喉模患者,上下端丝线妥善固定,不可随意拉扯丝线,以免移位,防止喉狭窄。

(2)体位与活动:高枕位休息,保持头前倾减轻伤口张力;少说话,减少颈部活动,减轻疼痛,避免伤口裂开。喉软骨固定或骨折复位的患者,垫高枕部头偏向一侧,保持头部前倾 15°～30°,防止喉咽腔裂开造成严重的吞咽困难。

（3）饮食护理：给予流质或软食，吞咽困难者给予鼻饲流质，以保证营养供给。

（4）安全护理：加强对自伤患者的巡视，密切注意其心理动态，给予心理安慰，减轻焦虑。主动与家属沟通，关爱患者，加强陪护，必要时给予保护性约束，防止再次自伤。

四、健康指导

（一）住院期

（1）告知患者可采取手势及文字交流，减少喉部运动，减轻疼痛及喉部水肿。

（2）教会带气管导管出院患者及家属气管切开的自护技能。

（二）居家期

（1）告知自伤患者家属多关爱患者，引导患者保持良好的心态，积极面对人生，防止再次自伤。

（2）遵医嘱复查，放置喉模者4～8周来院取出，如出现气紧、呼吸困难、呛咳等及时就诊。

（刘慧冬）

第十五节　开放性喉外伤

一、概述

开放性喉外伤指喉部皮肤和软组织破裂，伤口与外界相通，包括切伤、刺伤、炸伤、枪弹伤、刎颈等，易累及颈静脉及颈动脉，常因大出血而导致死亡。

二、病情观察与评估

（一）生命体征

监测生命体征，观察是否有呼吸、脉搏增快、血压下降等表现。

（二）症状体征

（1）观察患者颈部损伤情况，有无出血、皮下气肿（按压局部有捻发音或踏雪感）等症状。有无血压下降、脉搏细速、皮肤湿冷等休克症状。

（2）观察有无声音嘶哑、吞咽困难。

（3）观察有无发绀、喘鸣音、三凹征等呼吸困难表现。

（三）安全评估

（1）评估患者有无因颈部外伤导致的窒息危险。

（2）评估自伤患者有无再次自伤倾向。

（3）评估患者有无因出血、失声、呼吸困难导致的紧张、恐惧心理。

三、护理措施

（一）急救处理

1.保持呼吸道通畅

（1）解除呼吸困难：观察患者呼吸及血氧饱和度，及时清除血性分泌物及异物，保持呼吸道通畅,吸氧,必要时行气管切开。

(2)观察皮下气肿程度,呼吸困难加重者通知医师紧急处理。

(3)做好急诊手术的术前准备。

2.出血护理

(1)观察出血的部位及量,有明显的活动性出血,采用填塞压迫止血,必要时手术止血。

(2)观察患者有无神志模糊、血压下降、脉搏细速等休克表现,出现休克征象,取中凹位,立即建立静脉通道,注意保暖。

3.用药护理

遵医嘱及早使用止血药、抗生素、糖皮质激素和破伤风抗毒素。

(二)术前护理

1.完善检查

协助完善术前常规及专科检查(纤维喉镜检查等)。

2.心理护理

耐心做好患者及家属的安抚工作,讲解治疗方法、目的及配合要点,缓解其恐惧及焦虑情绪。

3.访视与评估

了解患者基本信息和手术相关信息,确认术前准备完善情况。

4.患者交接

与手术室工作人员核对患者信息、手术部位标识及患者相关资料,完成交接。

(三)术后护理

1.保持呼吸道通畅

观察患者血氧饱和度及呼吸情况,及时吸出喉部血性分泌物,保持呼吸道通畅。

2.出血护理

观察伤口出血情况,敷料迅速血染,提示有出血可能,及时通知医师协助处理。

3.体位与活动

半卧位休息,颈部制动,少说话,减少颈部活动,避免牵拉伤口,减轻疼痛,发音功能障碍的患者,通过文字或手势等方式表达自己的意愿。

4.导管护理

妥善固定引流管,做好标识,观察并记录引流液的颜色、性状和量。

5.疼痛护理

了解疼痛的范围及性质,采用数字分级法(NRS)对患者进行疼痛评估,疼痛较轻,可通过听音乐、阅读等方式转移注意力;NRS 评分≥4 分,遵医嘱予以镇痛剂,观察并记录用药疗效及反应。

6.饮食护理

给予流质或软食,吞咽困难者给予鼻饲流质,以保证营养供给。

7.并发症护理

(1)伤口感染:观察伤口周围有无红肿或气肿,有无压痛明显及分泌物增多或呈脓性,有无体温持续高于 38.5 ℃以上等感染征象。高热者行物理降温或药物降温,鼓励多饮水,及时更换被服。保持颈部敷料清洁干燥。

(2)肺部感染:观察有无气管导管内分泌物增多、异味、咳嗽加重、体温升高。给予充分湿化气道,定时翻身拍背,有效排痰。做好口腔护理,预防感染,遵医嘱用药。

（3）喉返神经损伤:单侧喉返神经损伤出现声音嘶哑,教会患者通过手势或文字进行有效交流,遵医嘱用药。双侧喉返神经损伤主要表现为呼吸困难,给予吸氧。呼吸困难严重时配合医师紧急气管切开。

四、健康指导

(一)住院期
（1）禁止有呼吸道感染者探视,减少感染机会。
（2）教会带气管导管出院患者及家属导管的自护技能。

(二)居家期
（1）告知自伤患者家属增强安全意识,做好心理疏导,防止再次自伤。
（2）遵医嘱复诊。出现呼吸不畅等异常情况及时就诊。

（刘慧冬）

第八章 针灸推拿科护理

第一节 中医传统疗法护理

一、针灸法及护理

(一)针刺法及护理

针刺法是根据中医经络学说,应用各种针具刺激人体某些穴位,以达到疏通经络、行气活血、扶正祛邪、调整阴阳作用的一种治疗方法。毫针是最为常用的针刺工具,多由不锈钢制成,有长、短、粗、细不同的多种规格,由针尖、针身、针根、针柄和针尾五部分构成。

1.适应证

针刺法在临床上应用极为广泛,可用于内、外、妇、儿、骨、五官诸科多种病证。在减肥、美容、戒毒等方面也有所应用。

2.针刺前准备

(1)选择针具:根据针刺部位选择针具。如针刺部位肌肉丰厚且须深刺,则选较长而粗的针具;针刺部位肌肉较薄且须浅刺者,则选择较短而细的针具。针刺前检查针柄是否松动、针身是否有锈蚀及弯曲,针尖是否有钩,如有应弃之不用。

(2)选择体位:针刺体位以患者舒适,便于腧穴的定位及医者操作为佳。常用体位有仰卧位、侧卧位、俯卧位、仰靠坐位、俯伏坐位、侧伏坐位。

(3)消毒:包括针具(目前临床上多采用一次性无菌针灸针)、施术者手指及施术部位(腧穴)皮肤的消毒。针具可采用高压蒸汽、煮沸或75%乙醇浸泡30分钟以上消毒;腧穴部位皮肤可用75%乙醇棉球擦拭消毒;施术者手指可先用水洗净,然后用75%乙醇棉球擦拭消毒。

3.针刺方法

(1)进针方法:是施术者使针尖快速刺破皮肤,并将针身刺达所需治疗部位的基本方法。可单手进针,亦可双手配合进针。常用进针方法有指切进针法、夹持进针法、提捏进针法和舒张进针法。

(2)角度和深度。①针刺角度:是指针身与针刺部位皮肤之间的夹角。常用角度有3种(图8-1):直刺,针身与皮肤呈90°刺入,适用于大多数腧穴;斜刺,针身与皮肤呈45°刺入,适用于腧穴内有重要脏器或皮肤浅薄处的腧穴,如胸背部及面部;平刺,又称沿皮刺、横刺,针身与皮肤呈 15°刺入,适用于皮肤极其浅薄处的腧穴,如头部。②针刺深度:是指针身刺入皮肉的深浅,要求产生针感又不伤及重要脏器。针刺深度可根据腧穴所在部位肌肉的丰满程度,以及患者体质、病情而决定。如年老体弱、小儿、形体瘦小者及头面部、背部等宜浅刺。

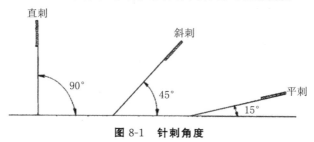

图 8-1　针刺角度

(3)行针与得气:行针,又称为运针,是术者为使患者产生针刺感应所施行的手法。得气,又称为针刺感应,是患者在针刺部位感到酸、麻、胀、重等感觉,医者也可感觉到针下有沉紧感。行针的基本手法有提插法和捻转法两种,常用的辅助手法有弹柄法、刮柄法、摇柄法、震颤法等。

(4)针刺补泻:凡是能鼓舞人体正气,使低下的功能恢复旺盛的针刺手法称补法;凡是能疏泄病邪,使亢进的功能恢复正常的针刺手法称泻法。主要的针刺补泻手法有提插补泻法、捻转补泻法、徐疾补泻法、开合补泻法、迎随补泻法、呼吸补泻法和平补平泻法等。

(5)留针与出针。①留针:将针刺入腧穴并行针后,将针留置在穴内一定时间,目的是为了增强针刺作用和便于行针。留针时间一般为 15~30 分钟。留针时间长短可根据病情来调整,如慢性病、疼痛、肌肉痉挛可适当延长留针时间。②出针:是指针刺施术过程结束后拔针的过程。出针时以左手持消毒干棉球按压在腧穴的皮肤上,右手持针轻微捻转,缓慢提至皮下,然后将针拔出,左手按压针孔,防止出血,并检查针数,防止遗漏。

4.针刺意外情况及护理

(1)晕针:是指在针刺过程中患者突然出现面色苍白、汗出肢冷、心慌、恶心欲吐、脉沉细或神志昏迷、二便失禁、脉微欲绝等。多与精神紧张、手法刺激强度过大、患者体质虚弱等有关。发生晕针应立即停止针刺,将针全部拔出,使患者平卧,头部稍低,松解衣带并注意保暖,轻者静卧片刻,饮适量温开水或糖水,重者指掐水沟、合谷、十宣、内关等穴。若仍昏迷不醒,配合其他急救措施。

(2)滞针:是指进针后针下异常紧涩,出现提插、捻转及出针困难的现象。多因患者精神紧张,或行针时单向连续捻转所致。若因患者精神紧张所致,可设法消除其紧张状态,使局部肌肉放松,再行出针,如仍未缓解,可在滞针腧穴附近再刺一针。若因行针时单向连续捻转所致,则须反向捻转再行出针。

(3)弯针:是指针身弯曲,针柄改变了进针时刺入的方向,提插捻转及出针均感困难。多因进针时手法过猛,针下碰到坚硬组织;或留针时患者体位改变;或针柄受到外力压迫与撞击;或滞针没有及时处理。弯针发生后一般可根据弯针的方向缓慢将针顺势退出。如因患者体位改变所致,让患者慢慢恢复体位,再将针慢慢拔出。

(4)折针:是指行针时或出针后发现针身折断,残端留在患者体内,多因针具质量欠佳,针具有剥蚀损坏,强力提插捻转,或患者体位移动,弯针滞针未能及时处理或处理不当导致。发现折针后,嘱患者不要移动体位,如残端部分针身露于体外,可立即用手指或镊子将其取出;如残端与皮肤相平,可按压针孔两旁,使残端暴露于体外,再用镊子取出;如残端完全陷入皮内,采用外科手术取出。

(5)血肿:是指出针后针刺部位肿胀疼痛,皮肤呈青紫色。多因针尖刺破血管,出针时没有及时按压针孔所致。轻度血肿一般不必处理;若局部疼痛较剧,明显肿胀者,先行冷敷或加压处理,止血后过一段时间再行局部热敷或按摩。

(6)气胸:是针刺胸、背、腋、胁、缺盆等部位的腧穴时,刺入过深伤及肺脏,气体积聚于胸腔所致。发生气胸,应立即出针,令患者卧床休息,一般轻度气胸能自行吸收;密切观察,必要时给予吸氧镇痛、止咳等处理,防止因咳嗽扩大创口,加重漏气和感染;闭合性气胸需进行胸腔减压;重度气胸,在积极治疗下肺仍不能复张,慢性气胸或有支气管胸膜瘘者可考虑手术治疗。

5.针刺法的护理及注意事项

(1)患者处于过饥、过饱、过疲、醉酒、精神高度紧张等状态时不宜针刺。

(2)皮肤有感染、溃疡、破损、瘢痕的部位不宜针刺;肿瘤局部不宜针刺;有出血性疾病的不宜针刺;妇女在妊娠期,合谷、三阴交、昆仑、至阴及腹部、腰骶部腧穴均不宜针刺。

(3)婴幼儿及不能配合者,一般针刺不留针;婴幼儿囟门未闭合之时,囟门及附近腧穴不宜针刺。

(4)出针后要清点毫针数量,避免有毫针遗留在患者体内而没有拔出。

(二)灸法及护理

灸法是用艾绒或其他药物点燃后,在体表腧穴上进行熏、熨、烧、灼,借灸火的温和热力及药物的作用,通过腧穴、经络的传导作用,温通经脉、调和气血、散寒祛湿、消肿散结、扶正祛邪、回阳救逆,以达到防治疾病、康复保健的目的。

1.适应证

灸法适用范围很广,凡慢性病、风寒湿痹、麻木痿软、阳气虚弱、久泻久痢等皆可灸。总的原则是阴、寒、里、虚证多用。

2.操作方法

(1)艾条灸。①温和灸:将艾条的一端点燃后,对准施灸部位,距离皮肤2~3 cm处进行熏烤,以患者施灸部位有温热感而无灼痛为宜,以皮肤稍有红晕为度。②回旋灸:将艾条的一端点燃后,对准施灸部位,距离皮肤2~3 cm处进行反复缓慢地前后、左右或环形移动熏烤,以患者施灸部位有温热感而无灼痛为宜,以皮肤稍有红晕为度。③雀啄灸:将艾条的一端点燃后,对准施灸部位,进行缓慢的上下移动熏烤,如同鸟雀啄食一般,一上一下反复的不停移动,以皮肤稍有红晕为度。

(2)艾炷灸:是用纯净的艾绒捏成上尖底平的宝塔形状,小可如麦粒、大可如红枣在施术部位施灸的一种方法。①直接灸:将艾炷直接放置在施灸部位的皮肤上点燃施灸。可分为瘢痕灸和无瘢痕灸两种。瘢痕灸即化脓灸,施灸前用大蒜汁涂覆施灸部位,再将艾炷置于其上,点燃施灸。每壮艾炷必须燃尽,除去灰烬后易炷再灸。一般5~7壮,灸中患者若感觉灼痛,可用手在施灸部位周围轻轻按摩或拍打,以减轻疼痛。灸后1周左右施灸部位化脓形成灸疮,结痂脱落后留下瘢痕。无瘢痕灸是将艾炷放在施灸部位上点燃,待其烧到2/3左右,或患者感觉到微有灼痛时,将剩下的艾炷搬走,易炷再灸,连续灸3~7壮,以局部皮肤产生红晕,不起水疱为度。②间接灸:又称为隔物灸,施灸时艾炷与施灸部位皮肤之间用其他药物间隔,使艾炷不与皮肤之间发生直接接触。间接灸火力温和,具有艾灸和间隔药物的双重作用。根据间隔物的不同,可分为隔姜灸、隔蒜灸、隔盐灸和隔附子饼灸。

（3）温灸器灸：又称灸疗器灸，用金属或胶木加工制成，在施灸时将点燃的艾绒、艾条放入温灸器内，置于施术部位熏烤施灸。此法较艾条灸及艾炷灸更为方便。

（4）温针灸：先按针刺操作规范将针刺入腧穴，行针得气后，再将一小节艾条绑在针柄上，然后点燃，毫针可将艾灸产生的温度通过针身传至针刺部位深处。

3.灸法的护理及注意事项

（1）做好施灸准备工作：施灸前应准备好施灸用具，摆好患者舒适同时有利于施灸的体位，暴露施灸部位皮肤。

（2）注意施灸安全，防止燃烧的艾绒及产生的艾灰脱落烫伤患者。无瘢痕灸及间接灸时注意观察艾炷燃烧情况及患者反应，以及时更换或撤除艾炷，避免患者皮肤被烫伤。施灸后应立即熄灭艾火。

（3）颜面五官、浅表大血管不宜瘢痕灸，有毛发处，孕妇的腹部和腰骶部也不宜施灸。

（4）施灸次序：一般是先灸上部、背部，后灸下部、腹部，先灸头身，后灸四肢。

二、推拿法及护理

推拿又称按摩、按跷、跷引。它是以中医理论为指导，应用不同的手法在人体的一定部位或经络腧穴上，利用机械力的作用，刺激局部，以疏通经脉、调和气血、消瘀止痛，理筋整复、改善脏腑功能，从而达到防治疾病的一种治疗方法。

（一）适应证

推拿疗法适应证极广，应用于肌肤、经脉、骨骼、关节疾病及痹、痿、瘫、疼痛诸证，对许多内科、外科、妇科、儿科、骨科疾病具有独特的疗效。

（二）常用推拿手法

1.推法

用指、掌或肘部紧贴于施术部位，运用适当的压力，做单方向直线推动（图 8-2）。可分为指推法、掌推法和肘推法。该手法具有疏通经络、理筋活血、消肿止痛、开郁散结作用，可用于肩背痛、腰腿痛、胸胁胀痛及肢体麻木等。

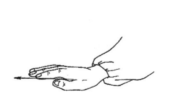
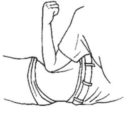

图 8-2　推法

2.摩法

用手掌掌面或示指、中指、无名指的指面附着于施术部位上，做主动环形有节律的抚摩运动（图 8-3）。可分为指摩法和掌摩法。该手法具有理气和中、消积导滞、调节胃肠蠕动、祛瘀消肿等作用。常用于胸腹部疾病，如胸胁胀满、脘腹胀痛、泄泻、便秘、胃肠功能紊乱等。

3.搓法

用双手掌面对置地夹住一定部位，相对用力快速搓揉的同时上下往返移动。该手法具有舒筋通络、调和气血、理气开郁等作用，适用于肩、腰及四肢的肌肉疼痛及胸胁胀满等。

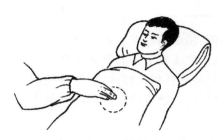

图 8-3　摩法

4.揉法

用手指指腹、掌根、鱼际或肘尖附着于施术部位,带动施术部位的皮肤肌肉做轻柔缓和的环转运动。可分为指揉法、掌揉法、大鱼际揉法和肘揉法。该手法具有祛风散寒、活血通络、宽胸理气、消肿止痛、消积导滞的作用。适用于全身各部。

5.拿法

用拇指和其他手指相对用力,在施术部位上进行节律性的一紧一松的拿捏(图 8-4)。可分为三指拿法、四指拿法和五指拿法。该手法具有行气活血、祛风散寒、解痉止痛作用,可用于项、肩、四肢部。

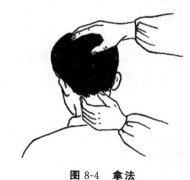

图 8-4　拿法

6.按法

用拇指、手掌,或肘尖按压在施术部位上,逐渐用力,按而留之。可分为指按法、掌按法和肘按法(图 8-5)。该手法具有通经活络、散寒止痛、解郁破结的作用,用于全身各部。

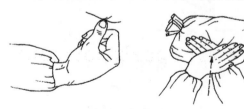

图 8-5　按法

7.抖法

用单手或双手握住患者肢体远端,微用力做连续的小幅度高频率的上下颤动。可分为抖上肢、抖下肢和抖腰。该手法具有舒筋活络、调和气血、滑利关节、缓解疲劳的作用,多用于四肢部疾病。

8.拍法

用虚掌平稳而有节奏地拍打施术部位。该手法具有行气活血、缓急止痛的作用。可用于腰背及下肢部疾病。

9.击法

用拳、掌、指及桑枝棒击打体表。可分为拳击法、掌击法、指尖击法和棒击法,其中拳击法可分为拳眼击法、拳心击法、拳背击法;掌击法可分为掌根击法、侧掌击法、合掌击法。该手法具有舒筋活络、解痉止痛、行气活血的作用,可用于头顶、肩背、腰臀及四肢部。

10.摇法

固定关节两端,使关节做被动环转运动。根据施术部位的不同,可分为摇颈、摇肩、摇肘、摇腕、摇腰、摇髋、摇膝、摇踝等。该手法具有舒筋活血、滑利关节、松解粘连、缓解疼痛的作用。可用于颈腰及四肢关节等处疾病。

(三)推拿法护理及注意事项

(1)不可在患者过饱、过饥、醉酒、过疲、情绪过激等状态下施推拿治疗。

(2)除特殊原因或特定手法外,推拿操作时一般用治疗巾将患者被操作部位覆盖后再行操作,治疗师不直接接触患者皮肤。婴幼儿或皮肤娇嫩者接受推拿治疗时可将被操作部位处皮肤涂适量滑石粉。

(3)推拿操作时手法要达到"持久、有力、均匀、柔和、深透"等要求。

(4)皮肤损伤或感染的部位、正在出血的部位或出血性疾病、骨折移位或关节脱位、肿瘤局部、妇女月经期或妊娠期等均不宜推拿。

(5)操作完一个患者后应洗手,治疗巾及床单要经常换洗,以免交叉感染。

三、刮痧法及护理

刮痧法是用边缘钝滑的硬物或专制的刮痧板,在患者体表一定部位反复刮动,使局部出现痧斑或痧痕,以达到解表驱邪、疏通经络、行气止痛、开窍醒神等目的的一种中医传统外治法。刮痧使用的工具很多,如瓷调羹、木梳背、硬币、铜钱、瓷碗口、纽扣等,也有特制的檀香或沉香木刮痧板、水牛角刮痧板。

(一)适应证

1.外感疾病

中暑发热、头昏、胸闷,以及夏秋季节的伤暑、伤湿、伤食等出现呕吐、腹痛、腹泻等症。

2.儿科病证

营养不良、食欲减退、感冒发热、腹泻、遗尿等症。

3.保健

预防疾病、强身健体、减肥养颜、消斑祛痘、延缓衰老。

(二)操作方法

1.基本方法

对刮痧部位常规消毒后,术者手持刮痧工具蘸润滑剂(清水或植物油),从上到下、由内而外的刮动,刮至有干涩感时,蘸润滑剂再刮,直至皮下出现红色或紫红色痧斑或痧痕为止。一般刮20分钟,或以患者能耐受为度。

(1)平刮:使用刮痧板的平边着力于皮肤上,按一定的方向进行较大面积的平行刮摩。

（2）竖刮：使用刮痧板的平边着力于皮肤上，按竖直上下进行较大面积的平行刮摩。

（3）斜刮：用刮痧板的平边着力于皮肤上，进行斜向刮摩，主要用于某些不能平刮和竖刮的部位。

（4）角刮：使用刮痧板的边角着力于皮肤上，进行较小面积如骨缝、凹陷等部位的刮摩。

2.辅助方法

刮痧治疗时配合扯痧、挤痧、放痧等手法。

（1）扯痧法：施术者用拇指和示指用力提扯施术部位的皮肤，直至扯出痧点。

（2）挤痧法：施术者双手拇、示指相对，用力挤压施术部位皮肤，直至出现一块块或一小排紫红痧斑为止。如前额部挤痧，治疗头昏。

（3）拧痧法：又称揪痧法，民间称"揪疙瘩"，施术者示、中二指屈曲，用示、中二指的第2节夹住施术部位皮肤，用力提拧，然后松开，一夹一放，每个部位如此反复6～7次。如咽喉肿痛可用拧痧法提拧颈部两侧，前头痛可提拧印堂穴。

（4）拍痧法：用虚掌或刮痧板拍打施术部位，直至出现痧痕或痧斑。

（5）放痧法：施术者用三棱针等工具刺破患者体表的一定部位，放出少量血液。常用放痧部位有委中穴、曲泽穴、十宣穴。

（三）常用刮痧部位

（1）背部：第7颈椎以下至第5腰椎以上区域。

（2）头部：印堂穴、太阳穴。

（3）颈项部：项部、双肩。

（4）胸部：取第2、3、4肋间，从胸骨向外侧刮。乳房禁刮。

（5）四肢：曲泽穴、委中穴。

（四）刮痧法护理及注意事项

（1）刮痧顺序：一般是先头颈部、背部，再胸腹部，最后四肢。

（2）刮痧方向：一般为单向，不可在同一部位来回刮动，刮完一处或一线后再换位置。

（3）不宜刮痧部位：局部皮肤有破溃、感染、过敏、水肿的部位不宜刮痧。

（4）刮痧过程中注意保暖，避免患者受凉；刮痧之后不可立即冲凉；使用过的刮痧工具应清洁、消毒备用。

（5）刮痧时刮拭面尽量拉长，用力要均匀适中，以患者耐受为度。如果患者出现胸闷不适、面色苍白、冷汗不止，或神志不清等症状时，应立即停刮并及时对症处理。

四、拔罐法及护理

拔罐法是以罐为工具，利用燃烧、抽气等形式排出罐内空气，形成负压，使之吸附于施术部位，造成局部皮肤充血、淤血现象，以调节机体功能，达到防治疾病目的的一种传统疗法。罐的种类很多，目前较常用的主要有玻璃罐、竹罐和抽气罐。

（一）适应证

拔罐法具有温通经络、祛湿逐寒、行气活血及消肿止痛的作用，故可用于风寒湿痹、腰背酸痛、关节疼痛、脘腹胀满、腹痛腹泻、咳嗽气喘及痈肿疮毒等多种疾病。

(二)操作方法

1.拔罐方式

(1)火罐法:是利用燃烧消耗罐中部分氧气,并使罐内气体受热而膨胀而致部分气体排出罐外,依靠罐内负压将罐吸附于施术部位。常用的有以下几种方法。①闪火法:将燃烧棒(用镊子或止血钳等夹住乙醇棉球)点燃后,在罐内壁中上部稍做停留后,将燃烧棒退出并迅速将罐轻扣在施术部位上。此法是最为常用的拔罐方法,比较安全,不受体位限制,缺点是吸附力不强。②投火法:将纸片或乙醇棉球点燃后投入罐内,然后迅速将罐轻扣在施术部位上。此法多用于侧面横拔。

(2)抽气法:将抽气罐置于需拔罐部位,用抽气筒将罐内空气抽出,即可吸住。此法适用全身多处,使用方便简单,缺点是没有火罐法的温热刺激作用。

2.拔罐方法

(1)闪罐法:多用闪火法将罐拔上后立即取下再拔,如此反复吸拔多次,至皮肤潮红为度。适用于肌肉比较松弛、吸拔不紧或留罐有困难,以及局部皮肤麻木或功能减退的患者。

(2)留罐法:又称坐罐法,指拔罐后留置10~15分钟。

(3)走罐法:又称推罐法,先在罐口或皮肤上涂上少许润滑剂,将罐吸拔好后,以手握住罐底,稍倾斜(推动方向前边略提起)慢慢在皮肤表面上下,或左右,或循经来回推拉移动数次,以致皮肤潮红为度。适用于面积较大、肌肉丰厚的部位,多选用平滑厚实、口径较大的罐。

(4)摇罐法:将罐吸附于施术部位后,将其左右或前后摇动。

(5)提罐法:将罐吸附于施术部位后,将其轻轻提拉。

(6)针罐法:在针刺留针时以针刺处为中心,拔上火罐。

(7)刺血拔罐法:先用三棱针或其他工具,刺破小血管,然后拔以火罐,以此加强刺血法的疗效,多用于治疗各种急、慢性软组织损伤、痤疮、丹毒、坐骨神经痛等。

3.起罐

起罐又称取罐、脱罐。抽气罐可直接将顶部的进气阀拉起,待空气进入后罐即脱落。其他罐具则需一手握罐,另一手将罐口边缘的皮肤轻轻按下,待空气进入后罐即脱落。

(三)拔罐法护理及注意事项

(1)选罐:拔罐时要选择适当体位和肌肉丰满的部位,要根据吸拔部位的面积大小而选择大小适宜的罐。

(2)防止灼伤:拔罐时应注意防止灼伤患者皮肤,一旦出现应及时处理。

(3)防止拔罐意外:在拔罐过程中患者如出现胸闷、心慌、面色苍白、冷汗不止或神志不清等症状时,多为发生晕罐现象,应立即停止拔罐,并对症处理,护理方法参照晕针。

(4)拔罐时中注意保暖,留罐期间给患者盖好衣被,拔罐后不宜马上洗凉水澡。

(5)凡使用过的罐具,均应消毒处理后备用。

(6)拔罐禁忌:皮肤有过敏、溃疡、水肿、大血管分布部位不宜拔罐,高热抽搐者、有自发性出血倾者,孕妇的腹部、腰骶部均不宜拔罐。

(费文娟)

第二节　高热的针灸护理

凡体温超过 39 ℃时称为高热。中医所称"壮热""火热""实热""日晡潮热"等。多发生于外感时病、内伤疾病及疫疠病证。其他如现代医学常见的急性感染性疾病、中暑、风湿热、急性肿瘤,或输血、输液反应等,均可出现高热。

一、病因病理

发热一般分外感和内伤发热两大类,临床尤多见于因外感六淫,特别是温热火邪所致的疾病中,此外湿热、疠气、温毒也可见之。

(一)风寒之邪

风寒之邪袭表,邪郁经络,腠理闭塞,正气郁结,正邪交争则发热。

(二)风热之邪

风热之邪多先犯上焦肺系,肺主气属卫,卫气失宣,郁而发热,又可传里入脏入腑,或逆传心包演变多端。

(三)暑热之邪

暑热之邪火炽酷烈,发病急骤,传变极速。病邪多直入气分,正盛邪实,交争剧烈,初起即见壮热、汗多、烦渴、脉洪大等阳明气分症状。暑热之邪直中心包、肝经,可出现昏迷、惊厥;又因暑热之邪易伤气耗津,故可出现津气欲脱危重之变。

(四)湿热之邪

湿热之邪四季均有,但以长夏为甚。湿热交蒸,郁阻气分,或湿热蕴于中焦,不迫肠道。泌别失职,或湿热不解,蒸酿痰浊,蒙蔽心包等皆致热盛。

(五)疠气

疠气又称"戾气",是一种具有传染性的病因。古人说"皆相染易""触者即发"。故疠气伤人往往一时多人罹患一病,为其特征。

(六)温毒

温毒之邪侵入人体往往以出现局部红肿热痛或溃烂为临床特征,毒盛热炽故发生高热。

二、辨证施治

发热可见多种病证之中,病机复杂,临证多变。针刺治疗时必须在辨证的同时结合辨病,明确诊断依据病因治疗,必要时采用中西医结合抢救措施。

(一)邪在肺卫

(1)主证:发热,恶寒,头痛,无汗或少汗,咳嗽口渴,苔薄白或薄黄,脉浮数。

(2)治则:清热解表。

(3)取穴:风池,大椎,曲池,合谷。

(二)邪热盛实

(1)主证:但热不寒,大汗,口渴喜冷饮,舌苔黄燥,脉滑数或洪大。

(2)治则:清热宣肺,凉膈通腑。

(3)取穴:大椎,少商,曲池,合谷,膈俞。

(三)热入营血

1.热闭

(1)主证:高热,神昏谵语,烦躁抽搐,面赤气粗,舌质红绛,脉细数。

(2)治则:泄热开窍。

(3)取穴:十宣,内关,人中。

2.痰闭

(1)主证:高热神昏,烦躁如狂,面赤气粗,喉间痰鸣,或呼吸微弱,良久一息。

(2)治则:清热,涤痰,开窍。

(3)取穴:十宣,内关,人中,气舍。

3.动风

(1)主证:高热稽留,头痛眩晕,烦躁不宁,口噤神昏,颈项强直,四肢抽搐。舌质红,脉弦数。

(2)治则:泻热解痉。

4.动血

(1)主证:身体灼热,躁扰不安,肌肤发斑,吐衄便血,舌质绛,脉细数。

(2)治则:清热凉血。

(3)取穴:大椎,曲池,血海,委中,曲泽。

(四)脱证

1.亡阴

(1)主证:高热不退,汗出过多,吐下不止,唇舌干红,神昏志乱,脉象虚数。

(2)治则:救阴敛阳。

(3)取穴:关元,足三里。

2.亡阳

(1)主证:高热神昏,目合口开,鼻鼾息微,大汗淋漓,二便自遗,面色苍白或口唇青紫,脉微欲绝。

(2)治则:回阳救逆。

(3)取穴:内关,人中,气舍,关元,神阙。

3.内闭外脱

(1)主证:身热蒸手,神志昏乱,呼吸气粗,目闭口开,手撒尿遗,四肢厥冷,汗出面白。

(2)治则:清热,启闭,固脱。

(3)取穴:十二井穴,内关,人中,关元,神阙。

三、辨证施护

(一)邪在肺卫

(1)病室温度宜偏低,保持室内空气流通,定期进行空气消毒,发热期间,应卧床休息。

(2)饮食宜清淡,易消化,鼓励患者多饮水或橘子汁、西瓜汁等。可适当给予清凉饮料。

(3)高热无汗时不宜采用物理降温措施。汗出热退后可用温水揩干,忌用冷水擦身,及时更换衣被。

(4)加强口腔护理,每天饭前饭后用银花甘草液漱口,有口腔疾病时用锡类散涂敷患处。

(5)咽喉疼痛者,鼓励患者喝银花甘草水,并可针刺双侧少商穴放血。大便干结者,可用番泻叶泡茶饮。

(6)密切观察体温及全身的变化,定时测量体温,以便掌握发热的规律。

(二)邪热盛实

(1)病室内保持通风,空气新鲜,温度适宜。过高易使体温上升,过低易复感外邪而加重病情。室温可保持在20~22 ℃。

(2)保持患者心情舒畅,发热期间患者在精神和肉体上都甚感痛苦,因此,要劝导患者避免急躁,积极配合治疗及护理。

(3)观察患者出汗的部位、时间、性质,服降温药后出汗的情况,防止出汗过多而出现虚脱。并注意口渴程度,饮水量的多少,应及时补充液体。

(4)定时测量体温、脉搏、呼吸及血压,发热期间不可用冰袋冷敷,以防里热外达受遏,加重病情。

(5)饮食宜清淡,以细软易消化半流质为宜。不宜给患者清凉饮料,待汗出后恶寒解除始可饮用清凉饮料。

(6)加强口腔护理,预防口腔感染。

(三)热入营血

(1)病室温度要适宜,可维持在20~22 ℃。室内及周围环境要保持安静,空气新鲜,光线柔和,避免各种不良刺激。

(2)躁动不安者应加设床挡,防止坠床摔伤。对喉间痰鸣者,应轻轻叩拍患者背部,以利痰液排出,预防并发症的发生。呼吸微弱者,酌情给以氧气吸入。

(3)每小时测试体温一次。若体温持续不降,可采用物理降温法,如乙醇浴或冷水擦浴退热,若出现抽搐时,应立即使患者平卧,头转向一侧,解开衣领及腰带,注意保持呼吸道通畅,应有专人守护。

(4)高热汗出过多时,应及时擦干,更换湿衣湿被,保持皮肤清洁,防止压疮的发生。

(5)做好口腔护理,以去垢、除臭,使口腔湿润、舒适,同时观察舌苔及口腔黏膜有无异常,以了解病情变化,口唇干燥者可涂香油。

(6)细致地观察患者全身皮肤,认真记录斑疹的形、色、分布等情况,和斑疹始发与消退起始部位,以及斑疹退后身热心烦症状有无变化,以便为医师提供鉴别、诊断依据。

(7)有出血倾向者,要密切观察出血量的多少,详细记录血压、脉搏、呼吸的变化。若出现面色苍白,冷汗不止,语言低微脉沉细,应报告医师,并做好抢救准备。

(四)脱证

(1)病室内要空气新鲜,温度湿度适宜,病情危重时,患者应住单人房间,并控制探视。

(2)密切观察病情变化,包括血压、体温、脉搏、呼吸、神志、瞳孔的变化。若出现壮热,可冷敷或乙醇擦浴。呼吸微弱时应给予吸氧。

(3)保持呼吸道通畅,患者张口呼吸,可在口鼻部上盖上双层湿纱布,以起到过滤、湿润空气的作用,并加强口腔护理。

(4)双眼闭合不上时,可用凡士林纱布盖双眼,以防角膜干燥或损伤。

(5)四肢厥冷者,可用热水袋保温,要注意防止烫伤。

（6）大小便失禁,应经常用温水清洗会阴部保持床单干燥,注重皮肤护理,定时翻身,防止因压迫而生压疮。

（7）对有尿潴留的患者,可进行小腹热敷、按摩或针刺水道、膀胱俞、中极等穴,必要时可行导尿术,留置的导尿管定时开放,做好膀胱冲洗,并定时更换导尿管和引流瓶,以防止感染。

四、心理调护

高热患者易急躁忧愁,尤其持续多天体温不降,患者往往出现悲观情绪。故要安慰患者,使其情绪稳定,精神愉快,防止恼怒。医护人员对患者要和蔼、可亲,善于体贴和同情,随时了解患者的思想动态,以诚挚的态度耐心地向患者讲明疾病的发生发展规律,使其消除忧愁和急躁情绪。对重证患者更应耐心劝导,鼓励其建立治愈信心,并细心观察情绪变化,防止发生意外。恢复期患者,要保持情绪稳定,减少一切诱发因素,注意五志不可过极,避免大怒、大喜、大恐、大悲,要使患者身心安定,心情舒畅,达到早日康复的目的。

五、家庭护理

（1）居室内应空气流通,温度适宜,高热患者口咽容易干燥,可在暖气片上放一盆水,使其蒸发以湿润空气。注意周围环境安静,避免噪声影响患者休息。

（2）高热患者在发热期间,应卧床休息,待热退后,在体力逐渐恢复时,可做适当的体育锻炼,增强体质,加快痊愈。

（3）家属对患者要关心体贴,耐心照顾,细心观察体温、脉搏的变化,若出现神志模糊或神不清时,应立即送往医院急救处理。

（4）注意口腔清洁,在晨起、睡前、饭后协助患者漱口,有口疮时用口腔黏膜粉散涂患处,口唇干燥者应涂植物油。

（5）高热患者因出汗较多,又卧床休息,容易引起皮肤感染。在汗出以后应及时用干毛巾或温热毛巾擦身,更换衣被。对骨骼隆起部位,可用海绵垫或气圈垫起,防止局部受压充血出现压疮。

（6）若患者二便失禁,应及时清理,保持床铺平整、干燥、清洁。会阴部经常用温水冲洗以防感染。

（7）饮食宜清淡易消化,以流质或半流食为宜,应进高热量、高糖、高蛋白、高维生素食品,可选鸡、鸭、瘦肉、猪肝、蛋等少油食品,高热时应注意补充水分。平时多食水果,新鲜蔬菜,忌油腻,煎炸助热之品。

（8）服药护理:①外感发热汤药宜武火快煎,服解表药后,可给服热开水或热粥,以助药力。冬季应加盖衣被,使汗出热解。②内伤发热汤药宜文火慢煎,应温服,服药后应静卧,以使正气日渐恢复。

（费文娟）

第三节 感冒的针灸护理

感冒又称伤风,是因感受外邪,临床见有头痛、鼻塞、恶寒、发热、周身不适为主症的病证,本病一年四季均可发生,但以秋、冬或气候剧变时为多。如在一个时期内,众多人罹患,且证候相类似者,称为"时行感冒"。古医籍称作"时行病"。

本病属于中医学外感热病范畴,可因感邪性质不同,人体强弱不同,临床多可分为风热风寒、挟食、挟湿,或兼气虚、阴虚等不同类型。现代医学上的呼吸道感染,属于感冒范畴。流行性感冒等则属于时行感冒范畴。

一、病因病理

本病主要是感受风邪或时行疫毒而致。风为六淫之首,在不同季节往往与当令时气相合而伤人。如冬季多属风寒,春季多属风热,夏季多挟暑湿,秋季多兼燥气,梅雨季节而多夹湿邪。但以风寒、风热为多见。

在内因方面,主要是卫外不固,外邪乘虚而入,或因生活起居不当或过度劳累,致肌腠不密,营卫失和,外邪侵袭而发病。

肺居上焦,主司呼吸,外合皮毛,开窍于鼻,感冒风邪自鼻口而入,故呈现一系列的肺卫症状。但由于外邪有风寒,风邪和夹湿的不同,其病机亦随之而异。偏寒则寒邪束表,毛窍闭塞,肺气不宣;偏热则热邪犯肺,肺失清肃,腠理疏泄;夹湿则阻遏清阳,留连难解。如感受时行疫毒病情多重且易变生他病。

二、辨证施治

(一)风寒感冒

(1)主证:恶寒重,发热轻,无汗,头痛,舌淡红,苔薄白,脉多浮紧或浮弦。

(2)治则:祛风散寒,解表宣肺。

(3)取穴:大椎,风池,风门,肺俞,合谷。

(二)风热感冒

(1)主证:发热重,恶寒轻,有汗不解,咽喉疼痛,脉多浮数。

(2)治则:疏散风热,清利肺气。

(3)取穴:大椎,曲池,鱼际,外关,少商。

(三)暑湿感冒

(1)主证:头重如裹,肢体酸重困痛,身热不畅,恶寒汗出,胸闷呕恶,腹胀便溏,苔腻,脉濡。

(2)治则:清暑化湿,疏表和里。

(3)取穴:大椎,合谷,支沟,中脘,足三里。

(四)气虚感冒

(1)主证:发热,恶寒,汗出,身楚倦怠,脉浮无力。

(2)治则:益气解表。

(3)取穴:大椎,曲池,气海,足三里。

(五)阴虚感冒

(1)主证:低热恶寒,头痛,鼻咽干燥,干咳少痰或无痰,手足心热,舌红少苔,脉多细数。

(2)治则:滋阴解表。

(3)取穴:大椎,合谷,肺俞,太溪。

三、辨证施护

(一)风寒感冒

(1)病室宜偏温,可以打开气窗以换气,保持室内空气新鲜,开窗时应避免冷空气侵袭而加重病情。

(2)汤剂应趁热服下,服药后盖被安卧,以助汗出达邪。但发汗不可太过,以遍身微有汗出为宜。汗后不可吹风。

(3)高热无汗者不可用冷敷,以防毛窍闭塞,邪无出路。汗出热退后忌用冷水擦身,可给予生姜红糖茶饮服。

(4)轻症感冒,可用生姜、葱白、红糖煎汤内服,以使发汗散邪。

(二)风热感冒

(1)病室内宜通风,但要避免直接吹风。

(2)热甚口渴时,可给温开水或清凉饮料。

(3)汗多衣湿,待汗止后更换衣被,以免加重病情。

(4)咽喉疼痛者,可服银花甘草水。鼓励患者多饮水,不但能使口腔清洁,又能补充体内消耗,稀释毒素,以助排泄。

(三)暑湿感冒

(1)保持室内干燥,温度适宜,通风透光,避免潮湿,尤以长夏梅雨季节要防潮防霉,以免过于潮湿而加重病情。

(2)若头重如裹,身热不畅,可饮厚朴、苏叶水,以疏风散寒。也可在太阳穴、肩背部、腰部拔火罐。

(3)发热时给予清凉饮料或饮用西瓜汁,鼓励患者多饮清凉解毒饮料,如银花露、菊花茶。

(4)饮食以清淡流质为宜,如米汤、绿豆汤、薏米粥、藕粉等。忌生冷油腻之品,以免湿邪久恋、湿热难解。

(四)气虚、阴虚感冒

(1)病室宜安静,空气新鲜,防寒保暖,以保证患者身心得充分休息。活动时不应过劳,以免加重病情。

(2)伴有自汗、盗汗者,因腠理开泄、极易复感外邪,必须注意保暖,应用干毛巾擦身,更换衣被。切勿发汗太过,汗过伤阴。

(3)饮食宜清淡富于营养为主,忌食生冷,油腻,辛辣等物。

(4)密切观察体温及全身情况的变化,如有无神志的变化,有无皮肤黄染,有无乳蛾肿大及二便的改变等。如发现异常,及时报告医师,以便及时诊断与处理。

四、心理调护

感冒患者常因出现并发症而情绪低落,意志消沉。尤其是因阴阳气血偏虚而致发热的患者,病程长,疗效不显著时,往往使患者产生悲观失望,丧失信心等心理变化。因此要做好患者的安慰、劝导工作,解释疾病发生发展的规律,阐述如何保养身体,锻炼强身,提高身体素质等,以稳定患者的情绪,消除不必要的担忧,保持身心愉快,积极配合治疗及护理。

五、家庭护理

(1)居室内保证空气新鲜,同时注意患者的保暖,切忌汗出当风。因为出汗时腠理疏松,卫气不固,极易再感风邪使病情加重。

(2)对时行感冒患者,要做好呼吸道隔离。家庭的消毒,可用食醋,每立方米用 3～10 mL,加水稀释 2～3 倍熏蒸;或点苍术艾叶消毒香,对细菌和病毒均有一定的灭活作用。

(3)感冒流行期间,避免与患者接触。或用大青叶、板蓝根、贯众各 15～30 g,水煎代茶饮并注意口腔的清洁。

(4)进行适当的体育锻炼和耐寒锻炼,以增强体质,养成良好的个人生活习惯,生活起居有常,避免过度劳累。

(5)饮食调护:感冒期间,不可多吃东西,热量可适当控制。这样可防止加重胃肠负担,使消化吸收顺利进行。发热时应进流质为主,不宜食厚味、辛辣、肥甘食品、糕点等。没有食欲时,或伴恶心、呕吐者,不必勉强进食。

(6)服药护理:①风寒感冒,药宜趁热服,服药后盖被安卧,以助发汗祛邪。但发汗不可太过,以遍身微有汗出为宜。②风热感冒,药宜温服,轻者可口服 1 剂,重者可日服 2～3 剂。③暑湿感冒,服药宜频而量少。④阴虚感冒,汤剂宜晾温后服用。

（费文娟）

第四节　咳嗽的针灸护理

咳嗽是肺系疾病的主要症状之一。古人认为,咳指肺气上逆作声,有声无痰为咳;嗽指咳吐痰液,有痰无声为嗽。一般多痰声并见,故并称咳嗽。本证有外感内伤之分,外感多发病较急,除咳嗽主症外,常兼见表证,但若调治失当,可转为慢性咳嗽。内伤咳嗽则发病较缓,兼见胸闷脘痞,食少倦怠,胸胁引痛、面红口赤等症。

一、病因病理

外感咳嗽多为六淫外邪侵袭肺系;内伤为脏腑功能失调。但咳嗽一症,由肺所主,其他脏腑可影响于肺而作咳,如《素问·咳论篇》:"五脏六腑皆令人咳,非独肺也。"对于病因,刘河间认为"寒、暑、燥、湿、风、火六气,皆令人咳嗽。"张景岳首推外感内伤分类法,认为外感之咳肺为本,脏为标,内伤之咳脏为本,肺为标。咳嗽病位,《医学三字经》说:"是咳嗽不止于肺,而亦不离乎肺也。"咳嗽为病因病机可概括如下。①外感六淫之邪,常以风寒、风热燥热为主,从口鼻皮毛而入,致肺气宣肃失常。②饮食不当,或脾气虚弱,健运失常,痰湿内生,上犯于肺,肺失宣降。③情志刺激,致肝气郁而化火,上犯于肺,肺受火灼,气失宣降。④肺病日久,气阴虚亏,清肃无权,气逆而咳。

二、辨证施治

咳嗽的辨证首当区别外感与内伤。外感咳嗽多是新病,起病急,病程短,常伴肺卫表证;内伤咳嗽多为久病,常反复发作,病程长,多伴有其他内脏病证。

(一)外感咳嗽

1.风寒主证

咳嗽声重,咳痰稀薄色白,伴头痛鼻塞,恶寒发热,无汗等表证,舌苔薄白,脉浮或浮紧。

治则:疏风散寒,宣肺止咳。

取穴:肺俞,合谷,列缺,风府,外关。

2.风热主证

咳嗽频剧声粗,咳痰不爽,痰色黄而稠,常伴头痛身热,汗出恶风等表证,舌苔薄黄,脉浮数。

治则:疏风清热,宣肺化痰。

取穴:肺俞,尺泽,大椎,曲池。

(二)内伤咳嗽

1.痰湿壅肺主证

咳嗽反复发作,痰多色白黏稠,痰出咳平,多于晨起或食后加重,常伴胸闷脘痞,食少体倦,舌苔白腻,脉濡滑。

治则:健脾化湿,祛痰止咳。

取穴:肺俞,太渊,脾俞,章门,丰隆。

2.肝火犯肺主证

咳嗽阵作,气逆而咳,痰少质黏,咳时胸胁引痛,口苦咽干,可受情志波动的影响,舌尖红,苔白少津,脉弦数。

治则:平肝降火,清肺止嗽。

取穴:肺俞,尺泽,阳陵泉,太冲。

3.肺阴亏虚主证

干咳少痰,痰色白而黏或痰中带血,口燥咽干或午后潮热,神疲体瘦,病程较长。

治则:滋阴润肺,止咳化痰。

取穴:肺俞,膏肓,三阴交,足三里。

以上各类型咳嗽,除针法之外,不论外感内伤,多可取用督脉腧穴及背部胸椎两侧腧穴,如大椎、肺俞等,并且常在背部及前胸出现病理反应点(如压痛点),或灸治此外则疗效更佳。足三里穴能引气下行,对于咳嗽上气者,与胸背部诸穴同用,可加强疗效;对于外感咳嗽,常可选太阳、风池、风府等穴,可发汗解表,止咳平喘。以上腧穴根据辨证灵活选用,一般每次只取2~3穴,采用艾灸温和灸,使感传到达胸腔,每可取捷效。

三、辨证施护

(一)外感咳嗽

(1)应注意四时气候变化,防止六淫之邪侵袭人体。外感咳嗽是可以预防的。随气温变化增减衣被,尤其冬季及初春要保暖,避免风寒侵袭,预防感冒。

(2)多休息,观察服药后的反应,定时测量体温,多饮水,并可给川贝10 g,梨煮水频服,咳嗽重痰不易咯出,可服竹沥水,枇杷膏、梨膏等。

(3)饮食宜清淡,食欲缺乏者可予半流质饮食,忌肥甘、辛辣等食物。

(二)内伤咳嗽

1.痰湿壅肺者

(1)病室空气新鲜、安静,使患者能安心静养,保证充足的睡眠。

(2)咳嗽常反复发作,痰黏不易咯出。每天给予双黄连或庆大霉素、糜蛋白酶等雾化吸入1次,止咳、消炎、稀释痰液。

(3)休息或睡眠时应经常更换体位,痰不易咳出时应协助拍背,并服止咳化痰药。

(4)穴位贴敷疗法:主要选白芥子、甘遂、细辛、丁香、苍术、川芎等各 10 g 研细末,调成糊状,制成直径约 1 cm 的圆饼。取穴为肺俞、天灸、膻中、风门,配以大椎、定喘、丰隆,每次取穴 3～4 个,将药饼敷于穴上,胶布固定一般保留 1～2 天,2～3 天换贴 1 次,5 次为 1 个疗程。对长期咳嗽反复发作或发病前提前贴敷效果较好。

(5)胸闷胀满食少者,除合理安排饮食外,应增加户外活动,散步、练气功、健身操等,增强体质,防止疾病反复发作。

2.肝火犯肺者

(1)保持情绪稳定、肝火旺盛,虽患有慢性疾病,但要树立信心战胜疾病,配合治疗不致使气逆犯肺,引发咳嗽。

(2)坚持晨练吸收新鲜空气,改善心肺功能,增强体质使疾病早愈。

(3)配合耳针治疗,双耳同时取穴,支气管、肺、咽喉、神门、肾上腺及敏感有胀痛的穴,用王不留籽贴胶布贴压耳穴每天按压 2～3 次,3 天更换,效果较好。

(4)每天多饮水,多吃蔬菜水果等防止口干口苦、大便干燥。

3.肺阴亏虚者

(1)久病多体虚应注意休息适当活动,增强机体抵抗力,使疾病早愈。

(2)每天测体温两次,观察热型,如午后潮热、自汗、干咳者应明确诊断,属肺结核者应予隔离防止交叉感染,并对症治疗。

(3)观察二便情况并记录,大便干燥应用缓泻剂,小便量少或下肢水肿应及时报告医师。

(4)饮食宜营养丰富的食物,滋阴润肺之品。如梨、枇杷、核桃、蜂蜜、甜杏仁、百合、薏米、秋米、木耳、鱼肚、海蛤等。

四、心理调护

激烈的情绪变化,可引发咳嗽,尤以肝火犯肺型为甚。中医所谓"木火刑金"即指肝郁化火,上刑肺金而气咳。久患肺系疾病的患者,素体本虚,如遇事暴怒、忧郁则引动肝火,将用引起剧咳或咯血之变证。

所以针对此类患者,护理人员应为患者创造一个优雅、舒适的休养环境,使患者身心放松、欢愉,避免谈论一些引起患者生怒、悲伤的人或事。病室内可放一些欢快的歌曲或乐曲避免忧伤动情的音乐。

五、家庭护理

(1)居室环境应温湿度适宜,避免使粉尘飞扬的清洁扫除。随气候变化增减衣被避免外邪伤肺。在呼吸系统传染病流行的季节,应少去人多或空气污染严重的地方;防止与患感冒的患者接触,应戴口罩以免被传染。

(2)吸烟会反复刺激呼吸道黏膜,从而削弱其抗御外邪的能力,故患咳嗽者必须戒烟。

(3)饮酒要有节制,切忌贪杯暴饮,避免饮烈性酒,以免刺激呼吸道或伤脾而聚湿生痰,加重咳嗽。阴虚火旺或伴有咯血者应戒酒。

(4)适当进行体育活动如气功、太极拳、慢跑等,可以锻炼呼吸功能,增加肺活量。

(5)可进行耐寒训练,从夏季开始用冷水洗脸、擦身等,持之以恒可有功效。

(6)做摩鼻操:用两手示指上下按摩鼻翼两旁迎香穴及鼻梁两侧 10～20 次;以右掌心按摩鼻尖素髎穴,方向从右向左,10～20 次,反向再做 10～20 次。

(7)饮食应营养充分,保证水入量。不宜过食甜、咸、辛辣食物,慎食生冷,可多吃蔬菜水果。

(8)咳嗽剧烈时,可采用以下方法以助止咳:①针刺肺俞、列缺、天突,留针 15 分钟;②拔罐,取大椎、肩中俞等,可同时针刺足三里,可加强肺的通气量;③可用热水蒸气吸入,具有滋润喉部,减轻咳嗽的作用。

六、注意与禁忌

(1)肺部存在感染的患者切忌擅自服用镇咳药,应促进痰液排出。在患者剧咳排痰时,要加以协助,警惕呼吸道阻塞而发生窒息或造成吸入性肺炎。

(2)咳吐粉红色泡沫痰,为肺水肿的严重表现;伴咯血时,应立即通知医师,并密切观察患者生命体征,及时予以处理。

(3)咳嗽患者进食过程中,切忌说笑或大口吞咽,防止引起咳呛。

(费文娟)

第五节 呕吐的针灸护理

呕吐亦名吐逆,是指食物或痰涎等由胃中上逆,自口而出的病证。《素问·六元正纪大论》云:"火郁之发,民病呕逆。"呕吐是一个症状,它可单独为患,亦可见于多种疾病。无论任何病变,只要损于胃,致使胃失和降,胃气上逆,皆可发为呕吐。

现代医学诊断的急性胃炎、贲门痉挛、幽门梗阻、胃神经官能症、肝炎、胆囊炎、胰腺炎等病引起的呕吐,均可参照本篇论治。

一、病因病理

胃主受纳及腐熟水谷,其气以降为顺,若气逆于上则发为呕吐,正如《圣济总录》云:"呕吐者,胃气上而不下也。"引起呕吐的原因很多,现总结如下。

呕吐是由于外邪犯胃,饮食所伤,情志失调,痰饮内停等实证及脾胃虚弱虚证而致胃受损,胃失和降,胃之经气上逆而发生的。

二、辨证施治

呕吐病在胃经,涉及肝脾二经,其病理机制是胃气上逆,病证不外乎寒、热、虚、实。故治疗应取足阳明胃经腧穴为主,偏虚者重在扶正;偏实者重在祛邪;寒者重在灸法及留针法;热者用针刺法;不实不虚者以本经取治。

(一)偏寒呕吐
(1)主证:发病急,呕吐甚,恶寒,脉浮紧。
(2)治则:解表祛寒,和胃止吐,针灸并用。
(3)取穴:中脘,足三里,内关,合谷,风池。

(二)偏热呕吐
(1)主证:呕吐心烦,发热口渴,脉浮数。
(2)治则:解表清热,和中降逆。
(3)取穴:中脘,内关,足三里,大椎,曲池。

(三)饮食停滞
(1)主证:呕吐酸腐食物,嗳气食臭。
(2)治则:行气导滞,降逆止呕。
(3)取穴:下脘,内关,足三里,天枢,内庭。

(四)痰饮内阻
(1)主证:呕吐清水痰涎、眩晕心悸。
(2)治则:逐饮化痰,和胃降逆。
(3)取穴:中脘,内关,足三里,丰隆,公孙。

(五)肝气犯胃
(1)主证:呕吐吞酸,两胁胀痛,常因精神刺激而发作。
(2)治则:疏肝和胃。
(3)取穴:上脘,内关,足三里,太冲,神门。

(六)脾胃虚寒
(1)主证:食多即吐,时作时止,面色㿠白,四肢不温,大便溏泻。
(2)治则:健脾,温中,止呕。
(3)取穴:中脘,内关,足三里,脾胃俞。

呕吐的治疗除针灸外,还可用中药汤剂及电针、耳穴疗法等。治疗的关键是调理胃经经气,补虚泻实以降逆止呕和胃。

三、辨证施护

(一)外邪袭胃
(1)病室内保持整洁,空气流通,清新,及时清除呕吐物。
(2)呕吐时,应将头转向一侧,轻轻拍患者背部,呕吐后不要立即进食,可用温开水漱口休息片刻。
(3)患者发生以下情况,应及时报告医师进行抢救:①呕吐喷射而出,伴有剧烈头痛,甚至神志不清,为邪毒入脑;②呕吐物为大量鲜红或暗红色血液,或呕出大量咖啡色液体者;③呕吐逐渐增加,无缓解之象,伴有腹痛拒按,无大便,无矢气者,多为肠梗阻;④大量呕吐,伴有呼吸短促,四肢无力,烦躁不安,手足抽搐,应慎防代谢性碱中毒;⑤剧烈呕吐,量多,而致阴津缺乏,口干舌燥,皮肤干燥,弹性差,眼窝下陷,腹胀无力等。

(4)密切观察呕吐的时间、次数,呕吐物的色、质、量、气味及伴随症状,做好记录。

(5)中药宜温,频频饮服,切勿顿服。

(6)针刺内关、合谷、足三里、三阴交等穴位。寒证可加灸,热敷胃脘部,用手掌心自上脘向下脘按摩;热证用生理盐水 2 mL 于足三里、至阴穴位注射,以清热止吐。

(7)呕吐时禁食,吐后给予少量流质或半流质饮食。

(二)饮食停滞

(1)胃脘胀满者,应使其胃中所停滞的宿食全部吐出,不宜单纯止呕,因食积胃中,胃失仓廪之职,驱积外出,以守职受纳。可用探吐法:用压舌板刺激咽部,使胃中积食吐出。以达清除胃中积滞的目的,排出病邪,有利于胃气的和降,但年高及高血压、冠心病患者慎用。

(2)中药宜浓煎,分 4 次饮服。

(3)给服焦山楂、鸡内金粉各 1.5 g,开水调服,或保和丸 6 g,吞服,可以消食助运。

(4)腹胀,大便秘结者用枳实、大黄粉 3 g,用 0.2% 肥皂水清洁灌肠,以通腑导滞。

(5)针刺下脘,足三里、丰隆穴。

(6)对患者进行饮食抑制,不宜过饱,更不宜进食不易消化的食物,可给焦锅巴汤以助消化,必要时,禁食 12~24 小时。

(7)重症观察参见外邪袭胃。

(三)痰饮内阻

对于痰饮内阻的患者应忌食生冷及黏腻食品,可用竹沥水 30 分钟,姜汁 3~5 滴,用温开水调和顿服,或用陈皮加生姜泡水代茶饮,以化痰止呕。

(四)肝气犯胃

(1)病室内保持安静、整洁、舒适、温度适宜。

(2)用佛手片 1.5 g,陈皮 1.5 g,煎水代茶或以金橘饼作零食,以助理气解郁。

(3)干呕泛恶者,给予左金丸 1.5 g,吞服。

(4)针刺上脘、阳陵泉、太冲、内关。

(5)避免恼怒、抑郁等情志刺激,怡神养心耐心开导患者,保持心情舒畅,消除诱因。

(五)脾胃虚寒

(1)注意休息和保暖,避免过度疲劳。

(2)中药宜分 2~3 次温服,并可在舌面滴姜汁数滴,服药后宜静卧休息片刻。

(3)口含糖姜片或酱生姜作小菜以温胃止呕。

(4)针灸中脘、内关、章门、脾俞;伴有痰饮者,可加丰隆、膻中。

(5)饮食易消化而富营养,忌生冷油腻之品,可给山药粥或藕粉、莲子汤、鲜果汁等。

(6)忌烟酒。

四、心理调护

中医学非常重视人的精神因素对健康和疾病的作用,《东医宝鉴》云:"欲治其疾,先治其心,以使精神安乎形。"可见,妥善的精神调护不仅可配药疗提高疗效,还可收到药疗所不能起到的卓效。

呕吐频繁或反复发作,易失水伤阴致心神不安,应适时予以安慰。避免恼怒、抑郁等情志刺激,保持愉快而安静的情绪。要让患者了解疾病的有关情况,使其有正确的认识,取得密切配合,坚定治疗信心。

五、家庭护理

(1)室内环境宜安静、整洁,空气流通,开窗通风,及时清除呕吐物,避免秽浊之气刺激。

(2)呕吐后用温开水漱口,保持口腔清洁,衣服及被褥污染后应及时更换。

(3)脾胃虚寒者可用热水袋热敷胃脘部。使气下降。餐后可进行短程散步,不要立即平卧以免引起腹胀闷而引起呕吐。

(4)保证足够的睡眠,避免劳倦过度。注意饮食卫生,减少呕吐刺激的诱因,保持心情舒畅。

(5)呕吐时协助患者坐起,卧床不起者,取侧卧位或头侧向一边,以免呕吐物呛入气管,引起窒息或吸入性肺炎。

(6)饮食调护:针对疾病的性质,采用不同性味的饮食,可调整人体的气血阴阳,祛邪扶正,使阴平阳秘,恢复健康。①对外感呕吐者,饮食宜热宜软,忌食甘肥油腻及生冷瓜果,可取苏叶泡茶饮服,生姜红糖茶。如因感外邪所致呕吐,可给予藿香正气水或绿豆汤饮之。②对饮食停滞的呕吐,可进少量清淡流质或鸡内金粥,可食山楂糕,以消食助运。③对肝气犯胃的呕吐,忌食烟、酒、葱、蒜、辣椒等刺激之品,进食时应保持心情舒畅而使肝气条达,以助胃气下降,并可服用萝卜、生姜、逍遥丸或舒肝丸。④脾胃虚寒的呕吐,应忌食生冷瓜果及油腻之品,饮食少食多餐,荤素菜均宜烧烂温热,少食肥脂,忌坚硬及不洁食物。

六、注意禁忌

(1)注意饮食卫生,禁食腐败、变质食物。切忌暴饮暴食。

(2)中药应少量多次服,热证宜凉服,寒证宜温服。

（费文娟）

第六节　腹痛的针灸护理

腹痛是指胃脘以下,耻骨毛际以上部位发生的以疼痛为主要症状的病证。本证可见于内、外、妇、儿等科的多种疾病中。因腹中有多个脏腑,且为多条经脉所过,引起腹痛的病因及受累之脏腑经脉不同,故腹痛之性质和部位及其伴随症状和转归也不相同。本证临床上多发、常见。

腹痛可见于现代医学多种疾病,如急慢性肝、胆、胰腺炎,胃肠痉挛,腹膜、胃肠急慢性炎症,消化不良,消化道肿瘤,盆腔疾病,寄生虫等引起的腹痛。

一、病因病理

感受六淫之邪或情志、饮食所伤等,均可导致腹痛。《素问·举痛论》说:"寒气客于肠胃之间,膜原之下,血不得散,小络急引故腹痛。"又说:"热气留于小肠,肠中痛。"隋·巢元方《诸病源候论》认为："凡腹急痛,此里之有病。"宋·扬士瀛及金元时期的朱丹溪等医家以腹痛的病因进行分类,后世的医家对腹痛的认识则更为精详。如明·张景岳认为暴痛多由食滞、寒滞、气滞;渐痛多由虫、火、痰、血。清·叶天士还对暑湿及痧秽引起的腹痛论述颇详。王清任提出了瘀血腹痛的病变机制。

二、辨证施治

(一)里寒实痛

(1)主证:腹痛急剧,得冷更甚,得温则适、手足逆冷,大便不通,口不渴,小便清利,苔薄白,脉弦滑。

(2)治则:温中散寒。

(3)取穴:中脘,神阙,关元,足三里,公孙。

(二)虚寒腹痛

(1)主证:腹中时痛或绵绵不休,喜温喜按,按之痛减,面白无华,神疲气短,畏寒肢冷,舌淡苔白,脉细无力。

(2)治则:温中补虚、缓急止痛。

(3)取穴:中脘,章门,脾俞,胃俞,气海,足三里,神阙。

(三)里实热痛

(1)主证:腹部痞满胀痛,拒按,口渴喜冷饮,便秘,尿短赤,或下利清水,色纯清,腹部作痛,按之硬满,所下臭秽。苔焦黄起刺或焦黑干燥,脉沉实有力。

(2)治则:清热通腑。

(3)取穴:大肠俞,天枢,上巨虚,支沟,合谷,曲池。

(四)气滞腹痛

(1)主证:腹胀痛,攻窜不定,痛引小腹,嗳气则舒,情志不畅加剧,脉弦。

(2)治则:疏肝解郁、理气止痛。

(3)取穴:肝俞,期门,气海,天枢,阳陵泉,太冲,足三里。

(五)瘀血腹痛

(1)主证:小腹疼痛积块,或有积块不通,或刺痛,痛处不移,舌质青紫、脉涩。

(2)治则:活血化瘀。

(3)取穴:肝俞,膈俞,血海,天枢,行间,三阴交。

(六)食积腹痛

(1)主证:脘腹胀满疼痛,拒按,嗳腐吞酸,厌食呕恶,痛甚欲便,得大便痛减,或大便不通苔厚腻,脉滑有力。

(2)治则:消食导滞。

(3)取穴:中脘,天枢,气海,足三里,内庭。

三、辨证施护

(一)里寒实痛

(1)为患者保暖,增加衣被,避免受寒而加剧腹痛。

(2)可以给患者热饮,或外用热水袋外敷以缓解腹痛,必要时遵医嘱给止痛剂。

（3）配合耳针止痛，每次选穴 3～5 穴，留针 10～20 分钟，或者针后埋针，每天针刺 1 次或换针 1 次。

（4）腹痛剧烈时宜卧床休息，并通知医师。

（5）保持大便通畅，三餐饮食中多加蔬菜，多饮水，多吃水果。

（二）虚寒腹痛

（1）注意保暖、增加衣被，适当休息。

（2）给予热饮或热水袋外敷，减轻疼痛。

（3）饮食宜益气温中的食物，可食一些热粥类如大枣蜂蜜粥等。

（4）可给患者轻轻按摩腹部以减轻疼痛。或用指针疗法，取第 7、9、10 胸椎旁开 1.5 寸处，用拇指及示指或双拇指紧贴背穴定点滑动指压按摩，一般以患者能耐受为度，先轻后重，待局部出现酸、麻、胀等感觉后，3～5 分钟，疼痛可缓解或消失。

（三）里实热痛

（1）病室内宜干燥，清爽通风。

（2）饮食宜清淡易消化，多吃蔬菜，水果，保持大便通畅，给患者多饮水，以利排尿。

（3）疼痛严重时可选双侧足三里穴位注射，每天或隔天一次。

（四）气滞、血瘀

（1）护士要做好患者的心理护理，使其心情舒畅，避免情绪波动。

（2）病室环境宜安静，清洁，生活规律、使患者保持充分的休息和充足的睡眠。饮食宜清淡，易消化，可根据患者情况，少食多餐，忌油之品。

（3）对于疼痛不能止或剧烈疼痛者，应卧床休息，加强临床观察和注意腹痛的部位、腹痛的性质，拒按与否，矢气有无，便秘或腹泻，以及舌苔、脉象等变化，如伴有便血、腹胀，或突然出现面色苍白，冷汗淋漓，肢冷，脉微者，通知医师，测量血压做好急救及转外科的准备。

（五）食积腹痛

（1）不可增加胃肠的负担，如不愿进食者不可强食，给予开胃消导之品，如山楂、乌梅汤等。当能进食时，先予清淡饮食或半流质饮食。

（2）进行饮食卫生宣教，提醒患者慎饮食，不可暴饮暴食，以免损伤脾胃元气。

（3）保持大便通畅必要时服用攻下、消导、缓泻等药物。以减轻腹痛腹胀。

四、心理调护

腹痛多出现急骤、疼痛难当；或隐隐作痛，持续较久。无论哪种腹痛都会给患者造成很大的痛苦，直接影响到正常的生活和工作。患者心理上会出现焦虑、恐惧，表现为烦躁不安，易怒，情绪波动较大，在疼痛难忍时则表现无助感和哭泣等，医护人员应当真正做到"痛其所痛，忧其所忧"。从生活上关心、照顾患者。帮助其最大限度地放松情绪，减轻疼痛，态度要和蔼亲切，以取得患者的信赖，使患者放下思想包袱，积极配合治疗。

应当耐心地做好宣教解释工作，向患者介绍有关疾病的情况，消除患者的恐惧和过度的担忧，正确对待疾病，树立战胜疾病的信心。争取尽早康复。

五、家庭护理

(一)病情的观察

对腹痛的患者应注意观察疼痛的性质、部位、时间,有无腹泻及呕吐,是否向其他部位放射。观察患者的体温、脉搏、血压有没有变化,并记录下来,观察患者的大便情况,是否成形,有无便血或黑便。检查患者腹部是否胀满有无包块。

(二)缓解腹痛

对虚寒性腹痛的患者,可用热水袋外敷,以缓解疼痛,或给患者轻轻按揉腹部,都可以起到缓解疼痛或止痛的目的。也可以根据医嘱服用解痉药。保持大便通畅,尤其对于里实热证和食积腹痛,大便通畅后腹痛便可大大减轻。

(三)饮食调护

(1)应当饮食有节,暴饮暴食,或不注意饮食卫生,饮食不定时,饥饱无常等都极易造成腹痛,所以饮食要有规律,注意饮食卫生,吃饭要适量,定时。《素问·痹论》中所云:"饮食自倍,脾胃乃伤。"

(2)饮食宜清淡,富含营养,易消化,避免过冷过热或刺激性食物和饮料。

(3)虚寒型腹痛的患者可饮姜枣汤,以温中散寒,血瘀腹痛可用大枣、肉桂、陈皮与糯米熬粥加上干姜以温经止痛。里实热痛患者可多食莲子粥,绿豆粥等。食积腹痛患者可多食山楂、乌梅汤等。

(四)适当卧床休息

避免劳累,有充分的睡眠和休息。病室环境宜安静、清洁、干燥并注意保暖和通风。

六、禁忌与注意

腹痛的患者在未明确诊断时,特别是疑有急腹症可能的患者不可用局部热敷及灌肠,也不能用止痛药,以免掩盖病情,贻误诊治,应严密观察,及时与医师联系。

(费文娟)

第七节　泄泻的针灸护理

泄泻是指大便次数增多,粪便溏薄或完谷不化,甚至泄出如水样而言。古人将大便溏薄者称为"泄",大便如水注下者称为"泻",故名泄泻,古有"鹜泄""飧泄""濡泄""溏泄""洞泄""注下""下利"等别名。但现在一般都统为"泄泻",亦叫腹泻,此病主要以大便稀薄,甚如清水为主要表现,但粪中不挟脓血,亦无里急后重感,可伴有腹痛、纳呆、乏力、小便不利等症状。一年四季均可发生,但以夏秋季为多见。本病预后一般多良好,但暴泄无度,耗伤气阴,或失治误治,可致亡阴亡阳之变,或转为久泻之症。

现代医学的急、慢性肠炎,肠功能紊乱,过敏性结肠炎,溃疡性结肠炎,肠结核等病引起的腹泻,均可按本篇辨证论治。

一、病因病理

泄泻之病,其病位主要在脾胃与大小肠,其病因不外内因外因两方面,外因与湿邪关系最大,《黄帝内经》对于泄泻的病因认识主要从外因立论,故有"湿胜则濡泄"的观点。此外,还提到"春伤于风,邪气留连,乃为洞泄""长夏善病洞泄寒中""清气在下,则生飧泄"。内因则与脾虚关系最为密切,如明·张景岳《景岳全书·泄泻》提出"泄泻之本,无不由于脾胃。"

二、辨证施治

(一)急性泄泻

1.寒湿泄泻

(1)主证:泄泻清稀甚则如水样,腹痛肠鸣,脘闷食少,苔白腻,脉濡缓,或兼恶寒发热头痛,肢体酸痛,苔白,脉浮。

(2)治则:散寒化湿。

(3)取穴:中脘,足三里,天枢,神阙,大肠俞。

2.湿热泄泻

(1)主证:腹痛泄泻,泻不急迫,或泻而不爽,粪黄臭秽,肛门灼热,烦热口渴,尿短黄,苔黄腻,脉滑数或濡数。

(2)治则:清热利湿。

(3)取穴:中脘,足三里,天枢,大肠俞,三阴交,阳陵泉,曲池。

3.伤食泄泻

(1)主证:腹痛肠鸣,大便恶臭,泻后痛减,脘腹胀满,嗳腐酸臭,不思饮食,苔垢浊或厚腻,脉滑。

(2)治则:消食导滞。

(3)取穴:中脘,上脘,天枢,足三里,脾俞,胃俞,内关,公孙。

(二)慢性泄泻

1.脾虚泄泻

(1)主证:大便溏泻,迁延反复,饮食减少,食后脘闷不舒,面色萎黄,倦怠乏力,舌淡苔白,脉细弱或沉缓。

(2)治则:健脾益气,化湿止泻。

(3)取穴:中脘,水分,天枢,脾俞,胃俞,大肠俞,足三里,三阴交。

2.肾虚泄泻

(1)主证:黎明之前脐腹作痛,肠鸣即泻,泻后则安,形寒肢冷,腰膝酸软,舌淡苔白,脉沉细。

(2)治则:温补脾胃,固涩止泻。

(3)取穴:中脘,脾俞,章门,天枢,关元,肾俞,足三里。

3.肝脾不和

(1)主证:腹痛即泻,泻后而痛不减,每当精神刺激,情绪紧张之时,即发生腹痛泄泻,泻时常有脘胁痞闷,嗳气食少,苔薄,脉弦。

(2)治则:抑肝扶脾,健脾止泻。

(3)取穴:脾俞,肝俞,中脘,天枢,期门,足三里,阳陵泉,太冲。

泄泻的治疗还有电针、耳针、皮肤针、穴位注射、刺血等疗法。

三、辨证施护

(一)急性泄泻

(1)病室内应温暖,避免患者受凉,尤其腹部更应注意保暖。

(2)早期应禁食。治疗有效后逐渐给予米汤、藕粉等流质。切忌进食含较多粗纤维、难消化的食物。病情好转后再从稀到稠,逐渐恢复正常膳食。

(3)补充水分,防止伤阴。由于腹泻造成水分大量丢失,所以应及时补充液体。可少量多次给温开水、淡盐水、茶水。

(4)注意忌滥用止泻药,因体内毒素、积食及时泄出有助于止泄。

(5)注意肛周皮肤护理,每次便后用温水洗净,擦干,必要时在肛周涂抗生素软膏。

(二)慢性泄泻

(1)病室环境应温湿度适宜,定时通风,保持空气清新。

(2)保证患者充分休息,阴天下雨应尽量避免外出,适时加减衣、被。

(3)避免精神刺激,以防伤及脾胃而引起泄泻。应调养精神,心平气和。

(4)适当参加体育锻炼以提高机体抗病能力。

(5)中药汤剂宜温服。

(6)饮食切忌暴饮暴食,忌生冷、油腻、辛辣、不洁之物。脾虚者,饮食可以清淡易消化,健脾利湿,如山药、莲子、淮山、茯苓、糯米做成粥饭食用;肾虚者,可以用山药、扁豆、大枣、薏米做粥;肝脾不和者,饮食应清淡易消化,营养丰富食物为主。

(7)可自灸上脘、神厥、足三里。

四、心理调护

急性腹泻患者起病急,症状重,多腹痛,肛门灼痛,浑身乏力,表情痛苦,护理人员应给予适当的安抚,同时做好基础护理,如加强保暖,协助患者饮水、排便;按摩腹部以减轻疼痛等,使患者感到舒适与安全。

慢性腹泻应避免情绪上刺激。古人曾指出:"凡遇怒气便作泄泻者,必生怒时挟致伤脾胃。故但有所犯,即随触而发……。"说明了精神上的紧张、不安会起引泄泻。

五、家庭护理

(一)对泄泻的观察

注意观察排便次数,粪便的性质,是否有腹痛及里急后重,量有多少,是否带血,仔细观察并记录,必要时取部分粪便标本送验。

(二)注意休息,补充水分

腹泻较重患者应卧床休息,注意腹部保暖让患者多饮水,必要时输液以补充丢失的水分以免由于水分丢失较多而引起脱水。注意保持肛门周围皮肤的清洁,以免引起肛周脓肿或感染。慢性腹泻患者也应注意补充水分。

(三)饮食护理

(1)泄泻患者应以易消化,清淡的流质和半流质为主,饮食温度适宜,忌食生冷的食物如生菜,水果等。忌食油腻及辛辣刺激的食物。

(2)注意饮食的烹调方法,既保持营养成分又不宜用油煎、炸等方法。以免加重腹泻

(3)鼓励患者多饮水,以免引起脱水,慢性腹泻的患者应注意加强营养的摄入,以免长期腹泻,营养丢失较多引起营养不良。

(4)食物中以粳米、扁豆、薏苡仁、黑豆、马铃薯等补气健脾的食物为主,少吃牛肉、蜂蜜、香蕉等湿、润、泄的食物。

六、注意与禁忌

(1)过敏性腹泻者,应禁食引起腹泻的食物。

(2)应注意与传染病,如"菌痢""伤寒"等的鉴别,有传染病的要注意消毒隔离。

(费文娟)

第八节　便秘的针灸护理

便秘又名"脾约""大便难",是指大便涩滞,秘结不通,排便时间延长,或虽有便意而排便困难而言。同时多伴有腹胀,食欲缺乏等,是中老年人的多发病,也是中风,外伤性截瘫、产后病等多神疾病的兼证之一。

便秘属现代医学结肠便秘、直肠便秘等。结肠便秘者,是指食物残渣在结肠中运进过于迟缓而引起便秘,直肠便秘是指食物残渣在结肠的运进正常在直肠滞留过久。

一、病因病理

便秘一证虽主要脏腑责之脾胃失运和大肠传导失司,但其病变机制与外感六淫、内伤七情、饮食劳倦,及年老津衰、大病、产后、失血、伤津等多种因素相关。

(1)外感六淫之邪,伤于风寒暑湿、盛热发汗利小便、重伤津液、肺热肠燥而秘塞不通。

(2)七情所伤:暴怒、忧愁、情志不舒、气机失于升降、脏腑不平、阴阳关格而致便秘。

(3)饮食不节,过食辛辣香燥,致肺胃燥热,助火伤阴,津液亏少,大便燥结。

(4)温热病或产后失血,血枯津竭,阳明燥热,无水行舟,大便秘结。

(5)年老体虚,气血不足,或形体素弱,阴寒内生,留于肠道,阳气不运,津液不通,因致便秘。

(6)肺热肠燥:肺主一身之气,与大肠相表里,大肠传导水谷之糟粕,全赖乎肺气下降乃能完成故肺热则大肠燥结,肺虚则大肠滑脱;又肺为水上之源,肺热伤津,津伤则水源枯竭,大肠燥结,肺热肠燥乃大便秘结之源也。

二、辨证施治

(一)寒秘

(1)主证:面色㿠白,腹中冷痛,大便艰涩不易排出,临厕努挣,甚则脱肛,小便清白频数,四肢欠温,腰膝酸软,舌淡苔白脉沉迟。

(2)治则:补肾助阳,温通开结。

(3)取穴:丰隆,左水道,左归来,左外水道,左外归来。

(4)配穴:气海,关元,神厥,肾俞,太溪。

(二)热秘

(1)主证:腹胀痞满,大便秘结,口燥咽干,虚烦不眠,恶热喜冷,口渴欲饮,舌红苔黄,脉象洪数。

(2)治则:清热通便。

(3)取穴:丰隆,左水道,左归来,左外水道,左外归来。

(4)配穴:①合谷,天枢,内庭;②大椎,曲池,丰隆。

(三)虚秘

(1)主证:腹无胀痛,但觉小腹不舒,有便意而努责乏力,多汗,短气,疲惫,面色少华,心悸,头晕眼花,粪质松散如糟粕,舌淡白,脉细弱无力。

(2)治则:补中益气通便。

(3)取穴:丰隆,左水道,左归来,左外水道,左外归来。

(4)配穴:①肺俞,天枢;②内关,公孙,足三里。

(四)实秘

(1)主证:大便燥结难下,腹满腹痛,烦躁谵语,面赤目红,日晡潮热而持续高热,口燥唇干,口渴溲赤,舌苔黄燥,脉实有力,甚或神志昏迷。

(2)治则:攻下燥屎,清泻实热。

(3)取穴:丰隆,左水道,左归来,左外水道,左外归来。

(4)配穴:①上巨虚,曲池,大椎;②天枢,内庭,照海。

便秘的治疗除针刺外还有耳针疗法、穴位注射疗法等疗法。针对便秘的护理也应有的放矢。

三、辨证施护

(一)实热便秘

(1)保持情绪舒畅,解除患者的思想顾虑,防止其思虑过度而影响气机的升降。

(2)组织患者参加一定的文娱体育活动。

(3)协助患者养成良好的排便习惯。

(4)饮食上要多吃新鲜的蔬菜水果、多饮水,以藕、生梨、香蕉等生津润肠之品为好,忌食苹果、话梅、柠檬等酸性苦涩之果品。可常服蜂蜜水。少吃膏粱厚味,应忌烟酒。

(5)排便困难时应加以帮助按摩腹部,在腹壁由右下腹顺结肠方向向上、向左向下循环按摩,反复数次直至排便时停止。轻压后阴部,会阴部为诸阴之会,司二阴,助排便。或轻叩骶尾部亦可协助排便。可用番泻叶或生大黄3～5 g,开水泡服,也可用芒硝化水以1∶1 000的比例灌肠。但应防止患者长期依赖药物排便。

(二)虚寒便

(1)应保持心情舒畅,避免过度忧思。

(2)可进行适当的劳动和体育锻炼,如散步、打太极拳等,避免久坐、久卧。

(3)饮食上以改善营养状况,健全脾胃功能,补益气血为宜。多吃粗粮和富含维生素、粗纤维的蔬菜、水果,多饮水。血虚者可以首乌、当归、大枣等配合食疗;阳虚者可用核桃泥汤可常服蜂蜜,忌食辛辣、香燥、苦涩之物。

(4)助便的方法：①按摩腹部，同实热便秘；②便前可热敷腹部，或艾灸天枢、关元、气海；③慎用缓泻剂。

(5)保持会阴部及肛门清洁，积极治疗肛门疾病(痔疮、肛裂)。

四、心理调护

情志失和，气机郁滞是造成便秘的重要原因之一。若忧愁思虑过度，情志不舒，或久坐少动，每致气机郁滞，不能宣达，于是通降失常。传导失职，糟粕内停，大便不行，而致大便秘结，可见保持情绪上的舒畅，是防治便秘的重要因素使患者保持情绪上的舒畅，要帮助患者较好地安排工作生活，保持心情愉快，生活要有规律，定时排便。

便秘患者还多会出现紧张，急躁的情绪。越是便秘越用力，很容易出现肛脱，肛裂，便血及痔疮等并发症。尤其有的患者便秘排便时过于用力而出血或疼痛，则惧怕而不愿排便而减少排便次数或打乱排便规律，更加加重便秘。所以一定要通过对患者解释，使患者放松精神正确排便，形成正常的排便习惯。解除便秘的痛苦。

五、家庭护理

(一)鼓励患者养成定时排便的好习惯

不论多忙，每天清晨一定要定时如厕。并且要早睡早起，平时多锻炼身体，增加活动量也有助于肠蠕动缓解便秘。

(二)排便不畅时不可用于强行排便

便秘患者排便不畅是非常痛苦的。同时用力排便也会引起肛脱、肛裂、出血及痔疮等疾病。尤其是老年人，过于用力排便，还可能引发脑血管意外、心肌梗死等疾病，严重时可以危及生命。排便不畅时可以口服液状石蜡或用番泻叶代茶频服。也可用开塞露肛注，如必要时可以用肥皂水灌肠，但千万不可用力排便。

(三)饮食护理

便秘患者宜多吃清淡易消化，富含粗纤维的食物。如糙米、糙面、杂粮及含纤维较多的蔬菜，如芹菜、韭菜、菜花、菠菜、冬瓜等。平时可用蜂蜜少许用温水冲服，起到润肠的作用。也可多食芝麻、胡桃仁、葵花子仁、松子仁等润肠的食物。肉食可以使肠蠕动减慢，故应少食，辛辣刺激的食物可以加重便秘应忌食之，还应忌烟酒。

六、注意与禁忌

排便困难时，切忌用力过猛，过于用力排便极易引发其他疾病，如心、脑血管病等，尤其是老年人更应引起注意。

（费文娟）

第九节　颈椎病的推拿护理

颈椎病是指颈椎间盘退变及颈椎骨质增生，刺激或压迫邻近的脊髓、神经根、血管及交感神经而引起颈、肩、上肢的一系列复杂的综合征,称为"颈椎综合征",简称"颈椎病"。主要表现为颈部不适及肩背疼痛、感觉异常、上肢麻木和/或乏力、头晕、耳鸣、恶心、猝倒等。本病好发于30~60岁的中老年人,尤其多见于长期低头或伏案工作的人群,无性别差异,本病逐渐有年轻化的趋势。好发部位在 $C_{4\sim5}$、$C_{5\sim6}$、$C_{6\sim7}$。

目前一般将颈椎病分为颈型、神经根型、脊髓型、椎动脉型、交感型和混合型 6 型。颈椎病的发病机制尚不清楚,但一般认为颈椎长期受风寒、慢性劳损、创伤及轻微外伤、反复落枕、坐姿不当、退行性变、先天性畸形等,是发病的重要原因。

本病属于中医学的"项痹病""项筋急""项肩痛""眩晕"等范畴。中医学认为,本病是由于长期低头工作,使颈部劳损,或外伤,或由于肝肾不足,气血两亏,出现气血瘀阻,经脉痹塞不通所致。

一、康复评定

(一)现代康复评定方法

1.康复问题

(1)疼痛:颈肩及上肢均可出现疼痛、麻木、酸胀,程度及持续时间不尽相同,可坐卧不安,日夜疼痛。因此解除疼痛是康复治疗的主要目的,也是患者的迫切要求。

(2)肢体活动障碍:神经根型颈椎病患者可因上肢活动而牵拉神经根,使症状出现或加重,限制了正常的肢体活动。脊髓型颈椎病患者因锥体束受压或脊髓前动脉痉挛缺血而出现上下肢无力、沉重,步态不稳,易摔倒,肌肉抽动等。

(3)日常生活活动能力下降:颈椎病患者四肢、躯干和头颈部不适等而使日常生活和工作受到很大影响,如梳头、穿衣、提物、个人卫生、站立行走等基本活动明显受限。

(4)心理障碍:颈椎病是以颈椎间盘、椎体、关节突退行性变为基础,影响周围组织结构,并产生一系列症状,这种退行性变无法逆转,尽管临床症状可以通过治疗而缓解或解除,但病理基础始终存在,因此症状可能时发时止,时轻时重,不可能通过几次治疗而痊愈。患者可能出现悲观失望、抑郁、恐惧和焦虑等心理,也可能心灰意冷而放弃康复治疗。

2.康复功能评定

(1)颈椎活动度:颈椎的屈曲与伸展的活动度,枕寰关节占 50%,旋转度寰枢关节占 50%,所以,颈椎的疾病最易引起颈椎活动度受限。神经根水肿或受压时,颈部出现强迫性姿势,影响颈椎的活动范围。令患者做颈部前屈、后伸、旋转与侧屈活动。正常范围:前后伸屈各 35°~45°,左右旋转各 60°~80°,左右侧屈各 45°。老年患者活动度会逐渐减少。

(2)肌力、肌张力评定:主要为颈、肩部及上肢的检查,包括胸锁乳突肌、斜方肌、三角肌、肱二头肌、肱三头肌、大小鱼际肌等。有脊髓受压症状者,要进行下肢肌肉的肌力、肌张力、步态等检查。常用方法有:①徒手肌力评定法,对易受累及的肌肉进行肌力评定,并与健侧对照。②握力测定,使用握力计进行测定,测试姿势为上肢在体侧下垂,用力握 2~3 次,取最大值,反映屈指肌肌力。正常值为体重的 50%。

(3)感觉检查:对神经受损节段的定位有重要意义,主要包括手部及上肢的感觉障碍分布区的痛觉、温觉、触觉及深感觉等检查,均按神经学检查标准进行。如疼痛是最常见的症状,疼痛的部位与病变的类型和部位有关,一般有颈后部和肩部的疼痛,神经根受到压迫或刺激时,疼痛可放射到患侧上肢及手部。若头半棘肌痉挛,可刺激枕大神经,引起偏头痛。常用的疼痛评定方法有视觉模拟评分法、数字疼痛评分法、口述分级评分法、麦吉尔疼痛调查表。

(4)反射检查:包括相关的深反射、浅反射及病理反射,根据具体情况选用。

(5)特殊检查。①前屈旋颈试验:令患者头颈部前屈状态下左右旋转,出现颈部疼痛者为阳性。阳性结果一般提示颈椎小关节有退行性变。②臂丛神经牵拉试验:患者坐位,头稍前屈并转向健侧。检查者立于患侧,一手抵于颈侧,并将其推向健侧,另一手握住患者的手腕将其牵向相反方向。如患者出现麻木或放射痛时,则为阳性,表明有神经根型颈椎病的可能。③椎间孔挤压试验和椎间孔分离试验:椎间孔挤压试验又称压头试验。具体操作方法:先让患者将头向患侧倾斜,检查者左手掌心向下平放于患者头顶部,右手握拳轻轻叩击左手背部,使力量向下传递。如有神经根性损伤,则会因椎间孔的狭小而出现肢体放射疼痛或麻木等感觉,即为阳性。椎间孔分离试验又称引颈试验,与椎间孔挤压试验相反,疑有神经根性疼痛,可让患者端坐,检查者两手分别托住其下颌,并以胸或腹部抵住其枕部,渐渐向上牵引颈椎,以逐渐扩大椎间孔。如上肢麻木、疼痛等症状减轻或颈部出现轻松感则为阳性。神经根型颈椎病患者一般两者均为阳性。④旋颈试验:又称椎动脉扭曲试验,主要用于判定椎动脉状态。具体操作方法:患者头部略向后仰,做向左、向右旋颈动作,如出现头痛、眩晕等椎-基底动脉供血不全症状时,即为阳性。该试验有时可引起患者呕吐或猝倒,故检查者应密切观察,以防意外。

(6)影像学的评定:包括 X 线摄片、CT 检查、MRI 检查等。①X 线摄片:正位示棘突偏斜(不在一条直线上),钩椎关节增生;侧位示颈椎生理曲度异常(生理曲线变直,反张或"天鹅颈"样改变),前纵韧带钙化,项韧带钙化,椎体前后缘增生,椎间隙狭窄,椎体移位,椎管狭窄等;双斜位示椎间孔变形或变小,小关节增生;颈椎过伸过屈位示椎体移位,椎体不稳定等。②CT 检查:着重了解椎间盘突出,后纵韧带钙化,椎管狭窄,神经管狭窄,横突孔大小等。对后纵韧带骨化症的诊断有重要意义。③MRI 检查:了解椎间盘突出程度(膨出、突出、脱出)、硬膜囊和脊髓受压情况,髓内有无缺血和水肿灶,脑脊液是否中断,神经根受压情况,黄韧带肥厚,椎管狭窄等。

3.专项评定

有颈椎稳定性评定、颈椎间盘突出功能损伤的评定和脊髓型颈椎病的功能评定等。针对脊髓型颈椎病可以采用日本骨科学会(Japan Orthedic Association,JOA)对脊髓型颈椎病的 17 分评定法,17 分为正常值,分数越低表示功能越差,以此评定手术治疗前、后功能的变化。

(二)传统康复辨证

1.病因病机

传统医学认为,本病多因肾气不足,卫阳不固,风寒湿邪乘虚而入,或因跌仆损伤、动作失度及长期劳损,导致颈部经脉闭阻,气血运行不畅而致。肝肾亏虚,气血不足为内因,风寒湿邪入侵和长期劳损为外因。

2.辨证

(1)风寒湿型:症见颈、肩、上肢窜痛麻木,以痛为主,头有沉重感,颈部僵硬,活动不利,恶寒畏风。舌淡红,苔薄白,脉弦紧。

(2)气滞血瘀型:症见颈肩部,上肢刺痛,痛处固定,伴有肢体麻木。舌质黯,脉弦。

(3)痰瘀阻络型:症见头晕目眩,头重如裹,四肢麻木不仁,纳呆。舌质黯红,苔厚腻,脉弦滑。

(4)肝肾不足型:症见眩晕头痛,耳鸣耳聋,失眠多梦,肢体麻木,面红目赤。舌红少津,脉弦。

(5)气血亏虚型:症见头晕目眩,面色苍白,心悸气短,四肢麻木,倦怠乏力。舌淡苔少,脉细弱。

二、康复策略

目前,本病的康复治疗多采用非手术疗法,以牵引、推拿,针灸疗法最为有效。本病初期多实,当视其不同证情,应用祛风散寒、除湿通络、活血化瘀等法以祛邪;久病多虚,或虚实错杂,则选益气养血、滋补肝肾等法以扶正,或扶正祛邪兼顾治之。在康复治疗的同时,颈椎病必须与颈部风湿症、肩背部肌间筋膜炎、进行性肌萎缩、前斜角肌综合征、类风湿颈椎炎、颈椎结核、脊髓肿瘤、脊髓空洞症、原发性或转移性肿瘤、颈肋综合征、锁骨上窝肿瘤等病鉴别。颈椎病具体证型表现及治疗分析如下。

(一)颈型

约占3%,多见于青壮年,症状较轻,以颈部症状为主,预后较好,多可自愈。临床主要表现为反复落枕、颈部不适、僵硬、疼痛、活动受限,少数患者有一过性上肢麻木、痛、感觉异常;体征可见颈项僵直,颈肌紧张,患椎棘突间有压痛,颈两侧、两冈上窝、两肩胛区可有压痛,头颈部活动时颈痛,头颈活动范围缩小;X线提示颈椎生理曲度变直,椎间关节不稳定,椎体移位。以牵引、推拿、针灸、中药为主,辅以运动疗法。平时要养成良好的日常生活习惯。

(二)神经根型

神经根型约占60%,是最常见的一个类型。临床主要表现为颈僵不适、活动受限,头、枕、颈、肩、臂痛、酸,手臂有触电样、针刺样串麻;体征可见颈椎棘突、横突、冈上窝、肩胛内上角和肩胛下角有压痛点,压顶试验阳性,臂丛牵拉试验阳性,低头试验和仰头试验阳性,手肌肉萎缩,上肢皮肤感觉障碍;颈椎正、侧、双斜位片子提示生理曲度异常,椎体前后缘增生,椎间隙狭窄,钩椎关节增生,小关节增生,前纵韧带、韧带钙化,椎间孔狭窄。

急性期慎用牵引,以推拿、针灸为主。慢性期以推拿、针灸、牵引为主,辅以其他康复疗法、运动疗法。治疗的同时,要养成良好的日常生活习惯。

(三)脊髓型

脊髓型占10%～15%,是颈椎病中最严重的一种类型,由于起病隐匿、症状复杂,常被漏诊和误诊。临床主要表现为下肢无力、酸胀,小腿发紧,抬腿困难,步态笨拙,下肢、上肢麻,束胸感,束腰感,手足颤抖,严重者大小便失控,单瘫、截瘫、偏瘫、三肢瘫、四肢瘫(均为痉挛性瘫痪);体征可见上下肢肌紧张,肱二头肌、三头肌腱反射亢进或降低(前者病变在颈高位,后者在低位),膝、跟腱反射亢进,腹壁反射、提睾反射、肛门反射减弱或消失,霍夫曼征、罗索利莫征、巴宾斯基征等病理反射阳性,踝阵挛阳性,低、仰头试验阳性,屈颈试验阳性;侧位X线或断层检查提示,颈椎后缘增生、椎间隙狭窄、椎管狭窄、后纵韧带钙化、椎间盘膨出、突出、脱出、硬膜囊或脊髓受压变形。

以推拿、针灸为主,禁用牵引,辅以其他传统康复疗法、运动疗法,平时要养成良好的日常生活习惯。此类型致残率高,应引起重视。提倡早期诊断、及时治疗,阻止病情的发展。

(四)椎动脉型

椎动脉型占10%～15%,临床主要表现为发作性眩晕(可伴有恶心、呕吐)、耳鸣、耳聋、突然摔倒;体征可见椎动脉扭曲试验阳性,低、仰头试验阳性;颈椎正、侧、双斜位片提示钩椎关节增生、椎间孔变小;椎动脉造影提示72%～85%有椎动脉弯曲、扭转、骨赘压迫等;脑血流图检查提示枕乳导联,波幅低、重搏波消失、流动时间延长。转颈或仰头、低头时,波幅降低更明显。

以推拿、针灸为主,慎用牵引,辅以其他传统康复疗法、运动疗法。平时要养成良好的日常生活习惯。

(五)交感神经型

交感神经型约占10%,临床主要表现为枕颈痛、偏头痛、头晕、恶心、呕吐、心慌、胸闷、血压不稳、手肿、手麻、怕凉,视物模糊,疲劳、失眠、月经期可诱发发作,更年期多见;体征可见心率过速、过缓,血压高低不稳,低头和仰头试验可诱发症状产生或加重;颈椎正、侧、双斜位片提示颈椎退行性改变;脑血流图提示额乳导联和枕乳导联的波幅明显增高。

辅以其他传统康复疗法、运动疗法。平时要养成良好的日常生活及活动习惯。

(六)混合型

同时存在两型或两型以上的症状和体征,即为混合型颈椎病。其疗策略为对症治疗,具体方法参考以上各型。

三、康复疗法

(一)卧床休息

可减少颈椎负载,有利于椎间关节创伤炎症的消退,症状可以消除或减轻。但要注意枕头的选择与颈部姿势。枕头应该是硬度适中、圆形或有坡度的方形枕头。习惯于仰卧位休息,可将枕头高度调至12～15 cm,将枕头放置于颈后,使头部保持略带后仰姿势;习惯于侧卧位休息,将枕头调到与肩等高水平,维持颈椎的生理曲度,使颈部和肩胛带的肌肉放松,解除颈肌痉挛。

(二)颈围领及颈托的使用

颈围领和颈托可起到制动和保护颈椎,减少对神经根的刺激,减轻椎间关节创伤性反应,并有利于组织水肿的消退和巩固疗效,防止复发的作用。只是长期应用颈托和围领可以引起颈背部肌肉萎缩,关节僵硬,所以穿戴时间不宜过久。

(三)推拿治疗

中医认为推拿治疗可以调和气血,祛风散寒,舒筋通络,从而达到解痉止痛的作用。适用于除了严重颈脊髓受压的脊髓型以外的所有各型颈椎病。其手法应刚柔结合,切忌粗暴,常用手法程序如下。

(1)在颈背部反复掌揉、滚法和一指禅推法,然后在颈肩部的督脉、手三阳经的部分腧穴如风池、风府、肩内俞、肩井、天宗、缺盆等穴作点、压或拿法,再在斜方肌与提肩胛肌处行弹拨法。若为神经根型,手法治疗应包括肩、肘、手的主要穴位;若为椎动脉型,应包括头面部的百会、太阳等穴位。接着用旋扳手法。最后以抹法、叩击、拍法作结束。

(2)施行旋扳手法时,先嘱患者向一侧旋转颈部,施术者两手分别置于患者的下枕部和枕后部顺势同时稍用力旋转头颈。此时必须注意:①旋转角度不可过大。②不可片面追求旋颈时可能发出的"咔嗒"声。③脊髓型及椎动脉型颈椎病不可用旋扳手法。

(四)针灸治疗

针灸治疗颈椎病的主要作用在于止痛,调节神经功能,解除肌肉和血管痉挛,改善局部血液循环,增加局部营养,防止肌肉萎缩,促进功能恢复。

1.治疗原则

祛风散寒、舒筋活络、通经止痛。

2.选择穴位

主穴:大椎、后溪、天柱、颈夹脊。

配穴：颈型加风池、阿是穴等；神经根型加肩外俞、肩井、合谷等穴；椎动脉型加风池、天柱、百会等穴；脊髓型加肩髃、曲池等穴；交感神经型加百会、太阳、合谷等穴；混合型随症加减，多循经取穴。颈肩疼痛加外关、阳陵泉、大椎、肩井；上肢及手指麻痛甚者加曲池、合谷、外关；头晕、头痛、目眩者加百会、风池、太阳；恶心、呕吐加内关、足三里。

3.具体操作

可单用毫针刺法，泻法或平补平泻。寒证所致者局部加灸。疼痛轻者取大椎、肩井、阿是穴拔罐；疼痛较重者先在局部用皮肤针叩刺出血，然后再拔火罐或走罐（出血性疾病者禁用）。

（五）传统运动疗法

运动疗法可增强颈部、肩部、背部肌肉的肌力，使颈椎结构稳定，减少神经刺激，改善颈椎间各关节功能，增加颈椎活动范围，解除或减轻肌肉痉挛，纠正不良姿势。常用的运动疗法有易筋经、八段锦、太极拳等。

（六）其他传统康复疗法

1.颈椎牵引疗法

主要作用是解除颈肩肌痉挛、增大椎间隙与椎间孔、减轻骨赘或突出椎间盘对神经根的压迫、减少椎间盘内压力、牵开被嵌顿的关节滑膜。通常用枕颌布带法，患者多取坐位（也可卧位），牵引角度按病变部位而定，$C_{1\sim4}$ 用 $0°\sim10°$，$C_{5\sim6}$ 用 $15°$，$C_6\sim T_1$ 用 $25°\sim30°$，治疗时间 $15\sim30$ 分钟，牵引重量由 $6\,kg$ 开始，每治疗 $1\sim2$ 次增加 $1.0\sim1.2\,kg$（或 $1.5\,kg$）。治疗过程中要经常了解患者的感觉，如出现头晕、心慌、胸闷或原有症状加重，应立即停止治疗。对于牵引后有明显不适或症状加重，经调整牵引参数后仍无改善者，脊髓受压明显、节段不稳严重者，年迈椎骨关节退行性变严重、椎管明显狭窄、韧带及关节囊钙化骨化严重者要严禁操作。

2.药物治疗

药物在颈椎病的治疗中可以起到辅助的对症治疗作用，常用的西药有：非甾体抗炎药（如口服芬必得、布洛芬，或用吲哚美辛栓，肛内塞药每晚一次，有较好的止痛作用）、扩张血管药物（如地巴唑、复方路丁、维生素 C、维生素 E）、营养和调节神经系统的药物（如维生素 B_1、维生素 B_{12} 口服或肌内注射等）、解痉药物（如氯美扎酮 $0.2\,g$，每天 2 次）。

(1)风寒湿型：祛风散寒，祛湿止痛，方用蠲痹汤加减。

(2)气滞血瘀型：活血化瘀，舒经通络，方选血府逐瘀汤加减。

(3)痰瘀阻络型：祛湿化痰，通络止痛，方选涤痰汤加减。

(4)肝肾不足型：滋水涵木，调和气血，方选独活寄生汤加减。

(5)气血亏虚型：益气活血，舒筋通络，方用归脾汤加味。

口服中成药如骨仙片、天麻片、颈复康、根痛平冲剂等。

3.注射疗法

常用方法有局部痛点封闭，颈段硬膜外腔封闭疗法和星形神经节阻滞。

4.日常生活及活动指导

不良的姿势可诱发颈椎病或使颈椎病症状加重，故对患者日常生活活动的指导非常重要。如行走要挺胸抬头，两眼平视前方；不要躺在床上看书；喝水、刮胡子、洗脸不要过分仰头；缝纫、绣花及其他手工劳作不要过分低头；看电视时间不宜太长；切菜、剁馅、擀饺子皮、包饺子等家务劳动，时间也不宜太长。

四、注意事项

(1)低头或伏案工作不宜太久,宜坚持做颈保健操。

(2)注意颈肩部保暖,避免受凉。

(3)睡眠时枕头高低和软硬要适宜。

(4)使用被动运动手法治疗时,动作应缓和、稳妥,切忌暴力、蛮力和动作过大,以免发生意外。

(5)对于椎动脉型颈椎病不宜施用旋转扳法治疗,该类型患者也禁忌做颈部旋转锻炼。

(6)牵引疗法面对脊髓压迫严重、体质差或牵引后症状加重者不宜做牵引,神经根型和交感型急性期、脊髓型硬膜受压、脊髓轻度受压暂不用或慎用牵引。

(7)脊髓型颈椎病预后不好,应考虑综合治疗(例如手术治疗)。

(费文娟)

第十节 肩周炎的推拿护理

一、概述

肩周炎又称"五十肩""冻结肩""漏肩风",属中医肩痹、肩凝等范畴,是肩关节周围肌肉、肌腱滑液囊及关节囊的慢性损伤性炎症,以肩部疼痛、肩关节活动受限或僵硬等为临床特征。肩周炎的发生与发展大致可分为急性期、粘连期、缓解期。

(一)急性期

病程约 1 个月,主要表现为肩部疼痛,肩关节活动受限,但有一定的活动度。

(二)粘连期

病程 2~3 个月,本期患者疼痛症状已明显减轻,主要表现为肩关节活动严重受限,肩关节因肩周软组织广泛性粘连,活动范围极小,以外展及前屈运动时,肩胛骨随之摆动而出现耸肩现象。

(三)缓解期

病程 2~3 个月,患者疼痛减轻,肩关节粘连逐渐消除而恢复正常功能。

二、治疗原则

主要采取非手术治疗。治疗方法有推拿、中药熏洗、封闭、理疗、小针刀、针灸、药物治疗、功能锻炼。

三、护理常规

(一)心理护理

肩周炎因病程长,患者畏痛而不敢活动,首先护理人员以亲切的语言同患者交谈,介绍肩周炎的发生发展及形成机制,使患者对自己的病情有所了解,鼓励患者树立战胜疾病的信心,积极配合治疗护理。

（二）侵入性治疗的护理

环境宜保持温暖,防止局部暴露受凉,同时要严格消毒,防止感染,注意观察患者面色、神志,防止晕针。封闭、针刺后 24 小时以内不宜熏洗,小针刀治疗 1 周内局部保持干燥。熏洗时,按中药熏洗护理常规护理。

（三）功能锻炼

护士亲自示范讲解,教会患者主动行肩关节功能锻炼的方法,与患者一起制订锻炼计划和工作量。

（1）手指爬墙:双足分开与肩同宽面向墙壁或侧向墙壁站立,在墙壁画一高度标志,用患手指沿墙徐徐上爬。使上肢抬举到最大限度,然后沿墙回位,反复进行。每天 2～3 次,每次 10～15 分钟。

（2）手拉滑车:患者坐位或站立,双手拉住滑轮上绳子的把手,以健肢带动患肢,慢慢拉动绳子一高一低,两手轮换进行,逐渐加力,反复运动 5～10 分钟。

（3）弯腰划圈:两足分开与肩同宽站立,向前弯腰,上肢伸直下垂做顺逆时针方向划圈,幅度由小到大,速度由慢到快,每天 2 次,每次 5～10 分钟。

（4）梳头,摸耳,内收探肩,后伸揉背,外展指路。

（四）出院指导

（1）继续肩部功能锻炼,预防关节粘连,防止肌肉萎缩。

（2）日常生活中注意颈肩部保暖防寒,夏季防止肩部持续吹风,避免受凉,在阴凉处过久暴露。防止过猛过快,单调重复的肩部活动,提重物,承受应力时要有思想准备,防止肩损伤。

（3）加强营养,积极锻炼身体,多晒太阳,打太极拳。做好预防保健。

（费文娟）

参 考 文 献

[1] 刘爱杰,张芙蓉,景莉,等.实用常见疾病护理[M].青岛:中国海洋大学出版社,2021.

[2] 潘红丽,胡培磊,巩选芹,等.临床常见病护理评估与实践[M].哈尔滨:黑龙江科学技术出版社,2022.

[3] 万霞.现代专科护理及护理实践[M].开封:河南大学出版社,2020.

[4] 张红芹,石礼梅,解辉,等.临床护理技能与护理研究[M].哈尔滨:黑龙江科学技术出版社,2022.

[5] 蔡华娟,马小琴.护理基本技能[M].杭州:浙江大学出版社,2020.

[6] 张晓艳.临床护理技术与实践[M].成都:四川科学技术出版社,2022.

[7] 程娟.临床专科护理理论与实践[M].开封:河南大学出版社,2020.

[8] 张文华,韩瑞英,刘国才,等.护理学规范与临床实践[M].哈尔滨:黑龙江科学技术出版社,2022.

[9] 姜雪.基础护理技术操作[M].西安:西北大学出版社,2021.

[10] 王玉春,王焕云,吴江,等.临床专科护理与护理管理[M].哈尔滨:黑龙江科学技术出版社,2022.

[11] 于红,刘英,徐惠丽,等.临床护理技术与专科实践[M].成都:四川科学技术出版社,2021.

[12] 任潇勤.临床实用护理技术与常见病护理[M].昆明:云南科技出版社,2020.

[13] 姚飞.护理技术理论与实践[M].北京:中国人口出版社,2021.

[14] 尹玉梅.实用临床常见疾病护理常规[M].青岛:中国海洋大学出版社,2020.

[15] 张苹蓉,卢东英.护理基本技能[M].西安:陕西科学技术出版社,2020.

[16] 肖芳,程汝梅,黄海霞,等.护理学理论与护理技能[M].哈尔滨:黑龙江科学技术出版社,2022.

[17] 吴欣娟.临床护理常规[M].北京:中国医药科技出版社,2020.

[18] 赵安芝.新编临床护理理论与实践[M].北京:中国纺织出版社,2020.

[19] 贾爱芹,郭淑明.实用护理技术操作与考核标准[M].北京:北京名医世纪文化传媒有限公司,2021.

[20] 任秀英.临床疾病护理技术与护理精要[M].北京:中国纺织出版社,2022.

[21] 郑进,蒋燕.基础护理技术[M].武汉:华中科技大学出版社,2023.

［22］曾广会.临床疾病护理与护理管理［M］.北京:科学技术文献出版社,2020.

［23］李红芳,王晓芳,相云,等.护理学理论基础与护理实践［M］.哈尔滨:黑龙江科学技术出版社,2022.

［24］高正春.护理综合技术［M］.武汉:华中科技大学出版社,2021.

［25］于翠翠.实用护理学基础与各科护理实践［M］.北京:中国纺织出版社,2022.

［26］孙丽博.现代临床护理精要［M］.北京:中国纺织出版社,2020.

［27］翟丽丽,李虹,张晓琴.现代护理学理论与临床实践［M］.北京:中国纺织出版社,2022.

［28］李艳.临床常见病护理精要［M］.西安:陕西科学技术出版社,2022.

［29］安旭姝,曲晓菊,郑秋华.实用护理理论与实践［M］.北京:化学工业出版社,2022.

［30］王彩芹,刘桂芬,吕甜甜,等.循证护理理论与临床实践［M］.哈尔滨:黑龙江科学技术出版社,2021.

［31］任丽,孙守艳,薛丽.常见疾病护理技术与实践研究［M］.西安:陕西科学技术出版社有限责任公司,2022.

［32］王艳.常见病护理实践与操作常规［M］.长春:吉林科学技术出版社,2020.

［33］王红霞,张艳艳,武静,等.基础护理理论与专科实践［M］.成都:四川科学技术出版社,2022.

［34］张静,吴秀华,姜文文,等.内科常见疾病护理理论与实践［M］.北京:世界图书出版有限公司,2021.

［35］杨春,李侠,吕小花,等.临床常见护理技术与护理管理［M］.哈尔滨:黑龙江科学技术出版社,2022.

［36］宋桃桃.儿科护理现状及应对策略［J］.医药卫生,2022,(2):184-186.

［37］李银鹏.外科护理的护理风险及护理措施［J］.医药卫生 2022,(6):221-224.

［38］周兰姝.护理学科发展现状与展望［J］.军事护理,2023,40(1):1-4.

［39］王雪枚,霍姿君,张凌云,等.护理学理论与实践在基础医学研究中的应用探索［J］.卫生职业教育,2022,40(15):12-14.

［40］胡保玲,李亚玲,王洁玉,等.我国护理领域中临床实践指南的相关研究情况［J］.中国医药导报,2022,19(5):188-191,196.